内科で出会う

見ためで探す

皮膚疾患アトラス

出光俊郎［編］
自治医科大学附属さいたま医療センター皮膚科

羊土社
YODOSHA

謹告

　本書に記載されている診断法・治療法に関しては，発行時点における最新の情報に基づき，正確を期するよう，著者ならびに出版社はそれぞれ最善の努力を払っております．しかし，医学，医療の進歩により，記載された内容が正確かつ完全ではなくなる場合もございます．

　したがって，実際の診断法・治療法で，熟知していない，あるいは汎用されていない新薬をはじめとする医薬品の使用，検査の実施および判読にあたっては，まず医薬品添付文書や機器および試薬の説明書で確認され，また診療技術に関しては十分考慮されたうえで，常に細心の注意を払われるようお願いいたします．

　本書記載の診断法・治療法・医薬品・検査法・疾患への適応などが，その後の医学研究ならびに医療の進歩により本書発行後に変更された場合，その診断法・治療法・医薬品・検査法・疾患への適応などによる不測の事故に対して，著者ならびに出版社はその責を負いかねますのでご了承ください．

序

　一説によると，皮膚病には2種類ある．いや，2種類しかない．1つは**知っている病気**，もう1つは**知らない病気**である．しかし，一人の人間が経験できる症例には限界がある．専門外であればなおさら皮膚疾患について診断的なDiscussionを経験した医師は少ないであろう．他人の経験をいかす方法はいくつかあると思われるが，皮膚科エキスパートの経験を明快に伝達できる手段の1つが皮膚病のアトラスである．

　今回，皮膚科を専門としない医師が，なんとか診断に到達する，あるいは診断に近いところに到達するのを支援することを目標にしたアトラスを企画した．目次はよくみられる症状別になっており，その内容には，その疾患のバリエーション，そして鑑別すべき疾患，落とし穴など気をつけるべき要点が載せてある．

　皮膚病の診断は難しいことが多い．アトラスで「これが一致する」と考えた疾患でも，自分でおかしいと思ったり，短期間で治らないときは専門医へ紹介するなり，画像をメールに添付するなりして，専門的な診断を仰ぐことが必要である．自分の診断と専門医の診断が同じであったら，それはつぎの症例の診断につながる成功体験といえる．

　ともすれば今までの皮膚病アトラスはすばらしい写真を大きく掲載する芸術的なものであった．今回のアトラスは，年齢によるバリエーション，経過による違いなど同じ疾患でもこんなに違うのかという点についても重点をおき，多数の写真を揃えた．有名なSLEの蝶型紅斑もいろいろある．発熱，中毒疹患者の白色粘膜疹も麻疹に特徴的なKoplik斑以外にも多数の鑑別すべき疾患がある．例えば，口腔カンジダ症や粘膜のFordyce状態である．皮膚科の臨床診断も仮説を立てて，それをいろいろな手段で証明していく作業が必要である．本書はその最初の仮説を立てるきっかけになりうるアトラスと考えている．

　本書は本棚に飾っておく，芸術的なアトラスというよりは，日常の診療に役立つ実用書として活用していただければ幸いである．使いこなせば使いこなすほど本書のよさがわかるはずである．

2012年2月

自治医科大学附属さいたま医療センター皮膚科
出光俊郎

内科で出会う 見ためで探す 皮膚疾患アトラス

序 .... 出光俊郎
疾患名別もくじ 8

§1 虫さされ様皮疹をみたら
加倉井真樹

1. 蕁麻疹 .... 緊3 頻5 　10
2. 帯状疱疹 .... 緊3 頻3 　14
3. 多形滲出性紅斑 .... 緊4 頻2 　17
4. 虫による皮疹 .... 緊2 頻5 　21

§2 脱毛をみたら
山田朋子

1. 円形脱毛症 .... 緊3 頻3 　25
2. トリコチロマニア（抜毛症） .... 緊3 頻1 　29
3. 脂腺母斑（類器官母斑） .... 緊2 頻2 　31
4. 頭部白癬 .... 緊3 頻2 　34

§3 顔面の紅斑をみたら
出光俊郎

1. 脂漏性皮膚炎 .... 緊3 頻5 　37
2. 顔面白癬（異型白癬） .... 緊3 頻3 　40
3. エリテマトーデス，全身性エリテマトーデス .... 緊4 頻2 　43
4. Sjögren症候群 .... 緊4 頻2 　47

§4 顔面の腫脹をみたら
出光俊郎

1. 丹　毒 .... 緊4 頻3 　50
2. 皮膚筋炎 .... 緊4 頻2 　53
3. 血管性浮腫／食物アレルギー .... 緊4 頻3 　57
4. 顔面の接触皮膚炎 .... 緊3 頻5 　61

§5 痤瘡様皮疹をみたら
飯田絵理

1. 尋常性痤瘡（ニキビ） 緊3 頻5 64
2. 酒さ様皮膚炎 緊3 頻4 67
3. 抗癌剤やステロイドによる痤瘡様皮疹 緊3 頻3 69
4. Kaposi水痘様発疹症 緊3 頻2 72

§6 顔面の褐色～黒色丘疹をみたら
村田 哲

1. 老人性色素斑（日光黒子）と脂漏性角化症（老人性疣贅） 緊2 頻5 75
2. 悪性黒子および悪性黒子型黒色腫 緊5 頻1 80
3. 基底細胞癌 緊4 頻2 83

§7 全身に多発する水疱をみたら
鈴木正之

1. 天疱瘡 緊4 頻2 87
2. 類天疱瘡 緊4 頻3 91
3. 水痘 緊3 頻5 95

§8 手足の皮疹をみたら
安齋眞一

1. 汗疱（異汗性湿疹） 緊2 頻5 98
2. 掌蹠膿疱症 緊3 頻2 101
3. 足白癬（水虫） 緊3 頻5 105
4. 手白癬，皮膚カンジダ症 緊2 頻3 109
5. 抗癌剤による手足症候群 緊3 頻3 111

§9 手足の凍瘡様紅斑をみたら
山田朋子

1. 凍瘡（しもやけ） 緊2 頻3 113
2. コレステロール結晶塞栓症 緊5 頻2 115
3. クリオグロブリン血症 緊4 頻1 117
4. 凍瘡状エリテマトーデス 緊3 頻1 119
5. 閉塞性動脈硬化症 緊5 頻3 123

§10 陰部の皮疹をみたら
成田多恵

1. 陰嚢湿疹と外陰部慢性湿疹 緊3 頻5 127
2. 皮膚カンジダ症 緊2 頻5 130
3. 毛じらみ症と陰嚢部疥癬 緊3 頻3 133
4. 陰部Paget病 緊4 頻2 136

§11 難治性口内炎をみたら
神部芳則

1. 天疱瘡，類天疱瘡 …………………………………………… 緊4 頻2　140
2. アフタ性口内炎 ……………………………………………… 緊2 頻5　142
3. 口腔カンジダ症 ……………………………………………… 緊2 頻4　144
4. 口腔扁平苔癬 ………………………………………………… 緊3 頻4　146

§12 足底の黒色斑をみたら
飯田絵理

1. 色素性母斑（足の裏のホクロ） …………………………… 緊2 頻5　149
2. ブラックヒール ……………………………………………… 緊1 頻3　152
3. 末端黒子型黒色腫 …………………………………………… 緊5 頻2　154

§13 下腿の腫脹をみたら
梅本尚可

1. 蜂窩織炎 ……………………………………………………… 緊3 頻5　157
2. 壊死性筋膜炎 ………………………………………………… 緊5 頻2　160
3. うっ滞性脂肪織炎 …………………………………………… 緊2 頻4　163
4. 深部静脈血栓症 ……………………………………………… 緊4 頻2　166
5. 結節性紅斑 …………………………………………………… 緊3 頻4　169

§14 中毒疹をみたら
出光俊郎

1. 溶連菌感染症（猩紅熱）と川崎病（小児急性熱性皮膚粘膜リンパ節症候群）
　 ………………………………………………………………… 緊4 頻3　172
2. ツツガムシ病 ………………………………………………… 緊5 頻2　176
3. 風疹と麻疹 …………………………………………………… 緊3 頻2　178
4. 伝染性紅斑 …………………………………………………… 緊3 頻3　181
5. Gibertばら色粃糠疹 ………………………………………… 緊1 頻3　184
6. 梅毒（梅毒性ばら疹） ……………………………………… 緊2 頻2　188

§15 薬疹と思ったら
梅本尚可

1. 薬　疹 ………………………………………………………… 緊3 頻5　192
2. 薬剤過敏症症候群 …………………………………………… 緊5 頻3　196
3. Stevens-Johnson症候群と中毒性表皮壊死症 …………… 緊5 頻2　199
4. 伝染性単核球症 ……………………………………………… 緊3 頻1　203

§16 激しい痒みの皮疹をみたら
中村考伸, 出光俊郎

1. 皮脂欠乏性皮膚炎 ……………………………… 緊2 頻4 206
2. 結節性痒疹・多形慢性痒疹 …………………… 緊3 頻4 209
3. 後天性反応性穿孔性膠原線維症 ……………… 緊4 頻2 212
4. 疥癬 …………………………………………… 緊4 頻3 215

§17 治らないきず（潰瘍）をみたら
吉田龍一

1. 壊疽性膿皮症 …………………………………… 緊4 頻2 218
2. 異物 …………………………………………… 緊4 頻2 221
3. スポロトリコーシス …………………………… 緊3 頻2 224
4. 熱傷瘢痕癌 ……………………………………… 緊5 頻2 226

§18 アトピー性皮膚炎のバリエーション

1. 乳児期のさまざまな皮疹 ……………… 横倉英人 緊3 頻5 229
2. 学童期の皮疹 …………………………… 成田多恵 緊3 頻5 232
3. 成人アトピー性皮膚炎 ………………… 梅本尚可 緊1 頻5 235

付録 代表的なステロイド外用薬一覧 …………………………… 239

索 引 …………………………………… 240
執筆者一覧 …………………………… 244

各項目中に示した緊急度・頻度について

本書では，各項目の最初のページに，緊急度 緊★・頻度 頻★ を 5 段階の★で示しています．★の数が多くなるごとに緊急度，頻度が高くなります．本書をお読みいただく際の参考としてご覧ください．
緊急度 ★（緊急度なし）～★★★★★（致死の可能性あり，すぐに皮膚科コンサルタント）
頻　度 ★（非常に稀）～★★★★★（common disease．非皮膚科医でも頻繁に出会う可能性がある）
（★の数はあくまで目安としてお使いください）

疾患名別もくじ (もくじを疾患名別に50音順で並べています)

欧文

- Gibertばら色粃糠疹 ……………………… 184
- Kaposi水痘様発疹症 ……………………… 72
- Sjögren症候群 ……………………………… 47
- Stevens-Johnson症候群 ………………… 199

和文

あ

- 悪性黒子 …………………………………… 80
- 悪性黒子型黒色腫 ………………………… 80
- 足白癬（水虫）…………………………… 105
- アフタ性口内炎 …………………………… 142
- 異物 ………………………………………… 221
- 陰嚢湿疹 …………………………………… 127
- 陰嚢部疥癬 ………………………………… 133
- 陰部Paget病 ……………………………… 136
- うっ滞性脂肪織炎 ………………………… 163
- 壊死性筋膜炎 ……………………………… 160
- 壊疽性膿皮症 ……………………………… 218
- エリテマトーデス ………………………… 43
- 円形脱毛症 ………………………………… 25

か

- 外陰部慢性湿疹 …………………………… 127
- 疥癬 ………………………………………… 215
- 学童期の皮疹 ……………………………… 232
- 川崎病（小児急性熱性皮膚粘膜リンパ節症候群）… 172
- 汗疱（異汗性湿疹）……………………… 98
- 顔面の接触皮膚炎 ………………………… 61
- 顔面白癬（異型白癬）…………………… 40
- 基底細胞癌 ………………………………… 83
- クリオグロブリン血症 …………………… 117
- 毛じらみ症 ………………………………… 133
- 血管性浮腫／食物アレルギー …………… 57
- 結節性紅斑 ………………………………… 169
- 結節性痒疹 ………………………………… 209
- 口腔カンジダ症 …………………………… 144
- 口腔扁平苔癬 ……………………………… 146
- 後天性反応性穿孔性膠原線維症 ………… 212
- コレステロール結晶塞栓症 ……………… 115

さ

- 痤瘡様皮疹（抗癌剤やステロイドによる）… 69
- 色素性母斑（足の裏のホクロ）………… 149
- 脂腺母斑（類器官母斑）………………… 31
- 酒さ様皮膚炎 ……………………………… 67
- 掌蹠膿疱症 ………………………………… 101
- 脂漏性角化症（老人性疣贅）…………… 75
- 脂漏性皮膚炎 ……………………………… 37
- 尋常性痤瘡（ニキビ）…………………… 64

- 深部静脈血栓症 …………………………… 166
- 蕁麻疹 ……………………………………… 10
- 水痘 ………………………………………… 95
- スポロトリコーシス ……………………… 224
- 成人アトピー性皮膚炎 …………………… 235
- 全身性エリテマトーデス ………………… 43

た

- 帯状疱疹 …………………………………… 14
- 多形滲出性紅斑 …………………………… 17
- 多形慢性痒疹 ……………………………… 209
- 丹毒 ………………………………………… 50
- 中毒性表皮壊死症 ………………………… 199
- ツツガムシ病 ……………………………… 176
- 手足症候群（抗癌剤による）…………… 111
- 手白癬 ……………………………………… 109
- 伝染性紅斑 ………………………………… 181
- 伝染性単核球症 …………………………… 203
- 天疱瘡 ………………………………… 87, 140
- 凍瘡（しもやけ）………………………… 113
- 凍瘡状エリテマトーデス ………………… 119
- 頭部白癬 …………………………………… 34
- トリコチロマニア（抜毛症）…………… 29

な

- 乳児期のさまざまな皮疹 ………………… 229
- 熱傷瘢痕癌 ………………………………… 226

は

- 梅毒（梅毒性ばら疹）…………………… 188
- 皮脂欠乏性皮膚炎 ………………………… 206
- 皮膚カンジダ症 …………………… 109, 130
- 皮膚筋炎 …………………………………… 53
- 風疹 ………………………………………… 178
- ブラックヒール …………………………… 152
- 閉塞性動脈硬化症 ………………………… 123
- 蜂窩織炎 …………………………………… 157

ま

- 麻疹 ………………………………………… 178
- 末端黒子型黒色腫 ………………………… 154
- 虫による皮疹 ……………………………… 21

や

- 薬剤過敏症症候群 ………………………… 196
- 薬疹 ………………………………………… 192
- 溶連菌感染症（猩紅熱）………………… 172

ら

- 類天疱瘡 ……………………………… 91, 140
- 老人性色素斑（日光黒子）……………… 75

内科で出会う

見ためで探す

皮膚疾患アトラス

§1 虫さされ様皮疹をみたら

緊急度 ★★★☆☆
頻　度 ★★★★★

1. 蕁麻疹
urticaria

加倉井真樹

1 疾患概要
蚊刺症に似た膨疹が24時間以内に消退

　24時間以内に消退する瘙痒を伴う紅斑，膨疹（図1）が多発し，出現，消退を繰り返す．皮膚をペンの先端でこするとミミズ腫れになる（皮膚描記症，図2）．原因および誘因・悪化因子は食物，薬剤，日光，ストレス，感染症など多岐にわたる．原因不明のことが多い．

　急性蕁麻疹は全身に膨疹がみられることも多い（図3）．顔面に生じると眼瞼浮腫をきたしたり（図4），口唇が腫脹する（血管性浮腫）．食物が原因のときは顔面に生じることが多いとされる．コリン性蕁麻疹は，若い年代に多く，個疹が小さく，融合しないことが多い（図5）．慢性蕁麻疹は環状，弧状を呈することが多い（図6）．個疹が数日にわたって続き，紫斑を残すものを蕁麻疹様紅斑（図7），病理組織学的に血管炎がみられ，皮膚症状としては色素沈着もみられるものを蕁麻疹様血管炎（図8）というが，これらは基礎疾患を有することが多いとされている．

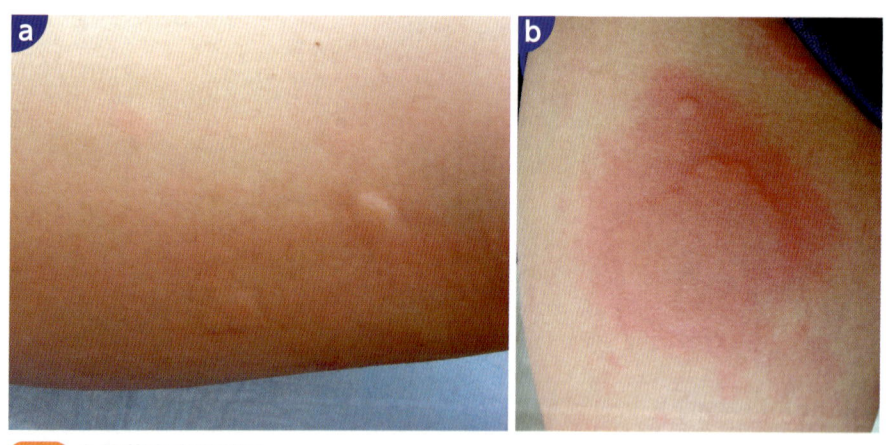

図1　急性蕁麻疹典型例
a 下腿．蚊刺症に似た膨疹を認める．　b 大腿．膨疹が融合し，大きな膨疹と紅斑を形成している．

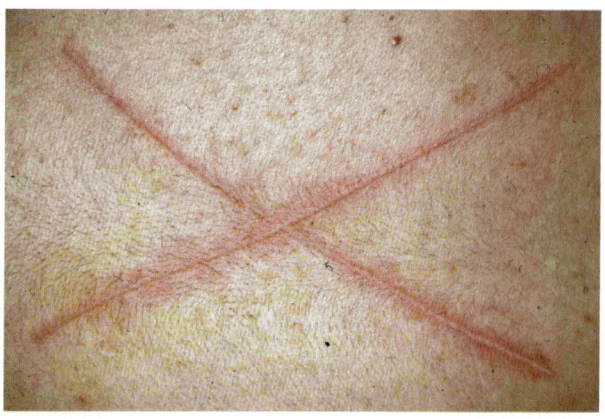

図2　皮膚描記症
背部．ペンの先で皮膚をこすると，こすったところが膨隆する．

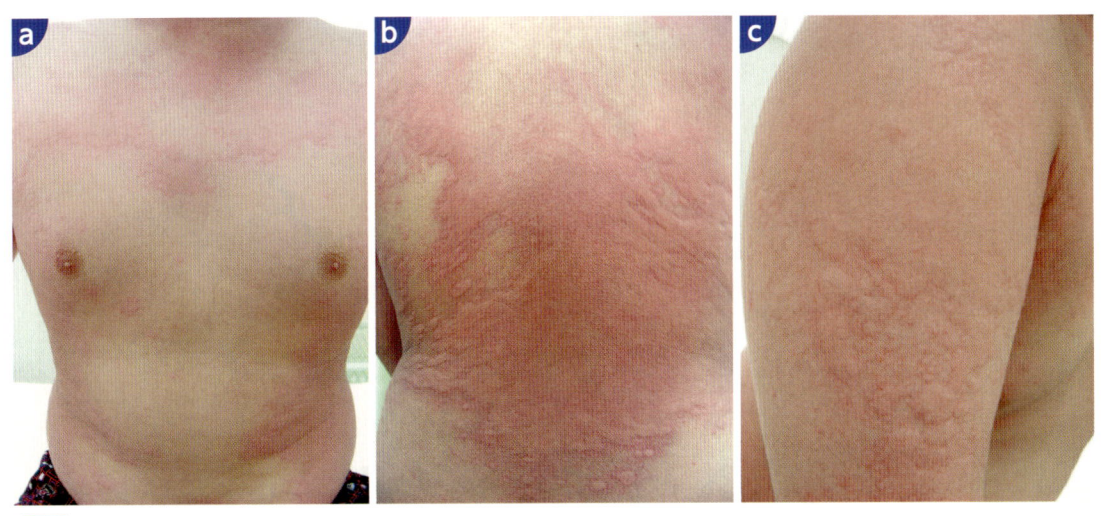

図3 急性蕁麻疹のバリエーション
a 前胸部に地図状の膨疹を形成している． b 背部に広範囲に地図状の膨疹を形成している． c 上腕に膨疹を形成している．

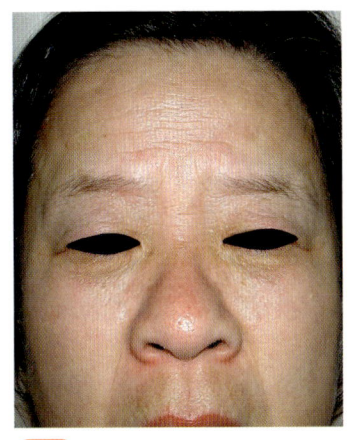

図4 眼瞼浮腫
豆乳アレルギー患者の顔面の浮腫と紅斑．

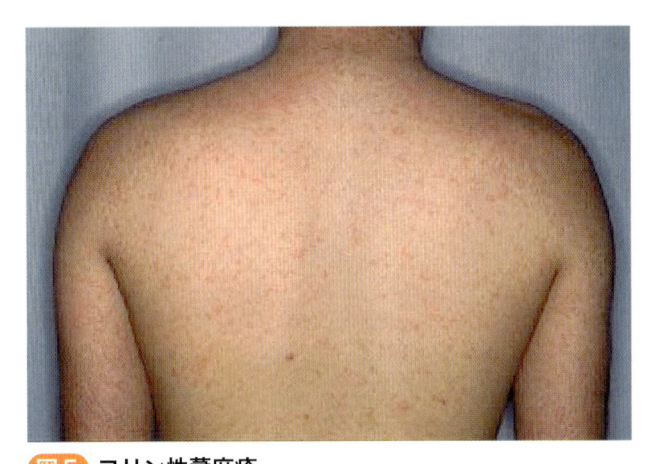

図5 コリン性蕁麻疹
大豆大までの比較的小さい膨疹が多発している．

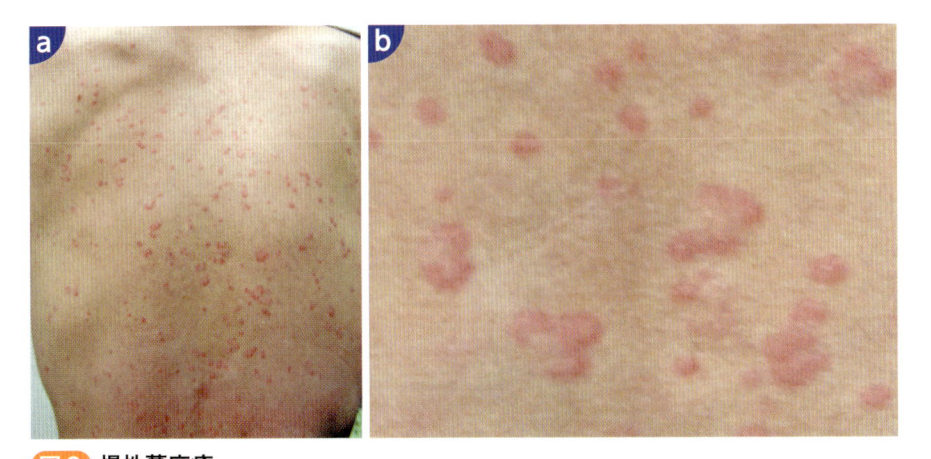

図6 慢性蕁麻疹
a 背部に円形から環状の小型の紅斑が多発している． b 接写像．小型の慢性蕁麻疹は治りにくい．

小麦や果物などの特定の食物を摂取後2時間以内に運動することによって生じるものを食物依存性運動誘発性蕁麻疹という．重症例ではアナフィラキシーショックを起こすことがある．アスピリン製剤の使用により誘発されやすくなることもある．

2 診断のポイント
種々の臨床像を呈する

瘙痒が強く，個疹は数時間以内に消退する．掻破すると，いわゆるミミズ腫れになる（図2）．食物が原因の場合は摂取後3時間以内に生じることが多いとされる．

慢性蕁麻疹は，初期には膨疹を呈しても，環状を呈するようになることも稀ではない．小型，環状を呈する例では治りにくい傾向がある．

鑑別疾患としては多形滲出性紅斑（§1-3参照），結節性紅斑，薬疹，毛虫皮膚炎（図9）があげられる．これらは皮疹の消長があまりみられず，多くは膨疹の他，紅斑，丘疹，痂皮を伴い発疹が多彩である．

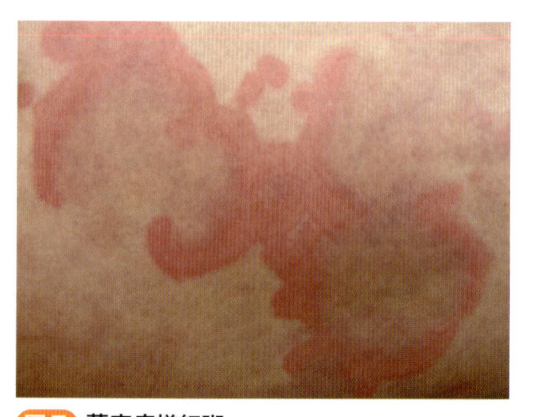

図7 蕁麻疹様紅斑
大腿部に手掌大ほどの環状に拡大し，融合した紅斑がみられる．

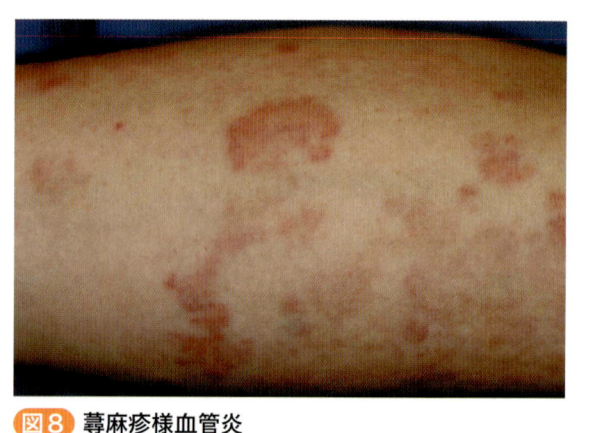

図8 蕁麻疹様血管炎
下腿に多様な大きさの膨疹，紅斑が多発し，一部では色素沈着を残している．

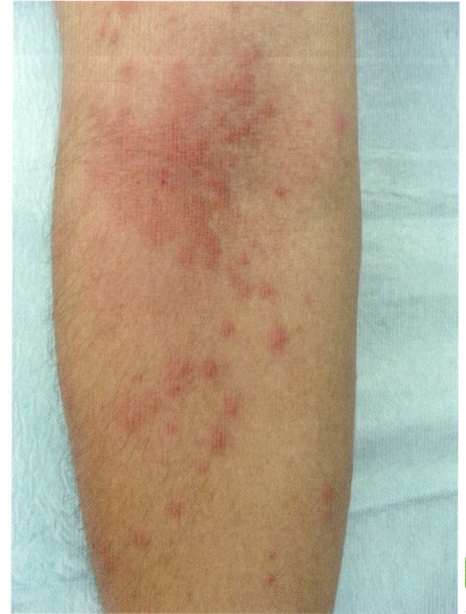

図9 鑑別疾患：毛虫皮膚炎
上肢に紅色丘疹，浮腫性紅斑が多発している．

3 治療法
まずは非鎮静性抗ヒスタミン薬の内服

　抗ヒスタミン薬の内服と原因物質の除去で大部分の症例は治癒する．効果がみられない場合も，別の抗ヒスタミン薬に変更したり，併用することで効果がみられる場合が多い．代表的な非鎮静性抗ヒスタミン薬を表1に示す．

4 専門医からのアドバイス
抗ヒスタミン薬は膨疹が消退しても内服継続

　皮疹が消退してすぐに内服をやめると再燃することが多いので，急性蕁麻疹でも，抗ヒスタミン薬内服後，症状がなくなっても数日間内服するよう指示する．

　慢性蕁麻疹では，皮疹の出現を完全に抑制できた場合，引き続き同じ薬剤を継続し，一定期間症状が出現しないことを確認した後に内服量を減量していく．予防的内服期間は，症状消失までの病悩期間が1～2カ月であれば，1カ月，それ以上であれば，2カ月を目安とする．

5 専門医紹介のポイント
呼吸困難や気分不快を伴う場合と個疹が数日続く場合

　重症な場合は呼吸困難やショックを起こすことがあるので，原因究明のため，専門医に紹介する．
　また，慢性蕁麻疹に似ていても，個々の皮疹が24時間以上持続し，皮疹の消退後に色素沈着を残す場合は，診断および，基礎疾患の有無の検索のために専門医紹介が望ましい．

表1 代表的な非鎮静性抗ヒスタミン薬

一般名	商品名	小児使用	顆粒ドライシロップ	1日内服回数（小児）
フェキソフェナジン塩酸塩	アレグラ®	7歳から	無	2回
エピナスチン塩酸塩	アレジオン®	1歳から	有	1回
オロパタジン塩酸塩	アレロック®	2歳から	有	2回
エバスチン	エバステル®	―	無	1回
ロラタジン	クラリチン®	3歳から	有	1回
レボセチリジン塩酸塩	ザイザル®	7歳から	無	1回（2回）
セチリジン塩酸塩	ジルテック®	2歳から	有	1回（2回）
ベポタスチンベシル塩酸塩	タリオン®	―	無	2回
アゼラスチン塩酸塩	アゼプチン®	―	無	2回

§1 虫さされ様皮疹をみたら

緊急度 ★★★☆☆
頻度 ★★★☆☆

2. 帯状疱疹
herpes zoster

加倉井真樹

1 疾患概要
水痘・帯状疱疹ウイルスによる感染症の一種

水痘に罹患すると，水痘が治癒した後も水痘のウイルス（varicella-zoster virus）が神経節のなかに潜伏する．ストレスや，加齢，抗癌剤治療等により免疫力が低下することで，ウイルスが再活性して生じるのが帯状疱疹である．1つから2つの神経節にそって皮膚炎と神経痛を生じる（図1）．

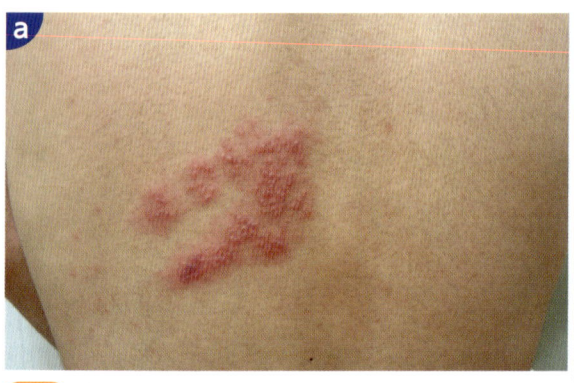

図1 帯状疱疹典型例
a 背部の左片側に紅斑を伴う水疱が多発，集簇している． b 上肢に帯状に紅斑，水疱が認められる．

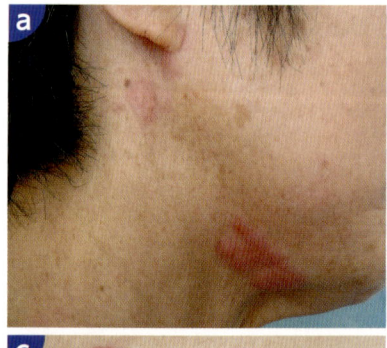

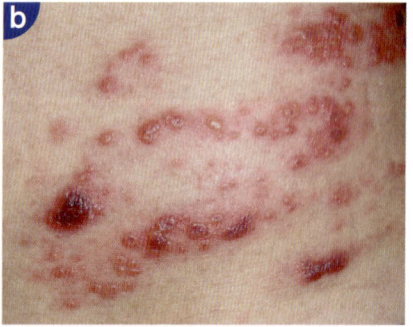

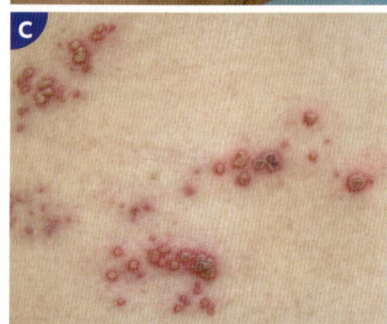

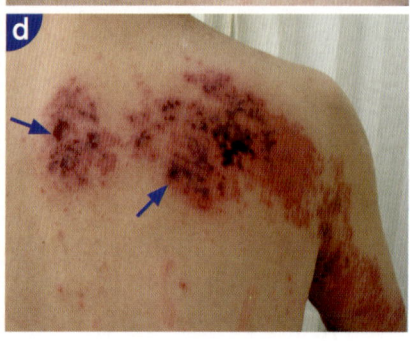

図2 帯状疱疹の皮疹
a 浮腫性紅斑． b 下腹部．小水疱が多発，一部は紫紅色を呈している． c 腰背部の膿疱． d 紅斑上に血痂（→）が多数みられる．

2 診断のポイント
種々の臨床像を呈する

片側性の痛みを伴う紅斑を伴う水疱の形成をみたら本症を疑う．皮疹は，浮腫性紅斑（図2a），水疱（図2b），膿疱（図2c），痂皮（いわゆる，かさぶた．図8➔），血痂（血液が固まったもの．図2d➔）を形成する．紅斑が主体の例もある（図3）．眼瞼周囲に皮疹を生じると眼瞼浮腫をきたす（図4）が，両側性になる場合も少なくない．時に発熱を伴う．発疹の経過を図に示す（図5）．

初期には虫刺症，接触皮膚炎，丹毒と鑑別が必要になる場合がある．図6，7に虫刺症，接触皮膚炎との鑑別を要した例を提示する．また，Kaposi水痘様発疹症（図8）との鑑別が難しい場合もある．

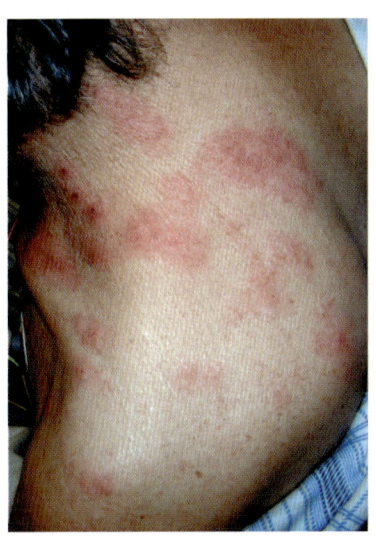

図3 紅斑主体の帯状疱疹
左側頸部から肩，上背部にかけての帯状疱疹．紅斑が多発，散在している．

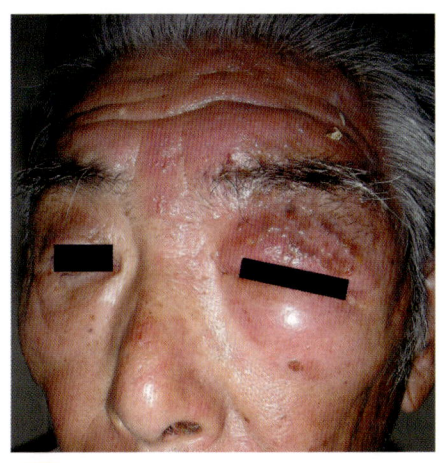

図4 顔面の帯状疱疹
眼瞼浮腫を伴っている．

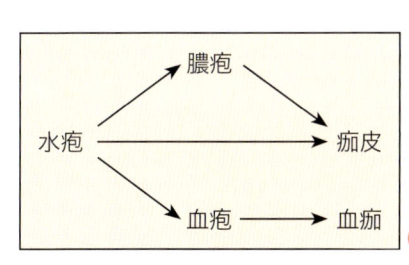

図5 皮疹の経過図

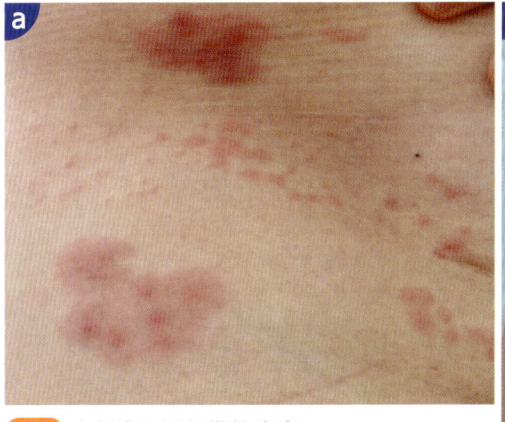

図6 虫刺症に似た帯状疱疹
a 腹部に紅斑および，紅色丘疹が多発している．
b 左前腕．紅斑上に小水疱が集簇している．

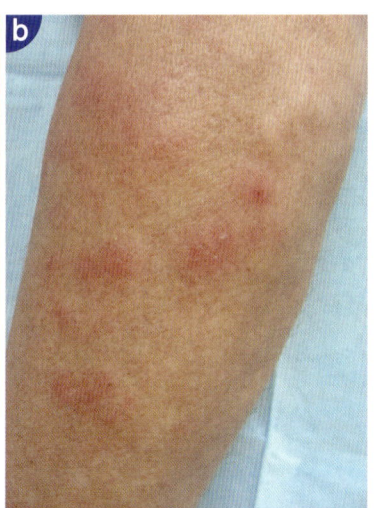

3 治療法
抗ウイルス薬の内服と消炎鎮痛薬

　　抗ウイルス薬は5日から7日間使用する．2〜3日で効果がみられない場合や症状が強い場合は，点滴治療を考慮する．腎機能が低下している場合は投与量を調節する必要がある．疼痛が強く，消炎鎮痛の効果がみられない場合は，麻酔科で神経ブロックが必要になることもある．

4 最近のトピックス
帯状疱疹後神経痛治療薬にプレガバリン

　　2010年4月にプレガバリン（商品名：リリカ®カプセル）が承認された．帯状疱疹の皮疹が治癒後も，1カ月以上続く神経痛に効果があるとされている．

　　2011年4月，経口オピオイド配合剤のトラマドール塩酸塩・アセトアミノフェン配合製剤（商品名：トラムセット®配合錠）が承認された．2成分が一緒に作用することで，鎮痛効果の早期発現，効果増強が図れ，ふつうの鎮痛薬が効きにくい神経痛にも効果を示す．非癌性疼痛管理に使用できる選択肢として期待される．

5 専門医からのアドバイス
神経痛も皮疹もバリエーションがある

　　神経痛がない場合もある一方，痒みのみの場合もある．皮疹は初期には帯状にみられない場合もあるので注意が必要である．

6 専門医紹介のポイント
非典型例と神経痛が強いとき

　　皮疹が非典型で，診断に迷ったときは専門医紹介が望ましい．

　　また，神経痛は，夜間，寒い時期に強いことが多く，神経痛が強い場合は早期に麻酔科への紹介が必要である．

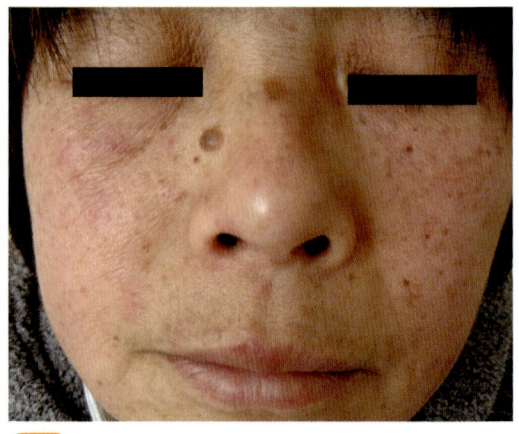

図7 接触皮膚炎に似た帯状疱疹
右頬部，鼻翼の右側にのみ大豆大までの紅斑が散在して分布している．

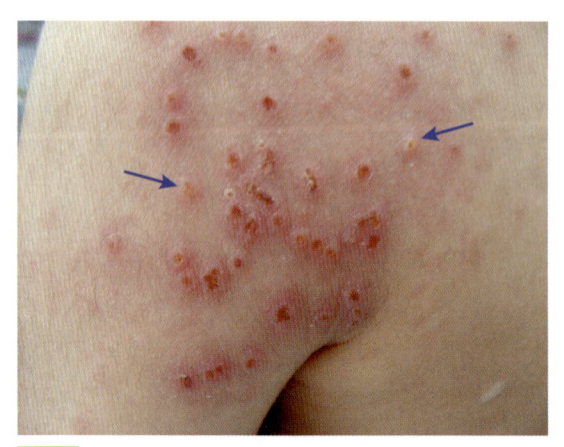

図8 鑑別疾患：Kaposi水痘様発疹症
左肩中心に痂皮（→）を付着した丘疹が多発してみられる．単純ヘルペスウイルスによる発疹で，水疱，痂皮が多発する．アトピー性皮膚炎に合併してみられることが多い．過去に既往がある例もある．

§1 虫さされ様皮疹をみたら

緊急度 ★★★★☆
頻度 ★★☆☆☆

3. 多形滲出性紅斑
erythema exsudativum multiforme

加倉井真樹

1 疾患概要
春に若い女性の四肢に生じることが多い

　典型的な多形滲出性紅斑（erythema exsudativum multiforme，以下EEM）は，春に若い女性の四肢伸側に瘙痒を伴う円形の浮腫性紅斑が多発するもので（図1），皮膚症状だけのものをEEM minorという．

　皮膚症状は米粒大から指頭大以上の円形紅斑が四肢伸側に多発する．個疹は遠心性に拡大し，辺縁部が鮮紅色で，その内側は浮腫のため蒼白にみえるところもあり，堤防状に隆起する（図2）．やがて環状となり，その中に新しい発疹を生じ，二重環となるものは虹彩状（erythema iris），標的状（target lesion）という（図3）．水疱形成が著明なものもある（図4）．

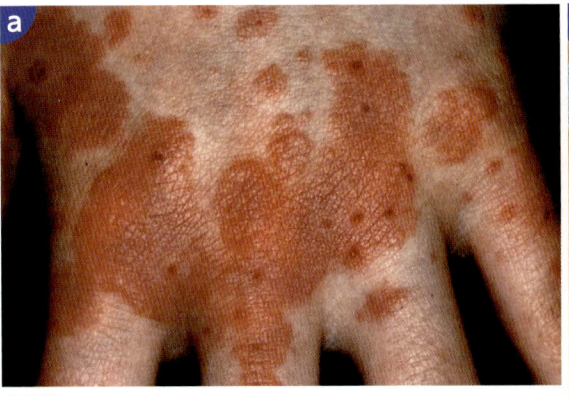

図1　多形滲出性紅斑典型例
a 手背に円形の浮腫性紅斑が多発，融合している．辺縁は堤防状に隆起し，個疹の中央に点状の痂皮を伴っている．b 肘に円形の浮腫性紅斑が多発，集簇している．

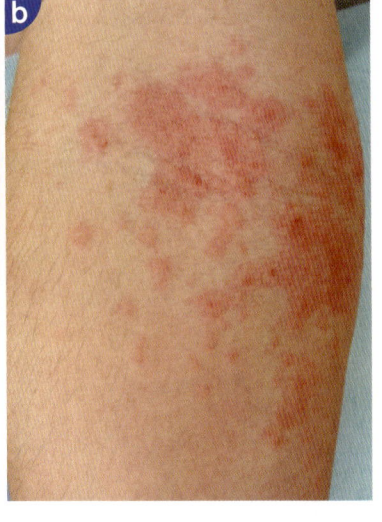

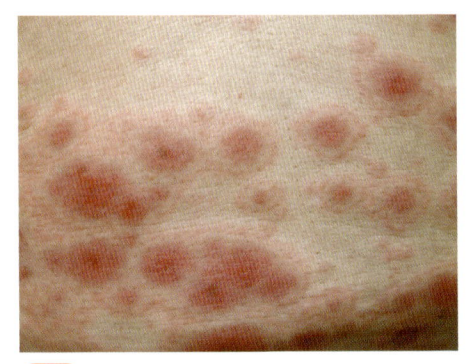

図2　多形滲出性紅斑の環状を呈する紅斑
体幹．個疹は遠心性に拡大し，辺縁部が鮮紅色で堤防状に隆起する．新旧の皮疹が混在する．

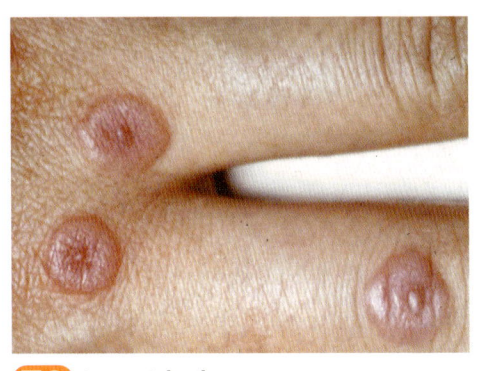

図3　target lesion
紅斑は環状となり，その中に新しい発疹を生じ，二重環となっている．

EEMは軽症型（EEM minor）と重症型（EEM major）に分類される．重症型は，皮膚症状，粘膜症状，眼症状（図5）に加え，発熱や関節痛などの全身症状を伴う．びらん面が体表面積の10％以上のものは，Stevens-Johnson症候群という（図5，6）[1]．びらん面が体表面積の30％以上になると中毒性表皮壊死症（toxic epidermal necrolysis：TEN．図4，§15-3も参照）という．

　原因は単純ヘルペス，マイコプラズマ，溶連菌などの感染症，悪性腫瘍，薬物などに対するアレルギー反応と考えられているが，原因が明らかにならないことも多い．

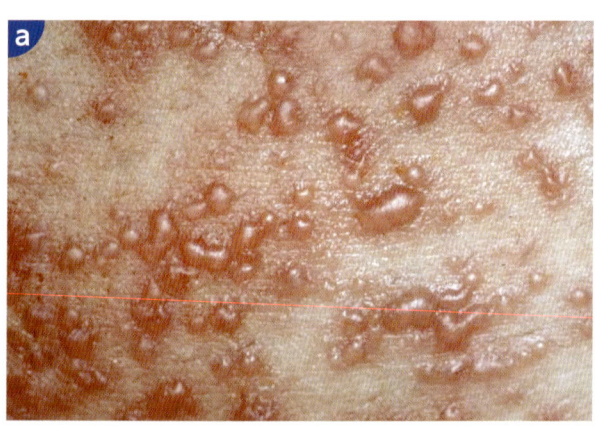

図4　中毒性表皮壊死症（TEN）の症状
a 体幹．水疱形成が著明な例があり，びらん面の面積が体表面積の30％以上になるとTENと呼ばれる．　b 小型の非定型的EEMの皮疹が融合して大きな水疱を形成している[1]．

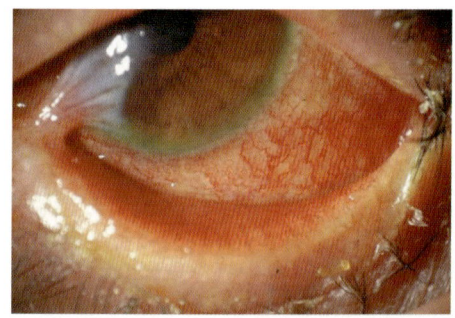

図5　Stevens-Johnson症候群による眼症状[1]
眼球結膜に高度の充血を認める．

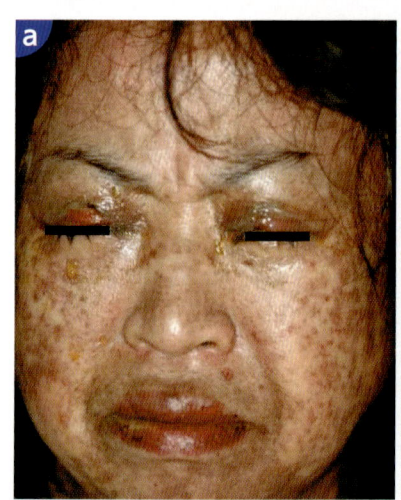

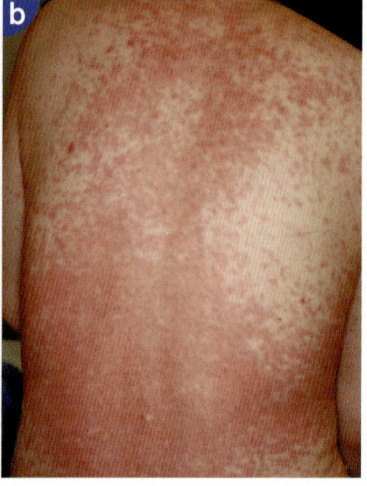

図6　Stevens-Johnson症候群
a 顔面に紅斑が多発，眼瞼では，水疱，びらんを呈し，口唇粘膜にもびらんがみられる．　b 背部に母指頭大までの紅斑が多発融合し，一部ではびまん性の紅斑を呈している．〈「出光俊郎，加倉井真樹：Stevens-Jonson症候群 症例1眼症状を主体とし，血漿交換が著効を示したSJS, 薬疹のすべて（池澤善郎，相原道子編），p.114, 2008，南江堂」より許諾を得て転載〉

2 診断のポイント
好発部位

やや隆起した紅斑が四肢伸側に分布し，中央に水疱や痂皮を伴っていると診断は容易である．Sweet病や結節性紅斑との鑑別が必要となる．Sweet病は浮腫性紅斑から辺縁堤防状の紅斑を呈し（図7），時に水疱を形成する（図8）が，好発部位は顔面，頸部を中心とした上半身であり，紅斑の分布は左右対称性でないことも多い．結節性紅斑は下腿に圧痛を伴う紅斑が多発するが，真皮深層から脂肪組織における炎症のため，紅斑は境界が不明瞭である（図9）．

また，水疱形成がみられる水痘も鑑別疾患の1つである（図10，§7-3も参照）．

3 治療法
まずは抗ヒスタミン薬の内服とステロイド外用薬

軽症例では抗ヒスタミン薬の内服とステロイド外用薬で2～3週間で軽快することが多い．

重症の場合は，ステロイドの内服が必要になり，Stevens-Johnson症候群やTENでは入院加療が必要である．

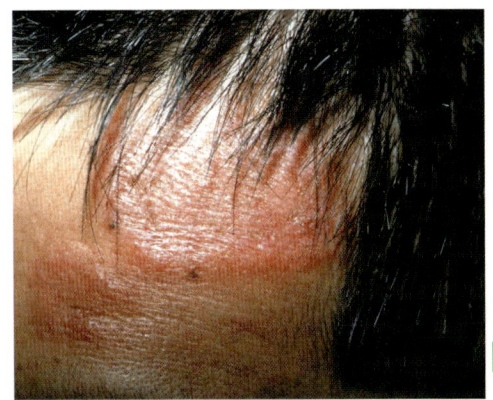

図7 鑑別疾患：Sweet病
前額部に辺縁が堤防状に隆起する浮腫性紅斑がみられる．

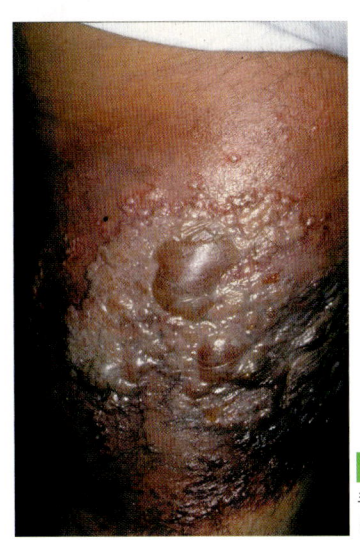

図8 鑑別疾患：水疱を形成したSweet病
手掌大の辺縁境界不明瞭な紅斑がみられ，大小の水疱形成がみられている．
（自治医科大学症例）

4 専門医からのアドバイス
既往歴と薬歴の聴取

　EEMは，同じ季節に毎年のように起こることが多いので，同様の症状が過去にあったかどうか既往歴を聴取することが大切である．

　原因が薬剤の場合は，薬剤を中止しないと重症化するので薬歴の聴取も重要である．

5 専門医紹介のポイント
粘膜疹，発熱がある場合

　発熱，粘膜疹，水疱形成がある場合は，Stevens-Johnson症候群やTENに進展することもあり，その場合は入院治療が必要になるため，専門医のいる病院に早急に紹介するべきである．

　重症例では死亡することもあり，救命できても失明や眼の後遺症を残すこともあるので細心の注意を払う必要がある．

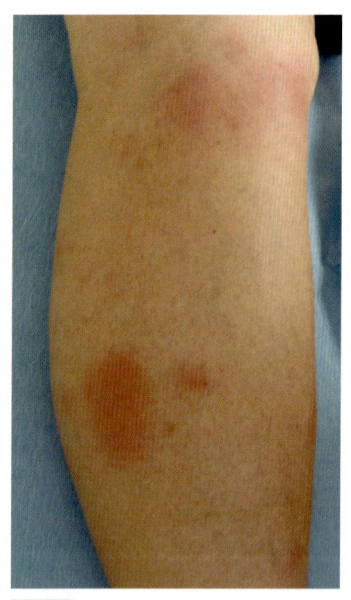

図9 鑑別疾患：結節性紅斑
膝伸側，下腿にゴルフボール大までの境界不明瞭な紅斑がみられ，浸潤を触れる．圧痛を伴う．

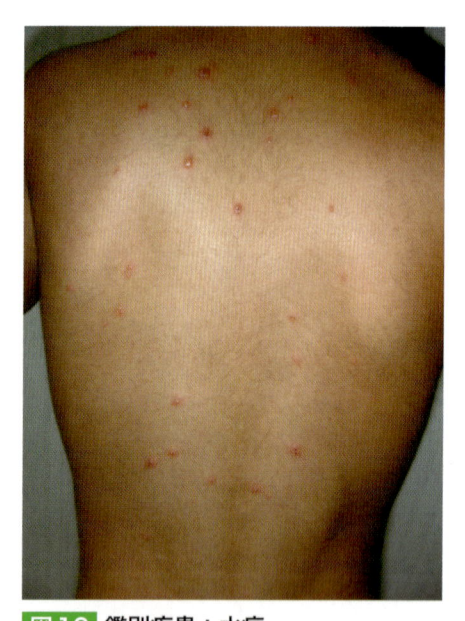

図10 鑑別疾患：水痘
背部に大豆大までの紅暈を伴う水疱が多発，散在している．

文献
1) 出光俊郎，加倉井真樹：Stevens-Johnson症候群 症例1眼症状を主体とし，血漿交換が著効を示したSJS，薬疹のすべて（池沢善郎，相原道子，編），pp. 113-116，南江堂，2008

§1 虫さされ様皮疹をみたら

緊急度 ★★☆☆☆
頻度 ★★★★★

4. 虫による皮疹
insect bite

加倉井真樹

1 疾患概要

虫による皮疹は6月から9月に多い

　虫による皮疹は，虫に刺されて生じる皮疹と，虫の体液や毛による刺激症状による皮疹がある．6月から9月に多くみられ，多くは露出部に生じる．

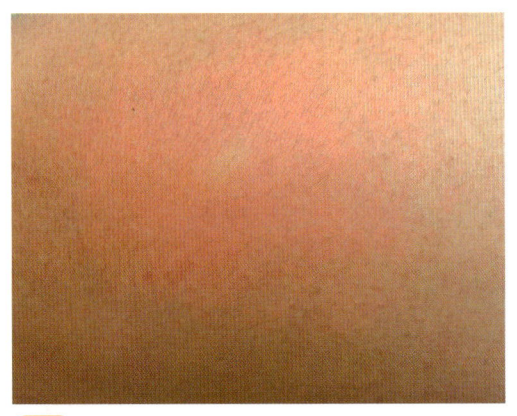

　蚊刺症（図1）は，二次的に細菌感染を生じたり（図2），蜂窩織炎（図3）やリンパ管炎を起こしたり（図4），眼瞼浮腫をきたす（図5）場合もあり，時に発熱を伴う．

図1 蚊刺症
大腿部．膨疹と浮腫を伴った紅斑を生じている．

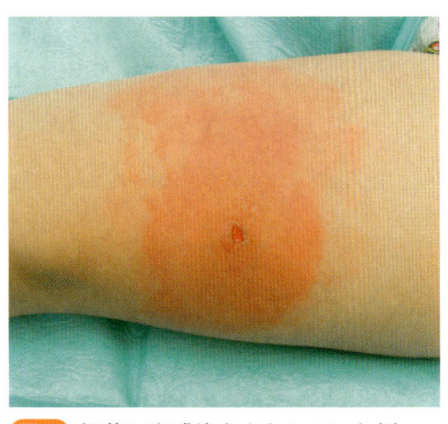

図2 細菌二次感染をきたしていた例
刺し口が水疱，びらんとなっており，治療をしなければ伝染性膿痂疹をきたす．

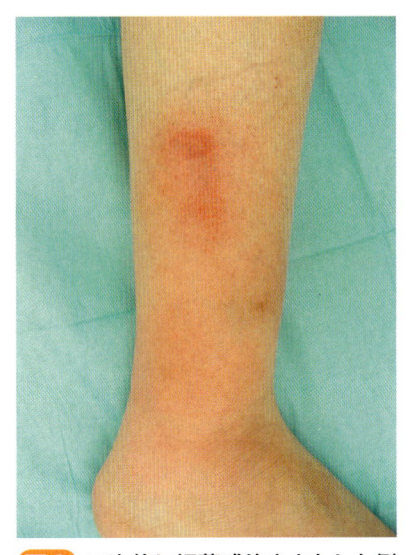

図3 二次的に細菌感染をきたした例
細菌感染をきたし，蜂窩織炎を起こしている．

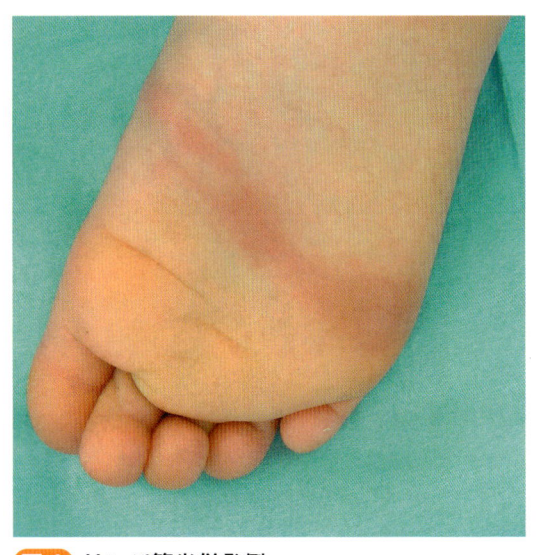

図4 リンパ管炎併発例
足底を蚊に刺され，その後帯状に紅斑を生じている．

2 診断のポイント
種々の臨床像を呈する

　6月から9月に多くみられる．急に生じた皮疹で，痒みを伴う場合は本疾患を疑う．蚊刺症では蕁麻疹に似た膨疹を呈する（図1）．掻破のために伝染性膿痂疹に発展することもある（図2）．39℃前後の発熱を伴い，局所が水疱を呈する場合もある（図6）．ブユ刺症は，川沿いや高原で刺されることが多く，下腿に紫斑を伴う紅斑，丘疹を呈し（図7），腫脹を伴うこともある．ダニ刺症は，被覆部に多数の丘疹が生じることが多い（図8）．ネコノミ皮膚炎は下腿に生じることが多く，水疱を呈することもある（図9）．毛虫皮膚炎はチャドクガの幼虫（毛虫）の毒針毛が皮膚につくことが原因である．毛虫をさわらなくても，風にのって洗濯物や皮膚につくことがあり，また，ジーパンをはいていても毛は通過するといわれている．そのため，服を着ている部分にも小豆大までの紅色丘疹が多発する（図10）．線状皮膚炎は，アオバアリガタハネカクシの体液に触れた部位に，線状に水疱を呈する（図11）．

　外用薬の接触皮膚炎で，虫による皮膚炎と鑑別を要する臨床像を呈する場合もある（図12）．

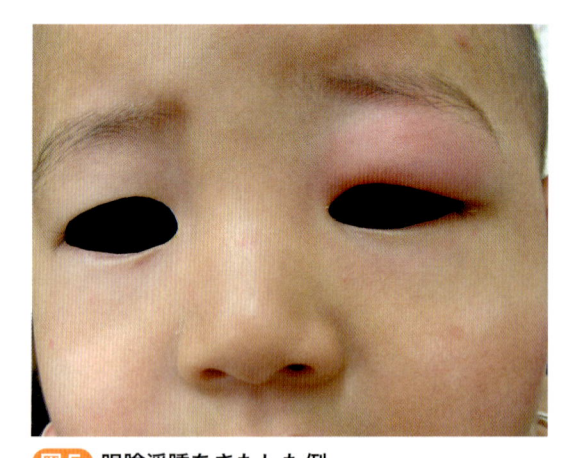

図5 眼瞼浮腫をきたした例
朝に突然左眼瞼の腫脹をきたしたと来院した虫刺症例である．

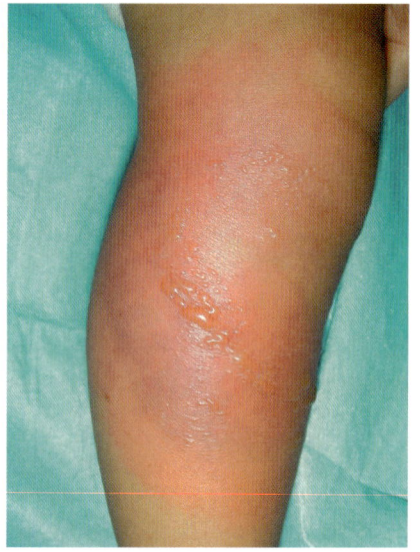

図6 発熱を伴った例
下腿に浮腫性紅斑を認め，中央部では水疱が多発している．

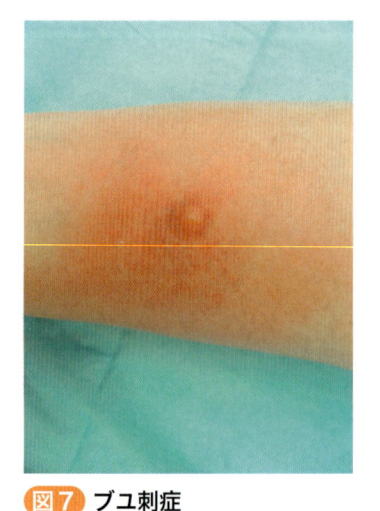

図7 ブユ刺症
下腿に丘疹を認め，周囲に紅斑を認める．

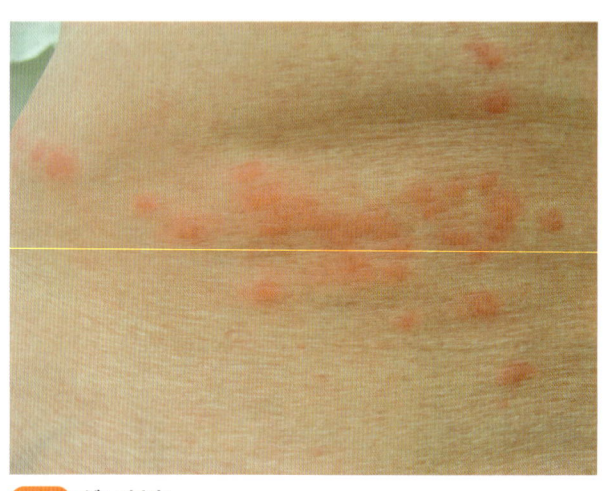

図8 ダニ刺症
腰背部．被覆部に大豆大までの丘疹が多発している．

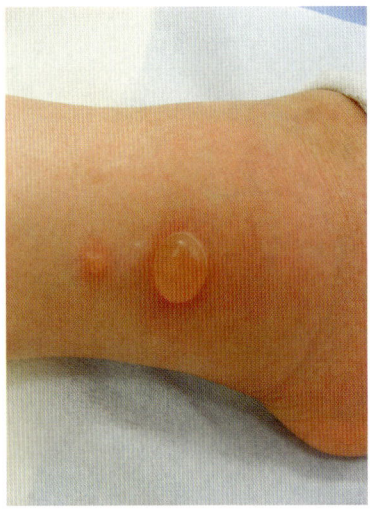

図9 ネコノミ皮膚炎
下腿に緊満性水疱を認める．

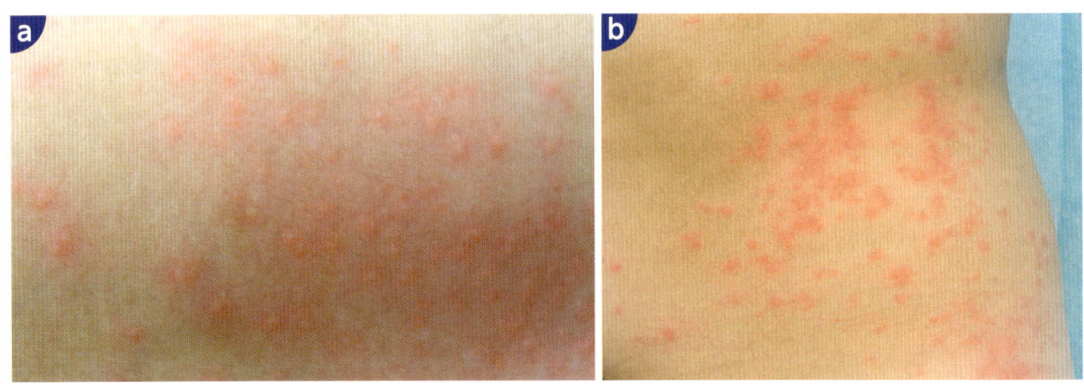

図10 毛虫皮膚炎
a 上腕．小豆大までの紅色丘疹が多発している． b 下腹部．

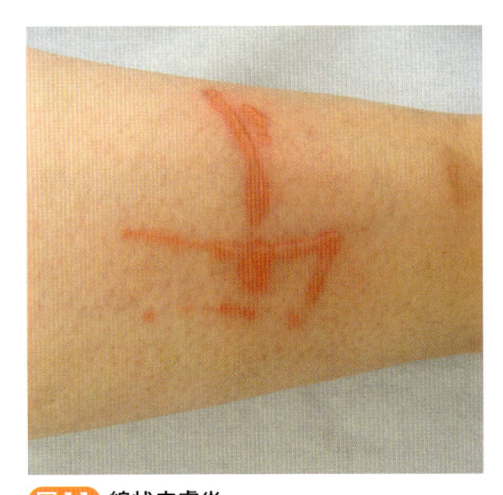

図11 線状皮膚炎
下腿に線状に水疱を呈している．

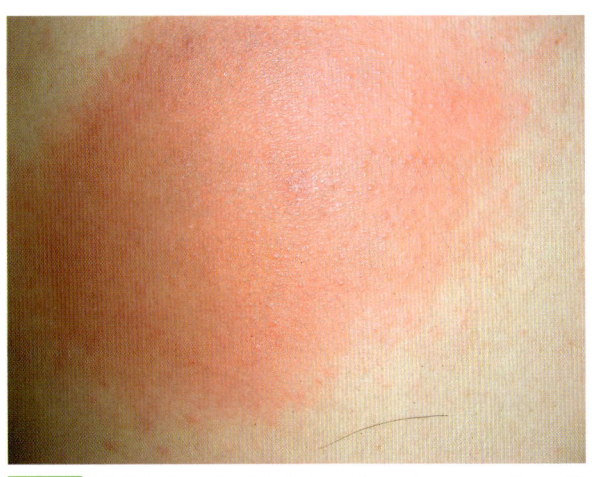

図12 鑑別疾患：外用薬（メンソレータムのラブ）の接触皮膚炎
背部．手掌大の紅斑上に半米粒大程の紅色丘疹が多発している．

§1 虫さされ様皮疹

4 虫による皮疹

3 治療法
まずはステロイドの外用

顔面以外は strongest から very strong rank のステロイド外用薬で治療する．顔面は very strong から strong rank のステロイド外用薬を使用する．腫脹が強い場合は抗ヒスタミン薬の内服を併用する．細菌感染を伴っている場合は抗菌薬の内服をする．

4 専門医からのアドバイス
自覚症状をきく

虫に刺された直後に生じる皮疹もあるが，1～3日後に増加，悪化することが多いので，その点に留意して病歴をとることが重要である．

5 専門医紹介のポイント
多発しているとき

多発している場合は，水痘（図13），帯状疱疹（図14），痒疹（図15），薬疹，Kaposi 水痘様発疹症との鑑別が必要になる．また，疥癬（図16）との鑑別が必要な場合は KOH 直接鏡検を要する．

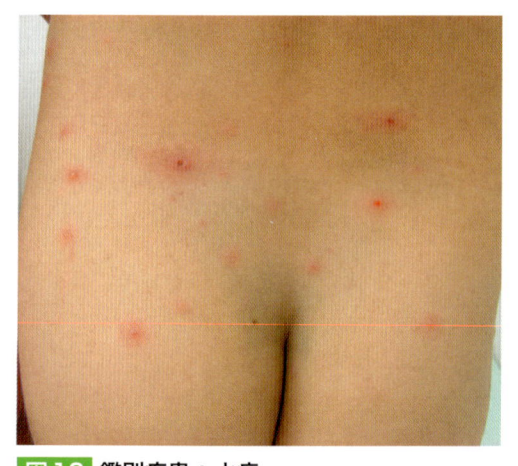

図13 鑑別疾患：水痘
腰背部に紅斑を伴う丘疹，水疱が散在，多発している．

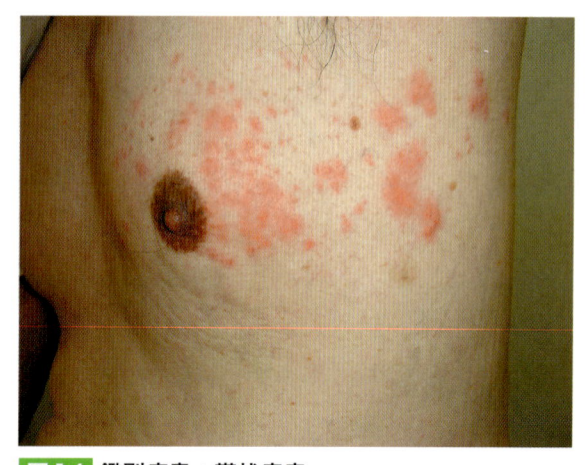

図14 鑑別疾患：帯状疱疹
左前胸部から側胸部に小豆大までの紅色丘疹が多発，一部集簇している．

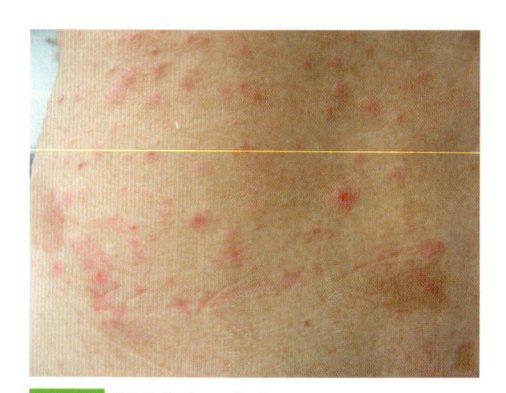

図15 鑑別疾患：痒疹
腰背部に小豆大までの紅色丘疹，痂皮が多発している．

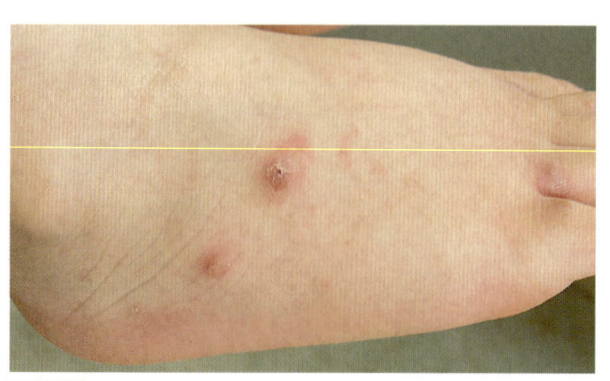

図16 鑑別疾患：疥癬
足背，趾間に紅色丘疹が散在している．

§2 脱毛をみたら

緊急度 ★★★☆☆
頻度 ★★★☆☆

1. 円形脱毛症
alopecia areata

山田朋子

1 疾患概要
原因・誘因不明の脱毛症

　円形脱毛症はその名の通り，円形に頭髪の脱毛がみられることから発症する．単発型（図1，2），多発型（図3），頭髪のほとんどが抜ける全頭型（図4），眉毛，睫毛，体毛なども抜ける汎発型（図5），後頭部，側頭部などの生え際が抜ける蛇行型（図6，7）などの種類がある．発症機序は不明だが，病理組織で毛球部周辺にリンパ球の密な浸潤があること，自己免疫性疾患の合併がよくみられること，免疫抑制薬のステロイドやシクロスポリンが奏効することなどから，自己免疫説が有力である．

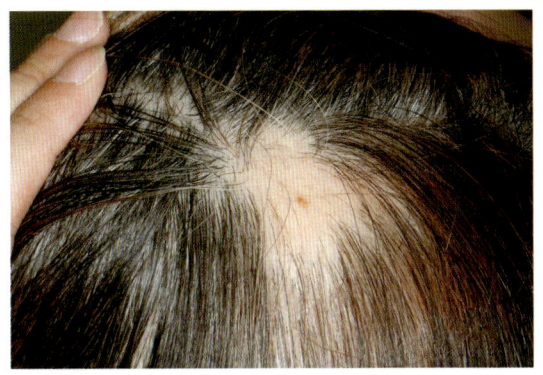

図1 単発型円形脱毛症
境界明瞭で類円形である．

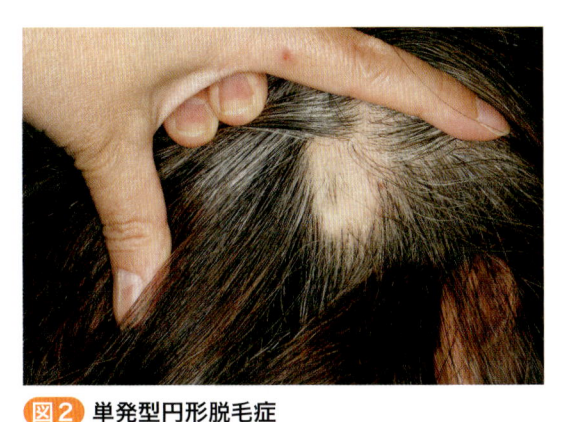

図2 単発型円形脱毛症
斑内に発毛を認め，治癒傾向である．単発型では自然軽快することが多い．

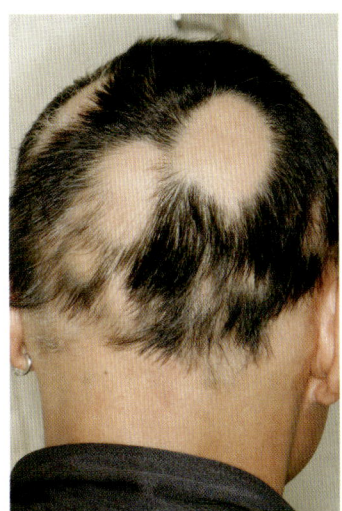

図3 多発型円形脱毛症
境界明瞭な大小の円形の脱毛斑が多発している．

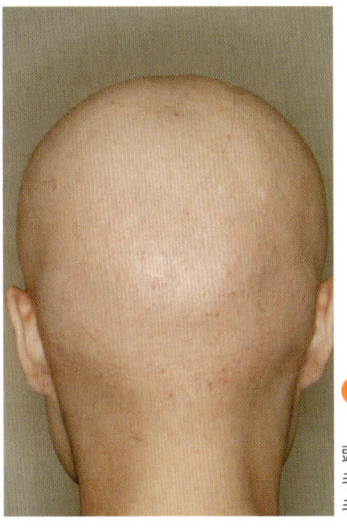

図4 全頭型円形脱毛症
頭部全体にわたって脱毛がみられ，わずかに毛髪を残している．

2 診断のポイント
円形あるいは広範囲の脱毛

　円形脱毛症では，円形の脱毛斑が突然出現し，紅斑や，鱗屑などの炎症症状を伴わない．脱毛初期には，毛髪を引っ張ると容易に髪が抜け，脱毛部に切断毛もみられる．この切断毛は容易に抜去でき，末端から毛根部に向かって径が細くなり，毛根部で再び球状を呈し，「！」に似ていることから感嘆符毛と呼ばれる．全頭型では，多発型から移行する場合と，初期よりびまん性に毛髪が抜ける場合（図8，9，10）がある．この場合は，他の疾患による脱毛と鑑別が難しい場合もある．

　鑑別疾患としては，脂腺母斑（§2-3参照）などの先天性脱毛，トリコチロマニア（§2-2参照），円板状エリテマトーデス（図11），圧迫（図12），外傷による後天性局所性脱毛，全身性エリテマトーデス（SLE）（図13）や皮膚筋炎によるびまん性脱毛，梅毒，白癬，細菌感染などの感染症による脱毛などがある．

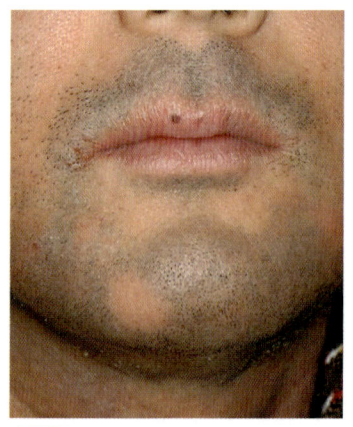

図5 あごひげにみられた汎発型円形脱毛症
円形にひげの脱毛がみられる．

図6 蛇行型円形脱毛症
後頭部の生え際に脱毛がみられる．

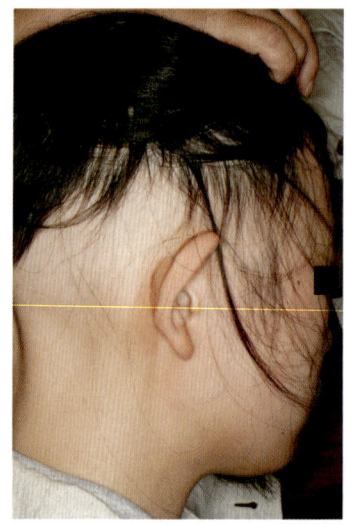

図7 蛇行型円形脱毛症
側頭部の生え際に脱毛がみられる．

3 検査データのポイント
甲状腺機能のチェック

円形脱毛症では甲状腺疾患の合併がしばしばみられるため，脱毛が多発もしくは広範な場合は甲状腺機能の測定を行う．また，SLEなどもしばしば合併するため，血算，抗核抗体を測定する．梅毒性脱毛と鑑別するため，梅毒のスクリーニングも行う．

4 治療法
確立されたものはない

基本的には難治で，数カ月から数年にわたることもある疾患だが，特に単発型の場合，自然治癒もしばしばある．治療としては，単発型，多発型の場合，まずはカルプロニウム塩化物やステロイドの外用，セファランチン（セファランチン®），グリチルリチン（グリチロン®）の内服が行われる．難治の場合は，液体窒素，ドライアイスなどによる冷却療法，紫外線照射療法，局所免疫療法，ステロイドパルス療法，ステロイドの局注，ステロイドの内服などさまざまな治療が行われる．現在では日本皮膚科学会より円形脱毛症治療ガイドラインが発表されているので，詳細についてはこちらを参考にするとよい．推奨度の高い治療法としては，局所免疫療法などがあるが，難治性円形脱毛に効果があるとされる治療法の多くは保険適応がなく，各施設で異なるのが現状である．

5 専門医からのアドバイス
患者の悩みをきく

円形脱毛症は自覚症状がほとんどなく，全身状態も良好であることが多いため，患者は周囲から悩みを理解されにくいことが多い．

易脱毛性が激しく，急速に脱毛が進行している場合は，専門医の紹介を検討する．この時点では急速な脱毛を止める手段はほとんどないため，その旨を患者に説明し，かつらなどの準備を勧める．

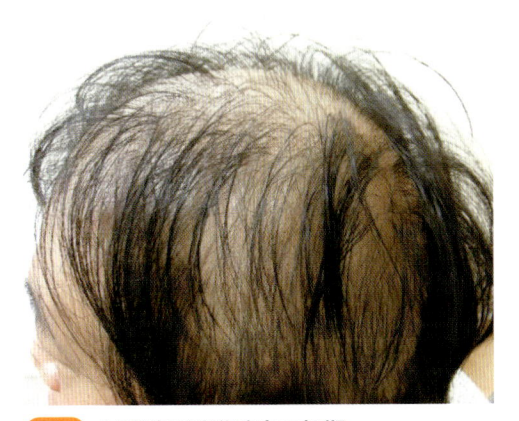

図8 全頭型円形脱毛症の初期
このような型では急激に毛髪が抜け，全頭脱毛に至る．

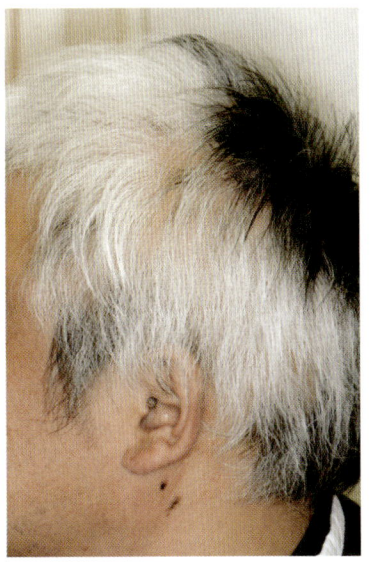

図9 ステロイドパルス療法後の全頭型円形脱毛症
図8と同じ症例．ステロイドパルス療法施行後，毛髪の再生がみられた．ところどころ，円形の脱毛斑が残存している．

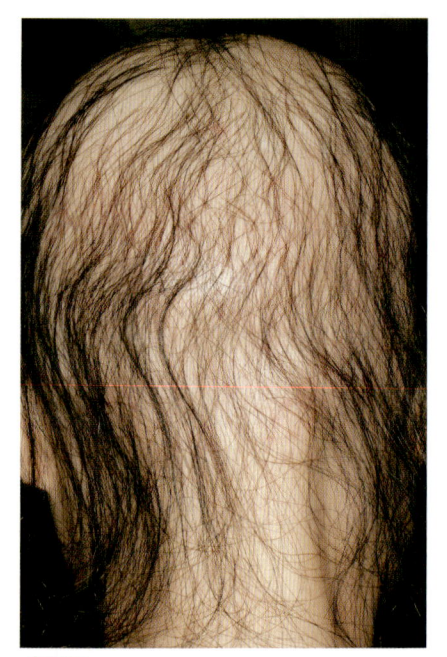

図10 全頭型円形脱毛症
図8と同様，急速に毛髪が抜ける型．

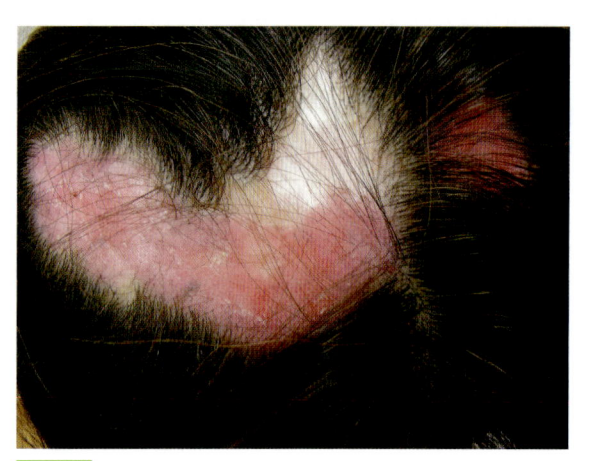

図11 鑑別疾患：円板状エリテマトーデスに伴う脱毛
脱毛部位に紅斑や鱗屑などの炎症症状がみられる．

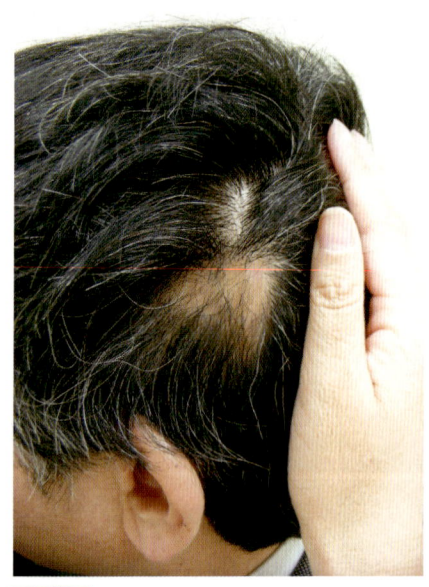

図12 鑑別疾患：圧迫による脱毛
脳外科手術後の脱毛斑．

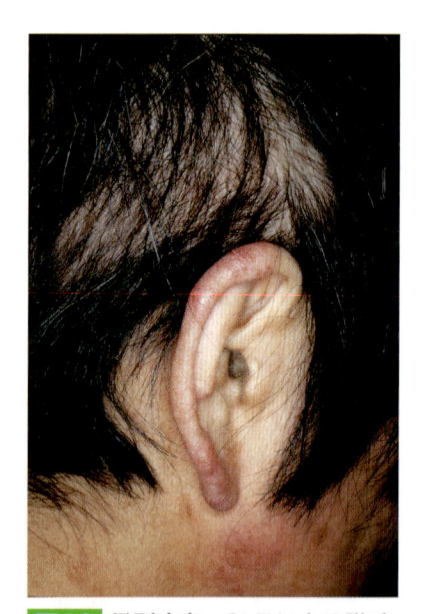

図13 鑑別疾患：SLEによる脱毛
びまん性脱毛で，紅斑や鱗屑などの炎症症状を伴う．

文 献

1) 荒瀬誠治：円形脱毛症．「最新皮膚科学大系 17」（玉置邦彦 編），p21-30, 中山書店，2002
2) 荒瀬誠治 ほか：日本皮膚科学円形脱毛症診療ガイドライン2010, 日本皮膚科学会雑誌, vol.120（9）: p1841-1859, 2010

2. トリコチロマニア（抜毛症）
trichotillomania

山田朋子

緊急度 ★★★☆☆
頻　度 ★☆☆☆☆

1 疾患概要
小児に多い抜毛

　トリコチロマニア（抜毛症）とは，患者本人が自らの毛髪を引き抜くことによって生じる脱毛症である．小児に多く，小学生から中学生にかけての学童期に多い．発症には精神的背景が関与し，両親・家族，または学校生活での人間関係に問題がある場合がある．同様にくせにより皮膚症状を呈する疾患としては爪噛み症などがある．

2 診断のポイント
局所的な切れ毛，不規則な脱毛斑

　トリコチロマニアでは，本人や家族が，毛を抜いていることに気づいている場合もあれば，無意識のうちに毛を抜き，本人・家族とも気づいていない，あるいは認めない場合もある．脱毛は頭髪に多く，眉毛，睫毛などにもみられる．脱毛部位は境界不明瞭で，形は円形，帯状など，不規則である（図1，2）．斑内には短い毛と正常の長い毛が混在しており（図3），円形脱毛症のような境界明瞭な脱毛斑にはならない．

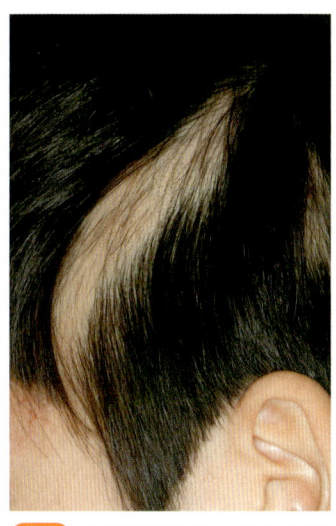

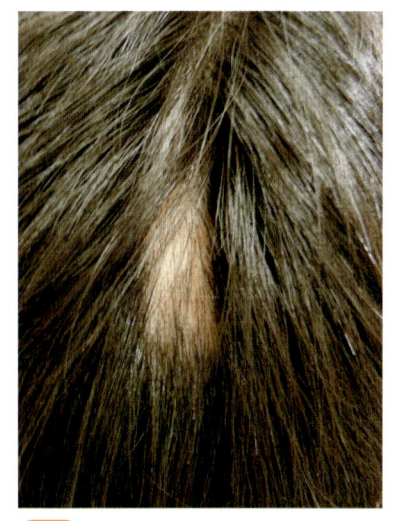

図1 9歳男児にみられたトリコチロマニア
側頭部の不規則な脱毛．アトピー性皮膚炎を合併していた．

図2 9歳男児にみられたトリコチロマニア
図1と同一症例．後頭部にも脱毛斑がみられた．

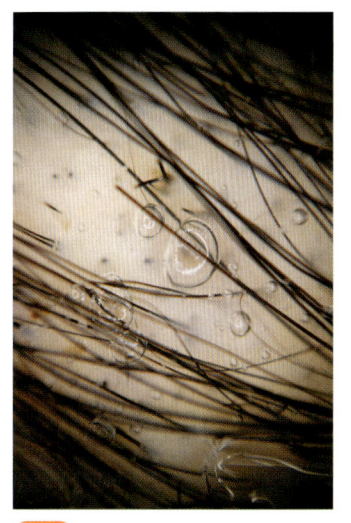

図3 図1の脱毛部のダーモスコピー像
短く切れた毛が斑内にみられる．

3 治療法
精神的なフォロー

くせによる他の皮膚障害の場合と同様，叱責や注意は逆効果であるとされる．治療に関しては精神科的治療が主体となる．精神療法，行動療法，抗うつ薬などによる薬物療法などが行われる．幼児期の抜毛は単純な欲求不満の表現の場合もあり，予後良好とされるが，その判断は難しい．

爪嚙み症の場合は，なぜ爪嚙みをするのかについて多くの見解があり，緊張が高い場合は，親の要求や制限を少なくするなどの指導が必要とされている．7割は3年以内に自然緩解すると推測されている．

4 専門医からのアドバイス
場合に応じて精神科や小児科に相談

トリコチロマニアでは，治療は精神的なものが主体となり，皮膚科においては，病歴聴取や脱毛の性状を観察することなどにより，診断するということにとどまる場合が多い．トリコチロマニアが疑われたら，本人・家族に抜毛の事実を伝え，精神科や小児心理外来受診を勧める．

文　献
1) 松村哲理：トリコチロマニア．「最新皮膚科学大系17」（玉置邦彦 編），p37-40，中山書店，2003
2) 南光弘子：くせによる皮膚症状．小児科臨床，60 増刊：1305-1310，2007

§2 脱毛をみたら

緊急度 ★★☆☆☆
頻　度 ★★☆☆☆

3. 脂腺母斑（類器官母斑）

nevus sebaceous

山田朋子

1 疾患概要
生後よりみられる頭部の脱毛斑

　脂腺母斑（類器官母斑）は，多くは生直後に気づかれる，頭皮あるいは顔面にみられる脱毛を伴う斑状の局面である．多くは単発性で，大きさは径1〜5cmくらいである．はじめは黄〜紅色調の平坦な局面であるが（図1〜3），思春期以降凹凸が目立つようになり（図4，5），多くは30代以降に基底細胞癌（図6）や乳頭状汗管嚢胞腺腫（図7）などの腫瘍が発生することがある．

2 診断のポイント
境界明瞭な黄色・紅色の脱毛斑

　生後よりある，脱毛を伴う黄色の自覚症状のない斑，ということから，診断は比較的容易である．鑑別疾患としては，先天性皮膚欠損症（図8），表皮母斑，円形脱毛症（§2-1参照）などがあげられる．病理組織学的には，病変部に正常な発毛を認めず，表皮の肥厚，未熟な毛嚢，脂腺の増生，アポクリン腺などがみられる．

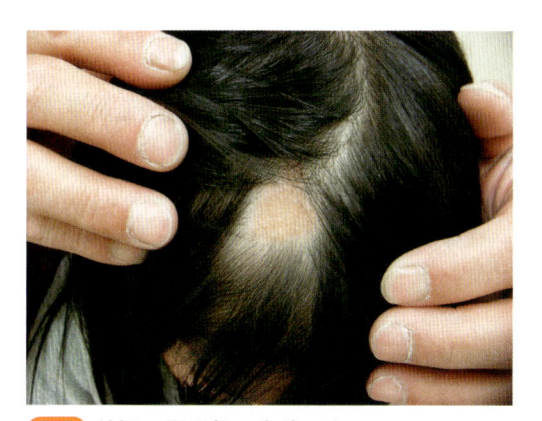

図1 幼児の頭頂部の脂腺母斑
黄色調で表面平滑，境界明瞭な脱毛を伴う斑である．

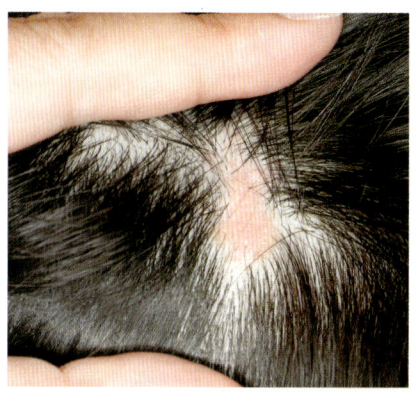

図2 側頭部の脂腺母斑
紅色調で不整形，表面が粗造な斑である．

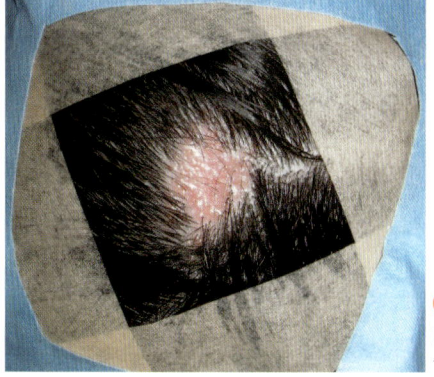

図3 頭頂部の脂腺母斑
図2と同様，紅色調の表面粗造な脱毛を伴う斑である．

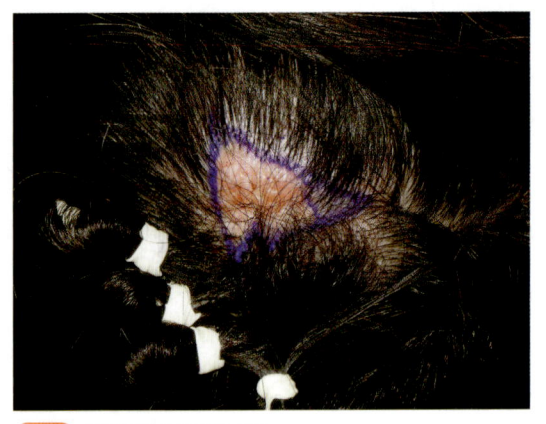

図4 頭頂部の脂腺母斑
紅色調で凹凸の隆起がみられる.

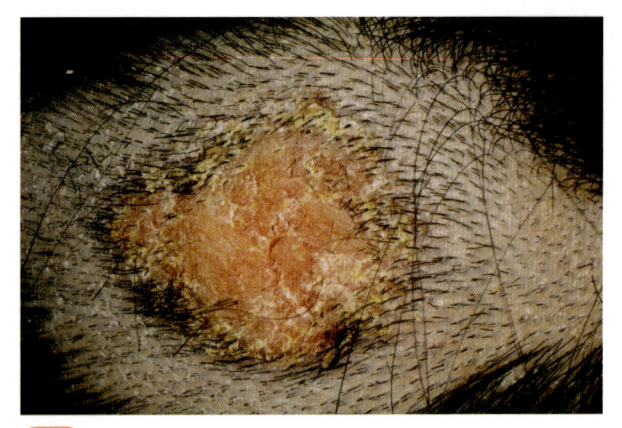

図5 頭頂部の脂腺母斑
境界明瞭・淡紅色調で,表面には黄色調の鱗屑を付着している.

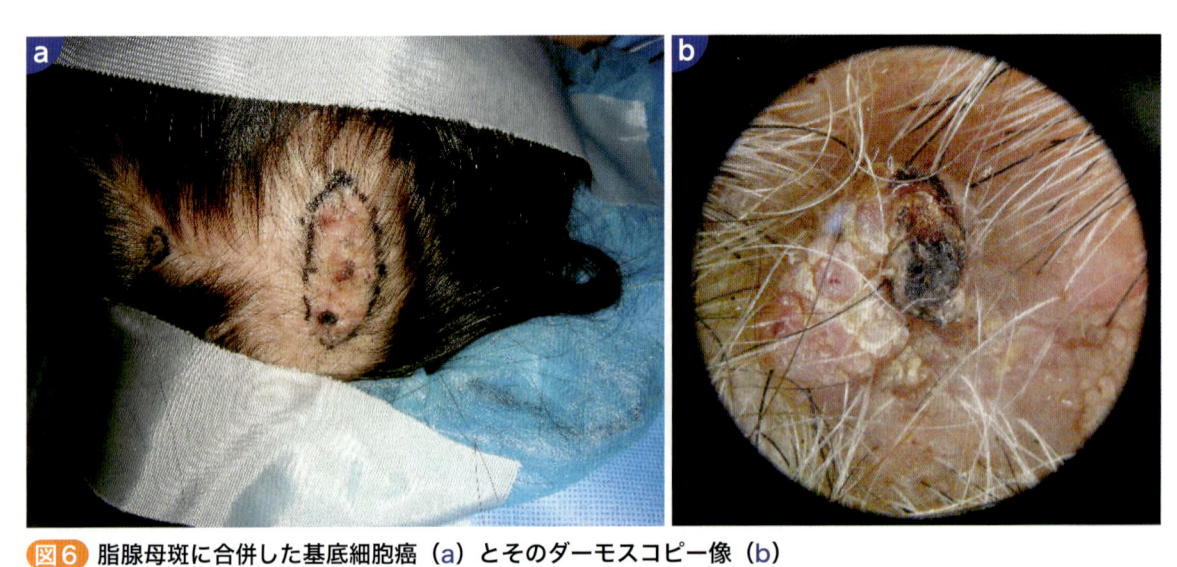

図6 脂腺母斑に合併した基底細胞癌(a)とそのダーモスコピー像(b)
a 70代女性にみられた脂腺母斑上に基底細胞癌と脂漏性角化症が発生している. b 一部に黒色の痂皮がみられるが,典型的な黒色丘疹や血管拡張像はみられなかった.切除後に基底細胞癌および脂漏性角化症と診断.

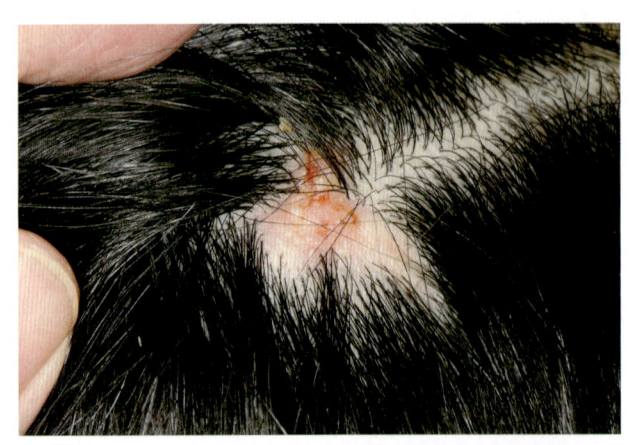

図7 中年女性の頭部に発生した乳頭状汗管嚢胞腺腫
頭部の脂腺母斑上に発生したと思われる.淡紅色調の隆起した小結節が集簇した局面を形成している.

3 治療法
切除

　　腫瘍の発生を防ぐ目的と，整容的見地から，切除が行われる．小さいものでは局所麻酔下にて単純縫縮を行う．大きなものでは，2～3回に分けての切除，全身麻酔下での皮弁形成，エキスパンダーを利用した修復などが行われる．

　　治療時期に関しては，幼児の切除の場合は全身麻酔が必要となるため，大きさにもよるが，家族・本人の希望も取り入れ，おおむね10代～20代くらいまで待ち局所麻酔下での切除となる場合が多い．頭頂部など，目立つ部位にあるものでは，整容的に早期の切除を希望される場合が多いが，母斑切除後に瘢痕脱毛が生じ，脱毛が再発する可能性についても説明しておく．

4 専門医からのアドバイス
本人・家族への説明と治療時期の選択

　　生後より発症する疾患のため，多くは幼児期に他疾患で受診の際に，産科・小児科・皮膚科などで，すでに家族が説明を受けていることが多い．基本的には良性に経過する疾患であることと，成長後に腫瘍が発生する可能性を説明し，治療時期を選択してもらう．

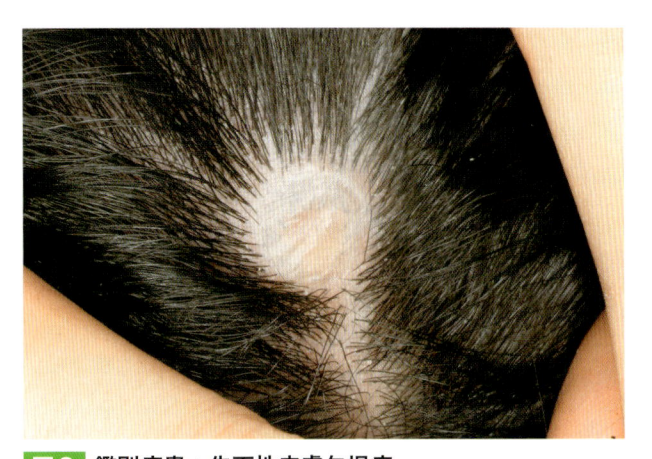

図8 鑑別疾患：先天性皮膚欠損症
幼児にみられた先天性皮膚欠損症．表面平滑で，皮下組織が透見できる．

文　献
1) 滝脇弘嗣：脂腺母斑．「最新皮膚科学体系12」（玉置邦彦 編），p148-151，中山書店，2002

§2 脱毛をみたら

緊急度 ★★★☆☆
頻　度 ★★☆☆☆

4. 頭部白癬
tinea capitis

山田朋子

1 疾患概要
毛髪に感染した白癬

　頭部白癬は毛髪に糸状菌が寄生した状態で，脱毛を伴う（図1～3）．はじめは炎症症状の乏しい頭部浅在性白癬として発症し，毛包が破壊され，炎症症状を伴うと，隆起してCelsus禿瘡の状態になる（表1）．近年減少傾向にあり，戦前は学童以下の男児に蔓延していたが，現在では成人例が過半数を占める．原因菌種としては*Microsporum canis*が多くみられるが，近年減少傾向にあり，*Trichophyton rubrum*, *Trichophyton mentagrophytes*, *Trichophyton violaceum*も多くみられる．近年，格闘家の間に*Trichophyton tonsurans*による頭部白癬の流行がみられる．

表1 頭部白癬の分類

	浅在性頭部白癬		Celsus禿瘡
	落屑斑型	黒点型	
臨床像	病巣はほぼ円形，境界明瞭，表面に灰白色の鱗屑，炎症なし．病毛は折れて抜けやすい	円形，不整形の境界不明瞭な鱗屑のない脱毛斑．毛包が開大し，面皰様黒点となる．病毛は毛包内でとぐろを巻く	膿疱を伴う浸潤性局面や結節を呈し，急性，亜急性の経過をとる
病理組織像	毛包の破壊はみられない		破壊性毛包炎

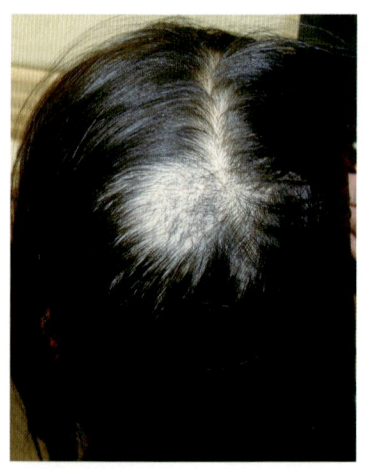

図1 小児にみられた頭部浅在性白癬
頭頂部に脱毛斑を形成している．

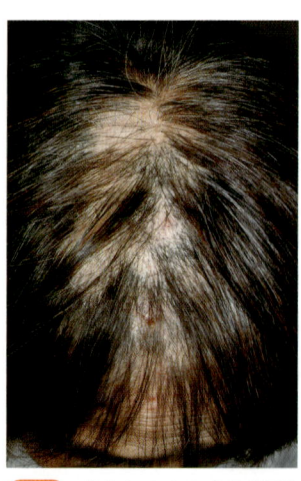

図2 成人にみられた頭部浅在性白癬
不規則な脱毛斑を形成している．

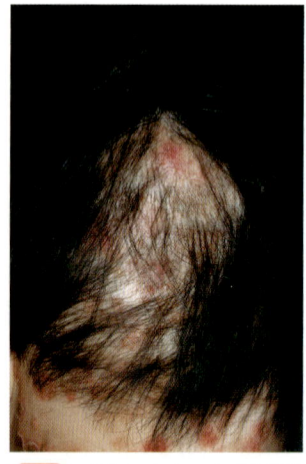

図3 成人にみられた頭部浅在性白癬
頭部から頸部にかけて鱗屑を伴う紅斑が散在し，頭部では脱毛を伴っている．

2 診断のポイント
脱毛，鱗屑，を伴い，病毛の KOH 直接鏡検や真菌培養で確実診断

　頭部浅在性白癬には，境界明瞭な鱗屑を伴う不完全脱毛斑で，炎症症状がなく，自覚症状もほとんどない落屑斑型（しらくも）（図4，5）と境界不明瞭な脱毛斑に，開大した毛包内でとぐろを巻いた病毛がみられる黒点型（図6）がある．Celsus 禿瘡では脱毛部に膿疱，痂皮，びらん，腫瘤の形成，排膿がみられ，圧痛を伴う（図7～10）．リンパ節腫脹，発熱などの全身症状を伴うこともある．頭部浅在性白癬では頻度の高い脂漏性皮膚炎や湿疹と，Celsus 禿瘡では細菌感染症と誤診されやすいが，

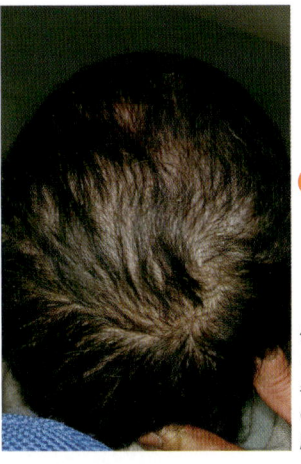

図4 類天疱瘡でステロイド内服中の患者にみられた落屑斑型頭部白癬
体幹，手足，頭部に鱗屑を伴う紅斑がみられ，頭部では脱毛を伴っていた．外用で難治のため，テルビナフィンの内服で加療した．

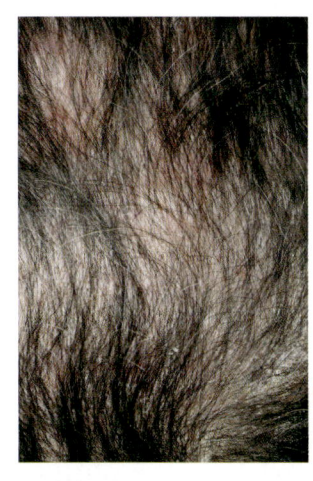

図5 図4の拡大像
紅斑，鱗屑が主体の不規則な脱毛斑．

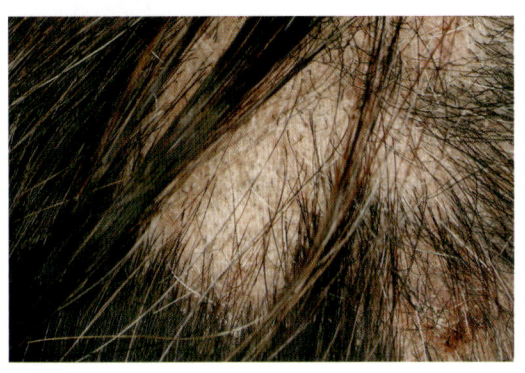

図6 黒点型と思われる頭部白癬
鱗屑が少なく，一部毛包内にとぐろを巻いている毛もみられる．

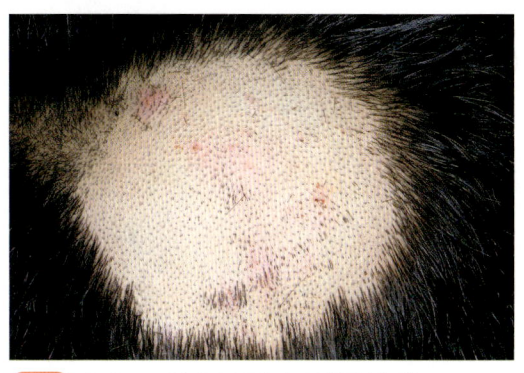

図7 Celsus 禿瘡と思われる頭部白癬
広範囲に脱毛があり，腫瘤形成はないが，一部にびらん，痂皮を伴う紅斑がみられる．

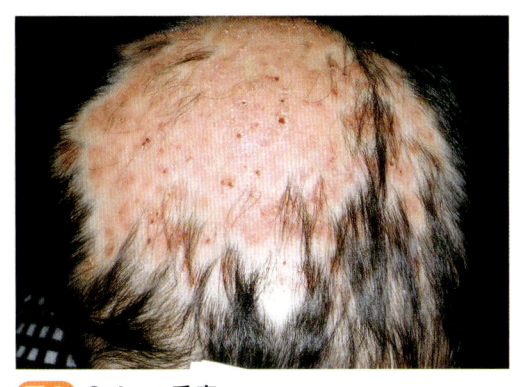

図8 Celsus 禿瘡
広範囲の脱毛，紅斑，痂皮が目立つ症例．

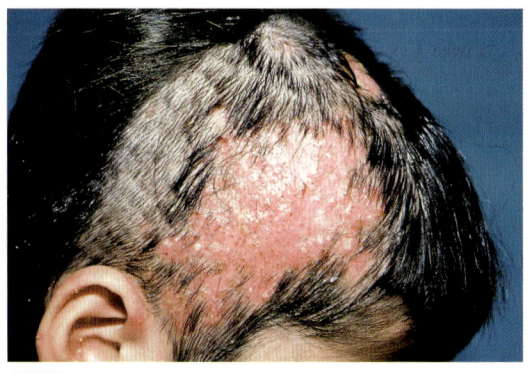

図9 Celsus 禿瘡
脱毛斑に紅色調の強い隆起性の局面があり，膿疱が多発している．

ステロイド外用や抗菌薬内服により軽快しないのも診断の一助となる（図11）．確定診断は病毛を採取し，KOH直接鏡検にて菌糸を確認することによる．しかし頭部白癬では菌糸の検出が困難な場合もあることや，菌種が感染源の推定に役立つので，病毛を真菌培養に提出し，確認する．

3 治療法
抗真菌薬内服

頭部白癬では抗真菌薬の外用のみでは治療が困難な場合が多く，抗真菌薬の内服が行われる．以前はグリセオフルビンの内服が行われていたが，最近ではテルビナフィン，イトラコナゾールの内服が主である．

4 専門医からのアドバイス
早めに専門医受診

頭部白癬では，しばしば前治療の修飾が加わっており，湿疹などとの鑑別が困難な場合がある．疑わしい場合は，真菌検出や抗真菌薬の使用に慣れた皮膚科専門医を紹介するのがよい．*Microsporum canis* ではネコなどの動物からの感染（人畜共通感染症，図12），*Trichophyton tonsurans* では柔道部員やレスリング部員間の感染を疑う．

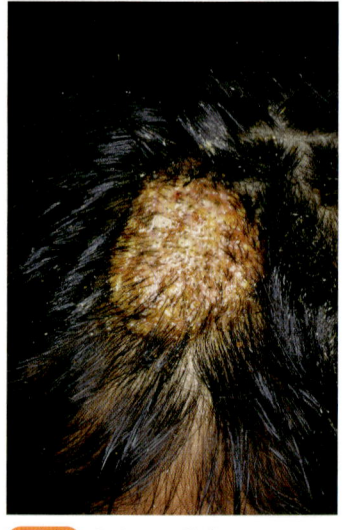

図10 Celsus禿瘡
腫瘤を形成し，黄色の痂皮と膿疱，びらんが目立つ．

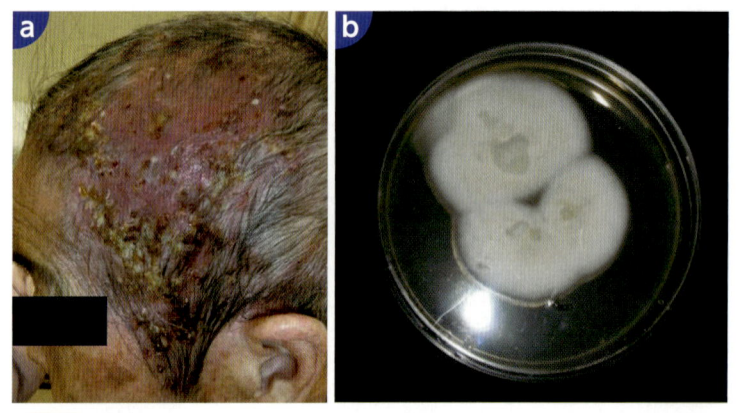

図11 脂漏性皮膚炎としてステロイド外用を漫然と続けていた頭部白癬
a 左側頭部の紅斑と膿疱，痂皮．b 足白癬などで頻度の高い *Trichophyton rubrum* が検出された．

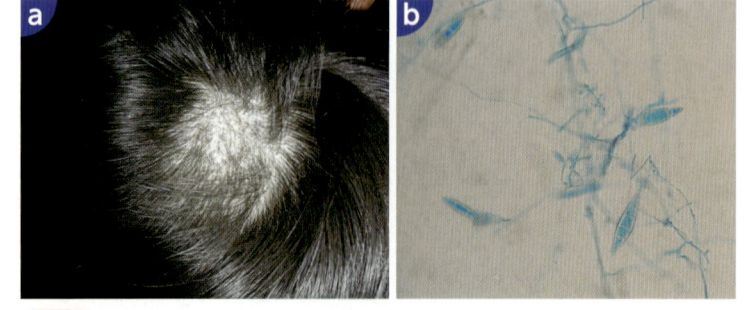

図12 子ネコから感染した頭部白癬
a 脱毛と鱗屑．b 分離真菌株のスライド培養所見．特徴的な大分生子から *Microsporum canis* と同定した．

文献
1）望月 隆：頭部白癬．「最新皮膚科学大系 14」（玉置邦彦 編），p217-221，中山書店，2003

§3 顔面の紅斑をみたら

緊急度 ★★★☆☆
頻度 ★★★★★

1. 脂漏性皮膚炎

seborrheic dermatitis, eczema seborrheicum

出光俊郎

1 疾患概要
成人では脂漏部位の紅斑と鱗屑，乳児では頭部，顔面の黄色鱗屑痂皮

　成人の脂漏性皮膚炎（図1, 2）と乳児の脂漏性皮膚炎（図3, 4）にわけられる．前者の臨床像は，中高年の顔面，頭部を中心に脂漏部位に生じる紅斑と細かい鱗屑である．頭頸部以外では同じく脂漏部位である前胸部，背部，臍，腋窩や陰股部に生じることもある（図5～7）．頭部では紅斑のみのもの，ふけ様の鱗屑の目立つタイプがある．いわゆるふけ症も本症の軽症型と考えられる．乾癬が頭部病変として初発することもある．成因の1つとして皮膚常在菌であるマラセチアの関与があげられている．乳児では比較的治癒しやすいが，成人では寛解増悪を繰り返す．

　一方，乳児の脂漏性皮膚炎では，頭部，顔面に黄色の鱗屑痂皮を付着する．数カ月以内に治癒することが多い．乳児アトピー性皮膚炎との鑑別は問題となるところであり，おおむね数カ月で軽快，治癒すれば脂漏性皮膚炎としてよい．一年以上，症状が反復し，顔面から体幹，四肢に及ぶ例では乳児アトピー性皮膚炎の可能性が高い．

2 診断のポイント
Tゾーンなど脂漏部位の紅斑と鱗屑が特徴である

　まずは脂漏部位に左右対称性に紅斑と鱗屑がみられることがポイントである．教科書的には毛孔一

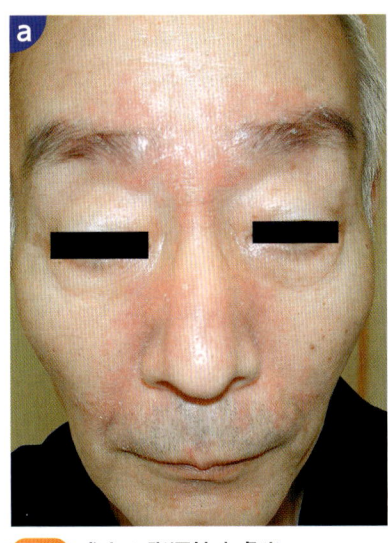

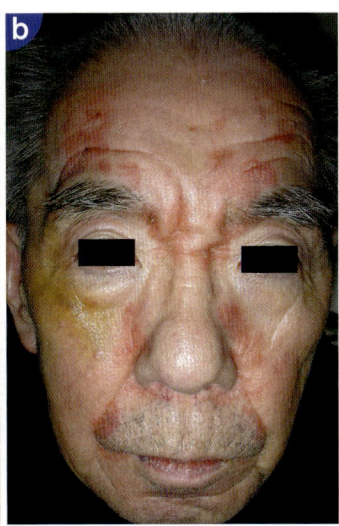

図1 成人の脂漏性皮膚炎
a 顔面脂漏部位である眉毛や鼻部を中心に紅斑と細かい鱗屑がみられる．瘙痒はほとんどない．b より紅斑の強い症例．

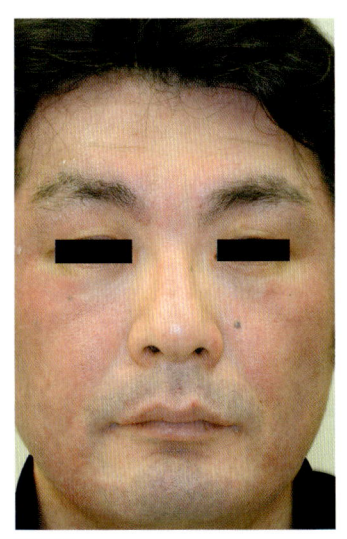

図2 アトピー性皮膚炎患者にみられた成人脂漏性皮膚炎
前額や眉毛を中心に脂漏性皮膚炎がみられる．一方，下顎部では漿液性丘疹の集まりもみられ，痒みも強いことからアトピー性皮膚炎の皮疹と考えられる．すなわち両者が混在してみられる．

致性丘疹が初発とされ，顔面では前額部，眉毛部，鼻唇溝部の紅斑としてみられることが多い．頭部紅斑の目立つもののほか，毛孔一致性の丘疹，びらん，痂皮など毛嚢炎症状を伴うものもある．鱗屑の固着する例では，石綿状癬といわれる．顔面では痤瘡を伴うこともある（図8）．瘙痒は一般に軽度であるが，頭部ではかなりの瘙痒を訴えることも少なくない．

乳児の脂漏性皮膚炎は頭部，顔面に好発し，紅斑に黄色調の鱗屑痂皮が固着する．

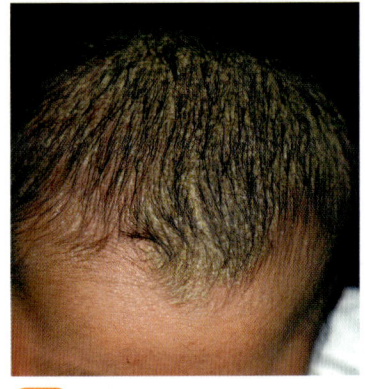

図3 乳児の脂漏性皮膚炎　頭部
乳児の脂漏性皮膚炎の特徴的な所見で黄色の痂皮が固着している．亜鉛華軟膏貼付後，オリーブ油などで除去できる．（§18-1参照）

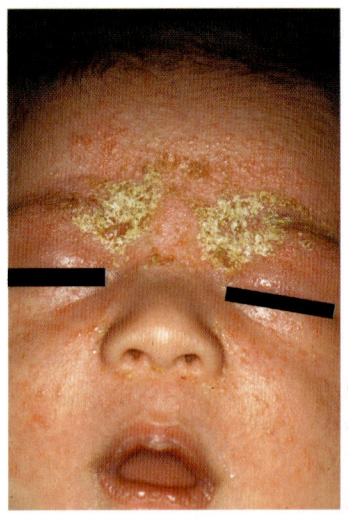

図4 乳児の脂漏性皮膚炎　顔面
眉毛部に黄色の脂性鱗屑を付着する紅斑と周囲に毛孔一致性丘疹がみられる．このような臨床像は成人と異なっている．石鹸での洗顔が必要である．（§18-1参照）

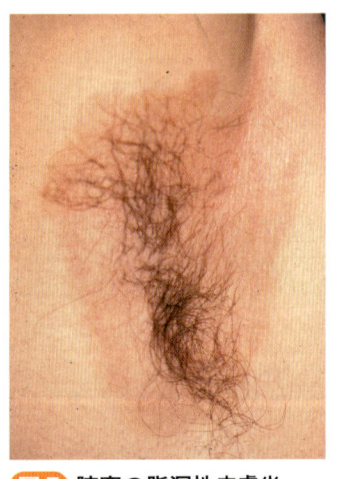

図5 腋窩の脂漏性皮膚炎
境界明瞭な淡紅色斑がみられる．時に湿潤する．

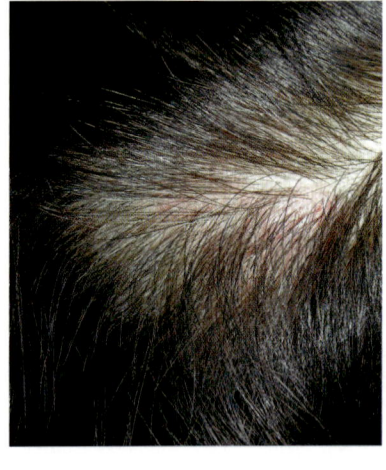

図6 成人頭部の脂漏性皮膚炎
頭皮に軽度の落屑を伴う紅斑が認められる．痒みを訴えることが多い．薬物治療とともに抗菌薬配合のシャンプーに変更することも検討する価値がある．

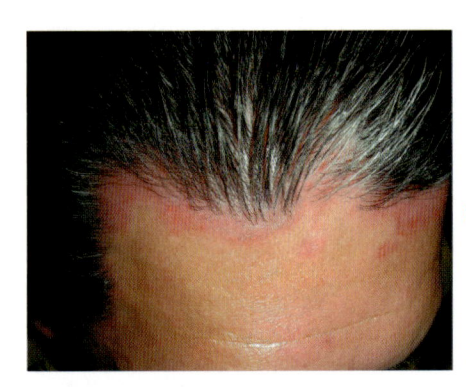

図7 human immunodeficiency virus（HIV）感染症に伴う脂漏性皮膚炎
前額部から頭部に紅斑がみられる．HIV感染者における脂漏性皮膚炎の合併は健常人よりも高率であり，紅斑も強い印象を受ける．

3 治療法
外用薬と生活習慣の改善，清潔を心がける

　成人例ではケトコナゾールクリーム，ステロイド外用薬（顔面ではランクの低いmedium rank），タクロリムス軟膏（保険適応外），を使用する．生活習慣とも関係があり，深酒をしない，睡眠を十分にとること顔面などの患部をよく洗うことなどが必要である．マラセチアの関与もあることから抗菌薬配合のシャンプーや液体石鹸も勧められる．痒みの強い症例では抗ヒスタミン薬を処方する．痤瘡や毛包炎を伴う例（図8，9）ではロキシスロマイシンやミノサイクリンなどの抗菌薬の内服を併用する．

　乳児の頭部の鱗屑痂皮が固着した状態では亜鉛華軟膏の貼付を行い，オリーブ油でふき取るとよい．medium rankのステロイド外用薬を使用する．乳児の顔面も石鹸洗顔を勧めて清潔にすることが大切である．

4 重要なポイント
HIV感染症の症状の1つでもある

　Human immunodeficiency virus（HIV）感染症，エイズの皮膚症状として生じることもある（図7）．

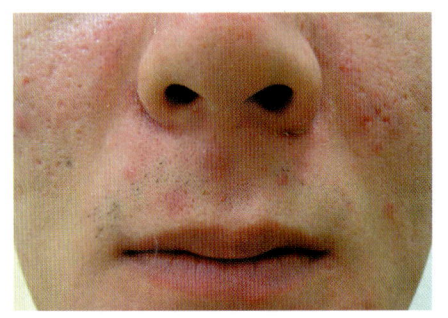

図8 痤瘡と脂漏性皮膚炎の合併例
脂漏性皮膚炎に合併して痤瘡と小瘢痕がみられる．

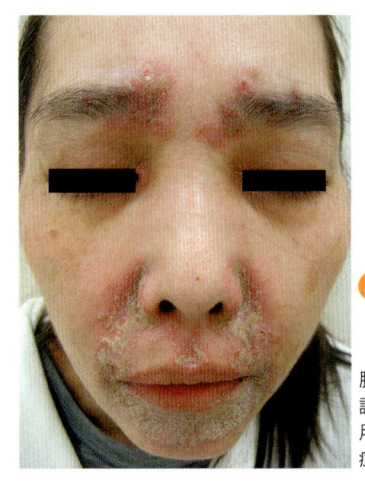

図9 脂漏性皮膚炎に生じた非定型皮膚カンジダ症
脂漏部位に紅斑とともに膿疱が多数認められる．ステロイド外用薬を使用している間に皮膚カンジダ症を発症した症例である．

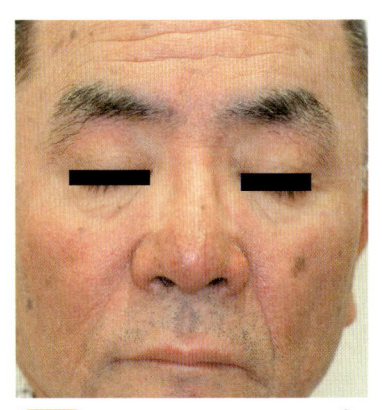

図10 ゲフィチニブ（イレッサ®）による脂漏性皮膚炎の増悪
近年では抗癌剤であるゲフィチニブにより痤瘡様皮疹や脂漏性皮膚炎の増悪がみられる．鼻部には血管拡張があり，基盤に酒さも存在する．

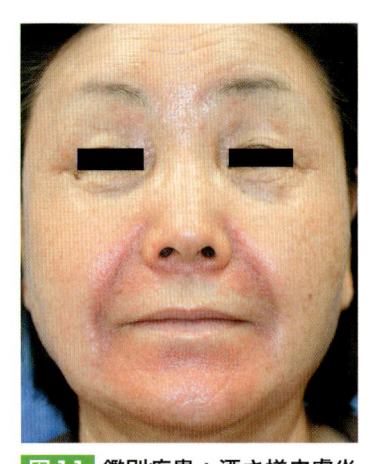

図11 鑑別疾患：酒さ様皮膚炎
ステロイド外用薬の長期使用により顔面に毛細血管拡張や紅色丘疹膿疱などを認める．頸部にも拡大している．ステロイド外用薬を中止してリバウンドをのりきることが必要である．

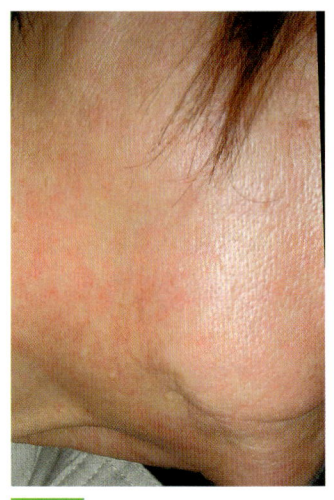

図12 鑑別疾患：酒さによる頸部の毛細血管拡張
炎症による紅斑と見間違いやすい．

§3 顔面の紅斑をみたら

緊急度 ★★★☆☆
頻度 ★★★☆☆

2. 顔面白癬（異型白癬）
tinea faciei (tinea incognito)

出光俊郎

1 疾患概要
顔面に生じた体部白癬

　顔面の白癬は診断が難しい．他の部位の白癬よりも摩擦，日光などの刺激を受けやすく，化粧や安易に外用薬を使用するために，環状を呈する白癬の定型疹（図1）をとらないことが多い．このような非定型の皮疹を呈する白癬を異型白癬と呼ぶ．成人例の多くは足白癬（§8-3参照）など，他の部位にも白癬を伴っており，顔面の白癬を湿疹と誤診し，ステロイド外用薬の誤用により悪化，異型化したものである．起因菌は *Trichophyton rubrum* がほとんどである．一方，小児例では最近話題の *Trichophyton tonsurans* によるもの，ネコやイヌなどのペットからうつる *Microsporum canis* や土壌から分離される *Microsporum gypseum* によるものなど原因真菌も多彩である（図2〜6，8，9）．小児ではこうした菌種側の要素も定型像をとりにくいことに関与している．

2 診断のポイント
種々の臨床像

　まずは，顔面のステロイド外用薬で難治の皮疹をみた場合には，白癬を疑いKOH直接鏡検を行うことにつきる．成人の *Trichophyton rubrum* による顔面白癬では，異型像であっても，詳細に観察すると部分的には弧状を呈していることが多い（図2）．小児，若年者に多い，ネコなどから感染した *Microsporum canis* による白癬では小型の病巣が多発し（図3），伝染性膿痂疹や貨幣状湿疹と見間

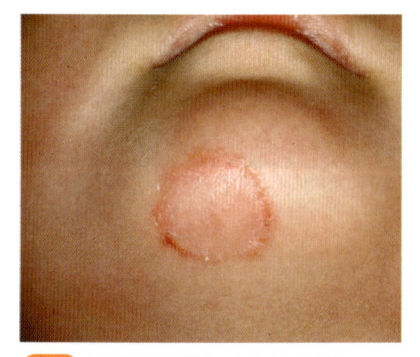

図1 定型的斑状小水疱性白癬
白癬の定型像であるが，顔面では，このような定型像を呈することは稀である．

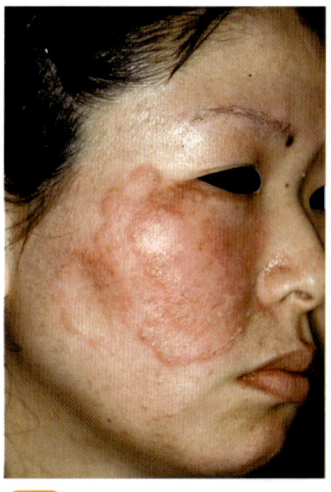

図2 *Trichophyton rubrum* による顔面白癬
患者の正面からみるとわかりにくいが，頬部の紅斑辺縁では，紅斑，丘疹が環状，弧状を呈している．手や足にも白癬のあることが多い．

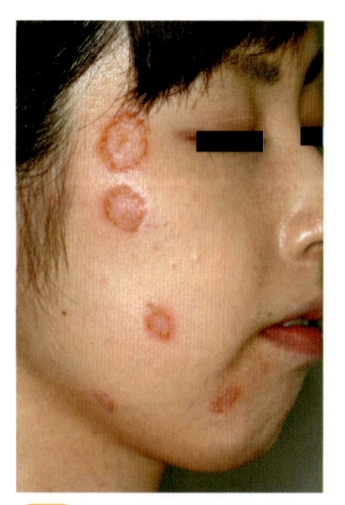

図3 子ネコから感染した *Microsporum canis* による顔面白癬
小病巣が多発し，伝染性膿痂疹との鑑別が難しい．人畜共通感染症であると同時に家族内感染も引き起こす．女性と子どもに多い．

違うような特徴的臨床像を呈する．顔面白癬との鑑別では，顔面に好発し，環状を呈する好酸球性膿疱性毛囊炎がある（図11）．

3 治療法
まずは抗真菌薬の外用

抗真菌薬の外用で多くは治癒するが，深在性白癬になった場合や炎症が強く多発している場合にはテルビナフィンやイトラコナゾールの内服も検討する．足白癬合併例では同時に治療する．

4 最近のトピックス
Trichophyton tonsurans（俗称トンズラ菌）による白癬

柔道部やレスリング部など格闘技選手間に流行する白癬が蔓延している．多くは無症候性キャリアとなって，頭髪などに潜伏する．柔道やレスリングでは体をすりあわせることにより，伝播していく．

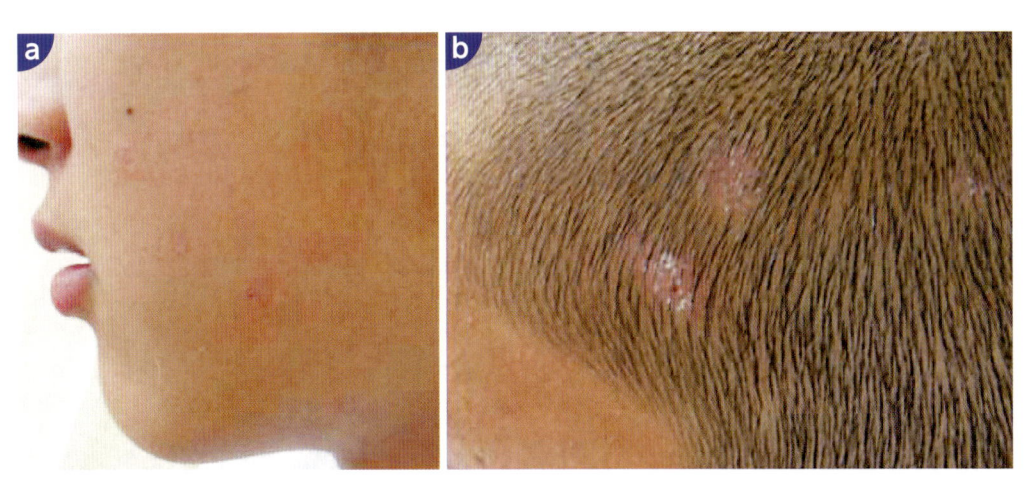

図4 中学校柔道部員にみられた *Trichophyton tonsurans* による顔面および頭部白癬
a 頬部の紅斑．病変が軽微で見逃されやすい．
b 頭部の紅斑と鱗屑．かなり軽微で白癬とは思われない臨床像である．脱毛斑となっている．

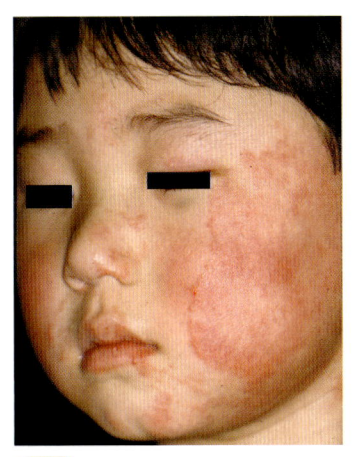

図5 *Trichophyton mentagrophytes var. asteroides* による白癬
頬部の辺縁ではやや環状に紅色丘疹が配列している．

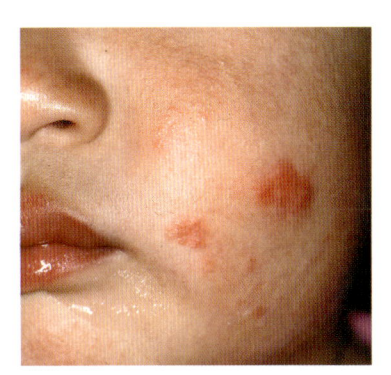

図6 乳児の異型白癬
湿疹様臨床像であるので，白癬は疑わないと診断がつかない．

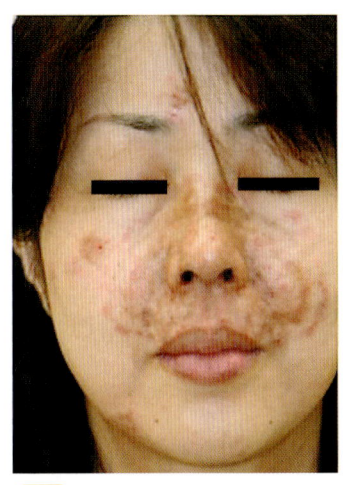

図7 *Trichophyton rubrum* による顔面白癬
多環状の丘疹配列を示している点が定型像とは異なっている．

最近では高校生や大学生にとどまらず，中学校柔道部にも蔓延しており，学級感染や家庭内感染も起こっている．臨床像は軽度の紅斑や鱗屑，あるいは脱毛斑であることが多い（図4）．

5 専門医からのアドバイス
まずは疑うことが大事

顔面の白癬は非常に多様であり，診断に重要なことは，まずは白癬ではないかと疑ってみることにつきる（図5～10）．

6 専門医紹介のポイント
ステロイドで治らないとき

顔面の皮疹でステロイド外用薬を1～2週間使用して治らないときは専門医へ紹介する．

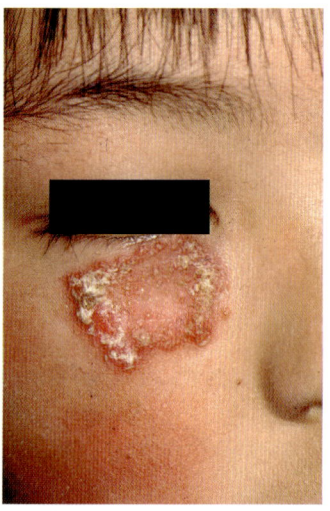

図8 *Microsporum gypseum* による小児の異型白癬
一見，白癬とは思われない臨床所見であるが，中心治癒傾向はみられる．

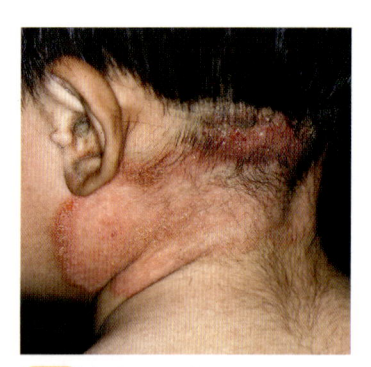

図9 頸部の白癬とCelsus禿瘡
頸部の白癬病巣に連続して頭部に脱毛を呈する膿瘍がみられる．一部は深在性白癬である．

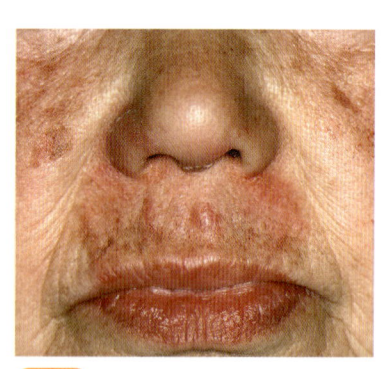

図10 *Trichophyton rubrum* による顔面白癬
わずかに辺縁が環状を呈しているようにみえる異型白癬である．

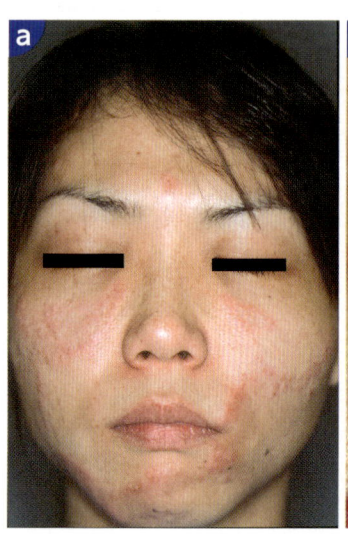

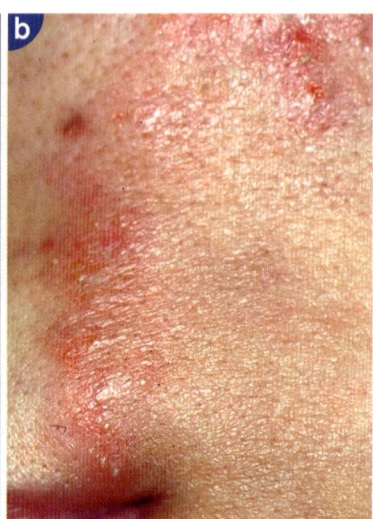

図11 鑑別疾患：好酸球性膿疱性毛嚢炎
紅色丘疹が環状に配列し（a），肉眼的には白癬との鑑別は難しいが，よくみると基本的には膿疱が多数認められる（b）．瘙痒が強く，human immunodeficiency virus（HIV）感染に伴うこともある．

§3 顔面の紅斑をみたら

緊急度 ★★★★☆
頻度 ★★☆☆☆

3. エリテマトーデス，全身性エリテマトーデス
systemic lupus erythematosus (SLE)

出光俊郎

1 疾患概要
20〜40歳代の女性に多い，代表的な膠原病

　膠原病の代表的な疾患である．わが国では約10万人の患者がいると推定されている．妊娠可能な年代である20〜40歳代の女性に多い．発熱や関節痛に加えて，皮膚科的には蝶型紅斑（図1，2）のほか，円板状皮疹（DLE型皮疹），口腔潰瘍，脱毛，日光過敏などがみられる．また，全身性硬化症などと同様にRaynaud現象もみられる．

2 診断のポイント
顔面や手の発疹が重要である

　全身性エリテマトーデス（SLE）の診断には米国リウマチ学会のSLE分類基準（1997年改訂）を用いる．分類基準は下記の11項目からなり，4項目以上ならSLEと診断するが，皮膚症状が診断のきっかけとなり，当初は蝶型紅斑や白血球減少のみでも経過とともに症状がそろうこともある．

1）頬部紅斑	5）関節炎	9）血液異常
2）円板状皮疹	6）漿膜炎	10）免疫異常
3）日光過敏	7）腎障害	11）抗核抗体
4）口腔潰瘍	8）神経障害	

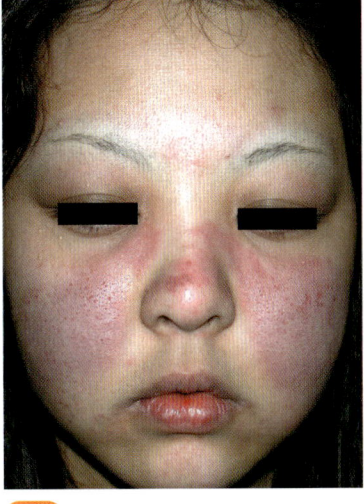

図1　蝶型紅斑
顔面の典型例である．鼻唇溝を越えない特徴を示している．急性型の皮疹でステロイド内服に反応しやすい．

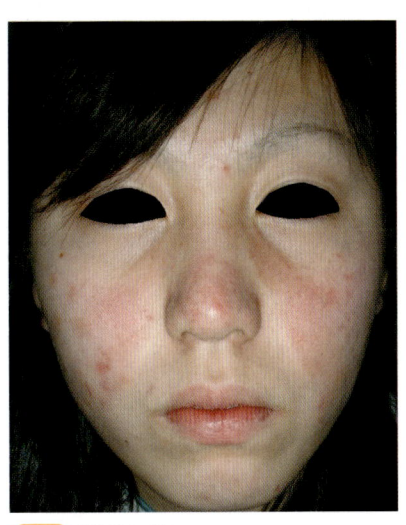

図2　蝶型紅斑
左右対称性に頬部紅斑がみられ，鼻唇溝を越えていない．また，鼻背はまたいでいないが，鼻尖部に紅斑がみられる．

皮膚症状としては頬部にみられる蝶型紅斑（図1，2）が診断上重要であり，鼻背をまたぐことや鼻唇溝を越えないことが特徴である．SLEの経過中の半数以上にみられ，治療により，消失することが多い．完全な蝶型を呈さないこともあり，多彩な頬部の紅斑と理解した方がよい（**頬部紅斑，図3，4**）．SLEの一皮膚症状として，慢性円板状エリテマトーデスの皮疹（**円板状皮疹，図5**）を呈することもある．SLEでは難治性の蕁麻疹や蕁麻疹様血管炎を伴うことがある（図6）．手掌の紅斑，爪囲紅斑，凍瘡様紅斑（図8，9）なども手指に認められる．口腔潰瘍（図10）は硬口蓋から軟口蓋にかけてみられ，無痛性である．日光過敏はよく知られているが，あいまいな定義である．日光曝露により，皮疹の誘発や悪化をみることを指す場合が多い．血液検査では，リンパ球減少，血小板減少，貧血などのほかに抗二本鎖DNA抗体，抗Sm抗体，抗RNP抗体，抗SS-A/Ro抗体陽性，補体値の低下などがみられる．腎障害をきたす症例では蛋白尿や細胞円柱が検出される．

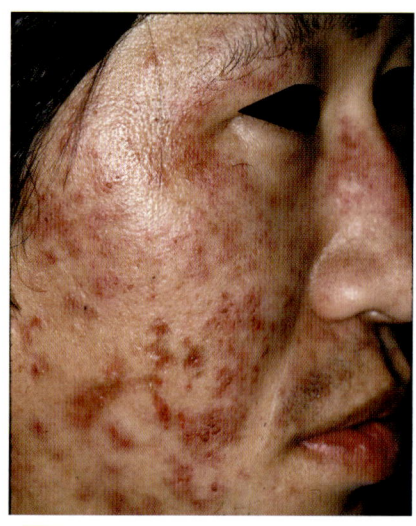

図3 頬部紅斑　瘢痕を伴う血管炎型皮疹
蝶型紅斑ではない顔面の皮疹である．実際に血管炎はないが，潰瘍や瘢痕を残し，重症例に多い．

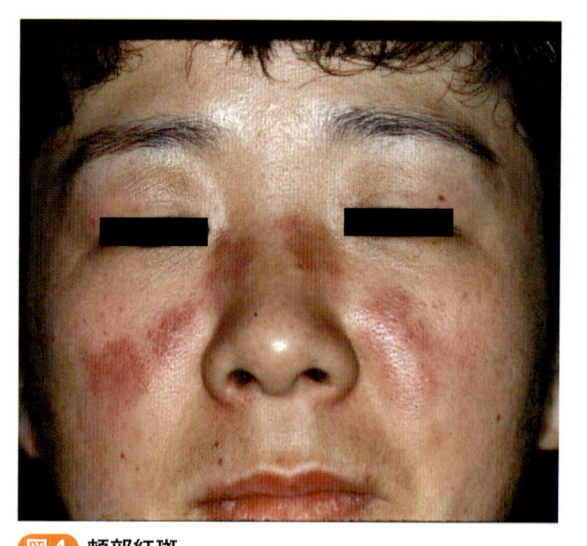

図4 頬部紅斑
完全な蝶型ではないが，鼻背をまたぐ，SLEの頬部紅斑である．

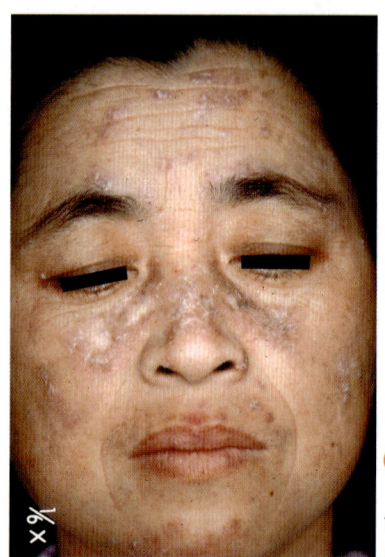

図5 頬部紅斑　全身性エリテマトーデスでみられたDLE型皮疹
前額部では円板状紅斑が多発している．鼻背部から頬部にかけては，角化性紅斑が融合して蝶型紅斑様を呈している．

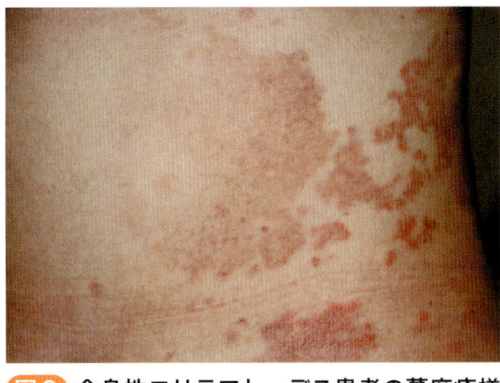

図6 全身性エリテマトーデス患者の蕁麻疹様血管炎

体幹に軽快しつつある蕁麻疹様紅斑と紫斑が混在している．SLE患者の蕁麻疹や蕁麻疹様血管炎は難治のことが多い．蕁麻疹様血管炎は通常の蕁麻疹よりも発疹の持続時間が長く，消失後に色素沈着や紫斑を残すのが特徴で，組織学的にleukocytoclastic vasculitis を示す．

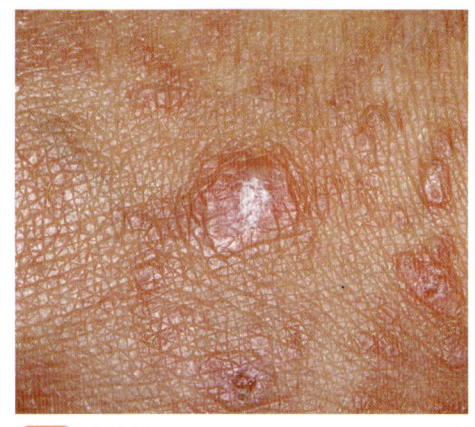

図7 全身性エリテマトーデスでみられた角化傾向のある手背の紅斑

subacute cutaneous lupus erythemaotosus（SCLE）における丘疹落屑性皮疹である．

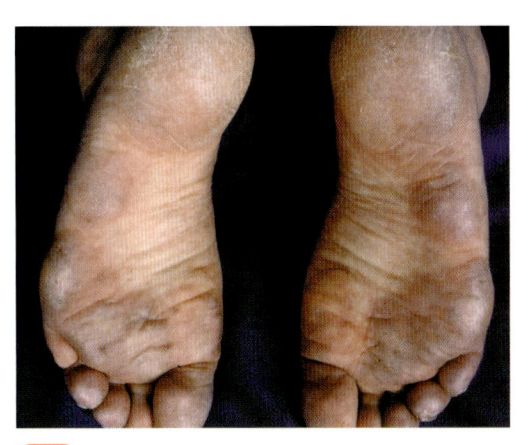

図8 全身性エリテマトーデスの凍瘡様紅斑

SLE患者にみられた足底の凍瘡様紅斑で，冬に増悪する．単なる凍瘡と異なり，夏になっても完全には消失しない．

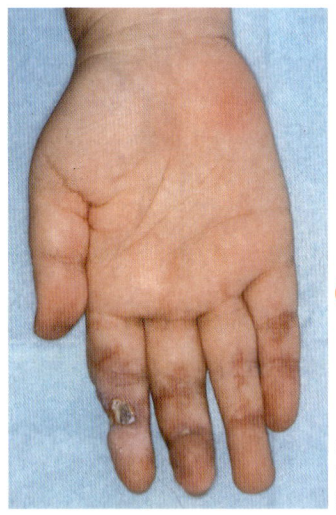

図9 全身性エリテマトーデスにおける手指の凍瘡様紅斑と潰瘍

右母指，示指，中指を中心に紫紅色紅斑がみられ，潰瘍形成もみられる．

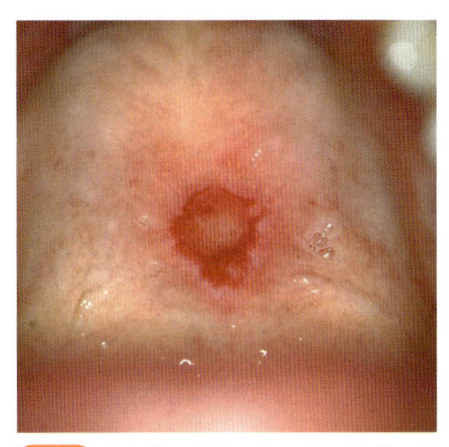

図10 全身性エリテマトーデス患者の口腔潰瘍

通常は口蓋に生じ，無痛性であるのが特徴である．アフタ性口内炎では痛みが強いのと対照的である．

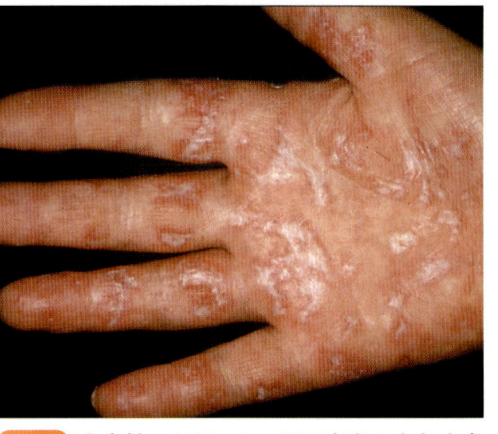

図11 全身性エリテマトーデス患者の白色皮膚萎縮症（atrophie blanche）様皮疹

手掌を中心に白色の萎縮性瘢痕が樹枝状にみられ，血管障害を示唆する所見である．抗リン脂質抗体症候群など血管炎がバックグラウンドにあることを疑うべき症状である．

3 治療法
ステロイド内服が基本

　治療の目標は免疫異常の是正による疾患活動性・臓器障害の制御である．ステロイドの内服が基本であるが，免疫抑制薬を併用することもある．ステロイドパルス療法，シクロホスファミドの間歇大量療法の有用性も報告されている．生物学的製剤についても臨床応用が検討されている．顔面の頬部の紅斑にはタクロリムス軟膏が有効なことがある（保険適応外）．

4 生活上の注意
日光曝露と感染症に注意

　日光曝露により悪化するので，日焼け止めを積極的に使用する．ステロイド使用中は感染症に留意する．

5 重要なポイント
手の樹枝状の皮疹や壊疽は血管炎の存在を示唆する

　蝶型紅斑は疾患の活動性を示唆するが，必ずしもステロイド減量の指標となりにくい．

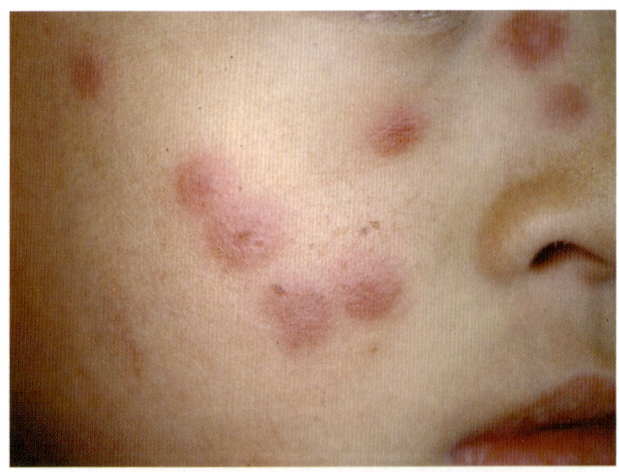

図12 小児全身性エリテマトーデスでみられた顔面の滲出性紅斑
頬部に小型の滲出性紅斑がみられる．

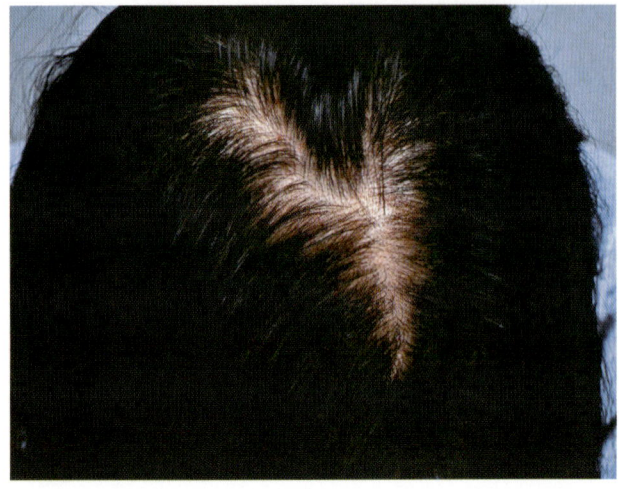

図13 全身性エリテマトーデス患者でみられた脱毛の初期
毛髪がまばらになってきている所見を示す．SLEでは明確な皮疹に生じる脱毛とびまん性の脱毛がある．

§3 顔面の紅斑をみたら

緊急度 ★★★★☆
頻度 ★★☆☆☆

4. Sjögren症候群
Sjögren's syndrome

出光俊郎

1 疾患概要
中高年の女性に好発

　Sjögren症候群（SjS）は50歳代をピークに，中高年に好発し，男女比は1：14と女性に多い．唾液腺や涙腺にリンパ球浸潤をきたし，粘膜の乾燥症状や各種自己抗体の出現がみられる．ドライアイ，ドライマウスなど唾液腺，涙腺に由来する腺症状と，他の結合織に由来する腺外症状がある．本症には単独で発症する原発性SjSと，関節リウマチや全身性エリテマトーデス（SLE）などのほかの膠原病と合併する続発性SjSがある．また，橋本病や悪性リンパ腫など悪性腫瘍の合併もある．

2 診断のポイント
環状紅斑，C型の紅斑が特徴的である

　一般的に乾燥性角結膜炎，口腔乾燥症状があり，リンパ球浸潤のみられる口唇生検陽性所見，他の膠原病の合併があれば診断できる．1999年厚生省の診断基準では，①口唇唾液腺や涙腺の生検組織像

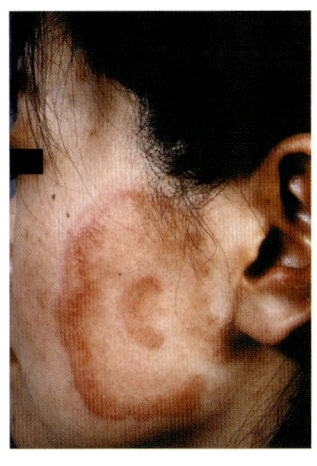

図1 Sjögren症候群　顔面紅斑
顔面の環状紅斑であるが，完全に環は閉じていないことが多い．

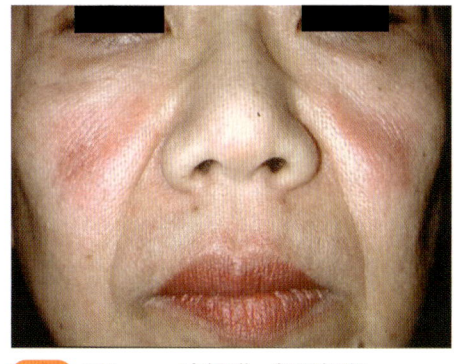

図2 Sjögren症候群　顔面紅斑
両側頬部に浸潤のある紅斑がみられる．この症例では乾燥症状の自覚はない．

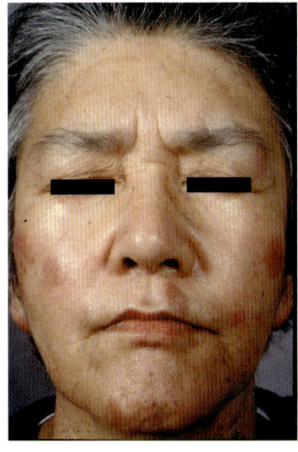

図3 顔面の浸潤性紅斑
眼瞼，頬，口囲に浸潤性紅斑が多発している．

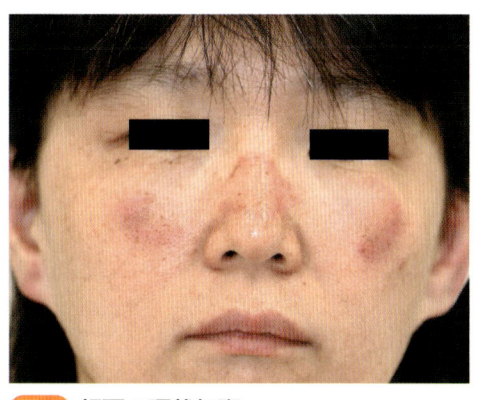

図4 顔面の環状紅斑
鼻，頬，耳の一部半環状を形成する紅斑がみられる．

におけるリンパ球浸潤，②唾液腺造影や唾液分泌試験の異常，③眼科的所見での涙分泌低下，④血中で抗SS-A/Ro抗体または抗SS-B/La抗体（感度は低いが特異度は高い）陽性，のうち2項目以上が陽性であれば本症と診断できる．

このように診断基準に皮膚症状は含まれていないが，本症の診断のきっかけとなることがある．皮膚症状としては，紅斑，特に顔面の半環状，C型，弧状の紅斑が有名であり，浸潤を触れる（図1～7）．皮膚の病理組織では血管や汗腺などの附属器周囲にリンパ球浸潤が顕著にみられる．高γグロブリン

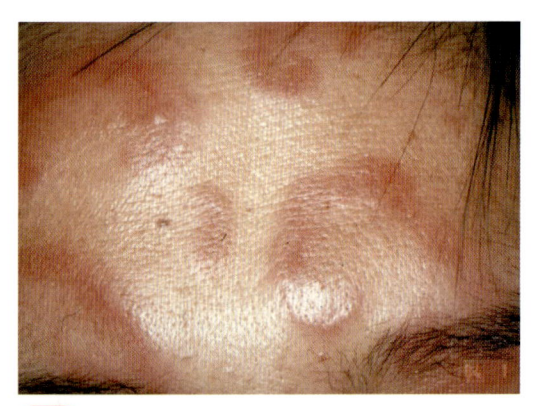

図5 顔面の環状紅斑
前額を中心にC型の環状紅斑が多発している．

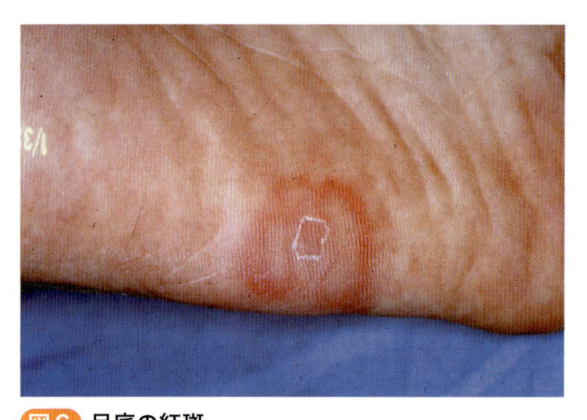

図6 足底の紅斑
よくみると環状にみえる．小型の紅斑が遠心性に拡大し，中央にリング状の鱗屑を残している．

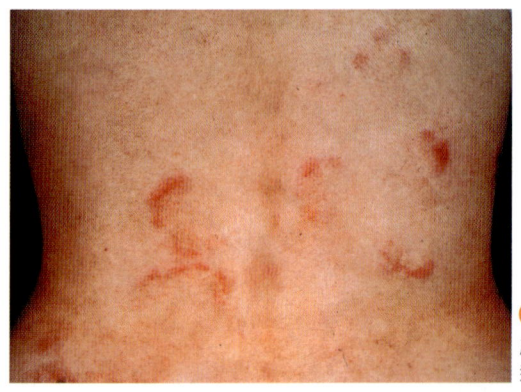

図7 背部の環状紅斑
顔面が好発部位であるが，体幹にも出現する．顔面と同様にC型となっているのがわかる．

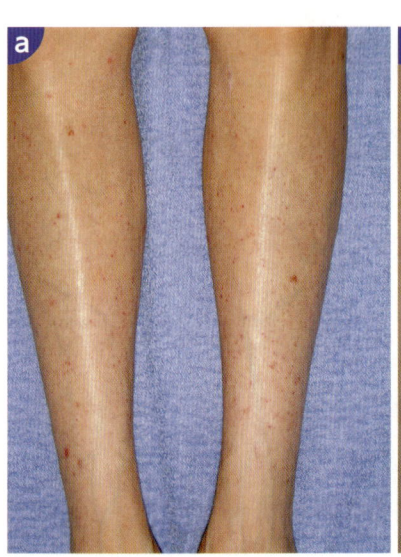

図8 Sjögren症候群患者の高γグロブリン血症による紫斑
a, b 下腿に点状出血斑が認められる．

血症による紫斑（図8）や凍瘡様皮疹，皮膚潰瘍（図9）もみられることがある．また，発汗低下による皮膚の乾燥，乾皮症も多くにみられるといわれている．本症ではSLEと同様に難治性の蕁麻疹（図10）を合併することが少なくない．

抗SS-A/Ro抗体や抗SS-B/La抗体が陽性であるほか最近では抗セントロメア抗体陽性SjSも存在する．口唇の生検は経験豊富な皮膚科医か，耳鼻科医によって行う．

3 治療法
眼科，耳鼻科，歯科との協調が重要．紅斑の目立つ症例ではステロイド内服を行う

紅斑の目立つ症例にはプレドニゾロン® 10〜20 mg/日を使用することもある．乾燥症状には対症療法を行う．涙の補充には点眼薬（ヒアレイン®ミニ）を使用する．口腔乾燥には唾液の補充（サリベート®など）のほか，唾液分泌の促進にセビメリン（サリグレン®）やピロカルピン（サラジェン®）を使用する．臓器障害の程度に応じてステロイドの内服や免疫抑制薬が必要になることがある．口腔乾燥症状による齲歯などを予防するために口腔ケアが必要であり，歯科との連携も重要である．

4 重要なポイント
患者から出生した児が新生児エリテマトーデスとなることがある

SjSやSLEの母親から生まれた児がDLE様の皮疹を生じることがあり，新生児エリテマトーデスといわれる（図11）．また，抗SS-A/Ro抗体陽性者の妊娠では出生した児に環状紅斑がみられ，先天性房室ブロックの発症に注意する．

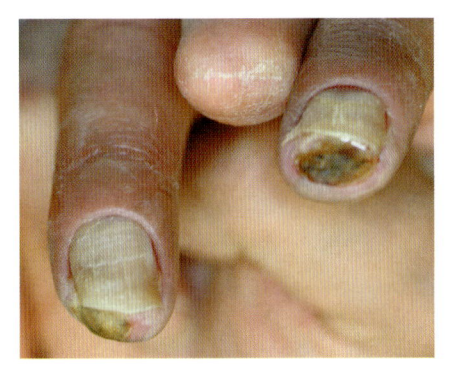

図9 Sjögren症候群患者の手指の潰瘍
指尖の潰瘍と壊疽がみられる．

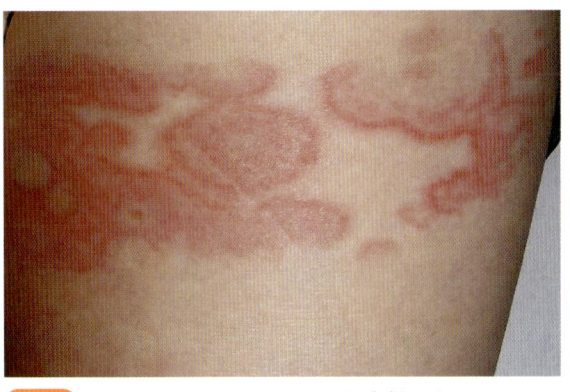

図10 全身性エリテマトーデスを合併したSjögren症候群患者にみられた蕁麻疹
SLEやSjögren症候群患者の蕁麻疹は難治のことが多い．

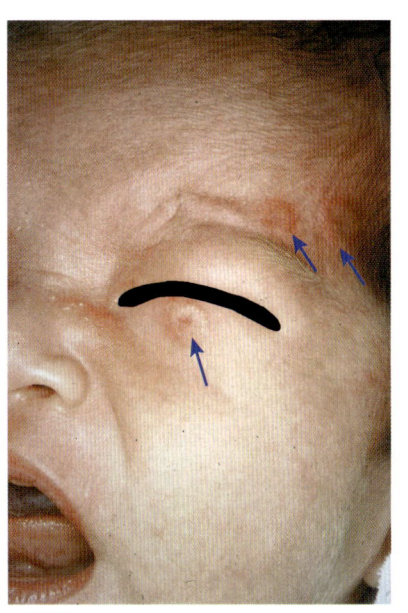

図11 Sjögren症候群患者から出生した児の新生児エリテマトーデス
上眼瞼，下眼瞼に小型の紅斑があり，鱗屑を付着する（→）．

§4 顔面の腫脹をみたら

緊急度 ★★★★☆
頻度 ★★★☆☆

1. 丹 毒
erysipelas

出光俊郎

❗顔面の有痛性紅斑をきたす感染症である

1 疾患概要
皮膚の溶連菌感染症である

溶連菌 *Streptococcus pyogenes* による真皮の細菌感染症であり，顔面に多いが下肢に生じることもある．時に再発，再燃を反復することがあり，習慣性丹毒といわれる．細菌の侵入門戸は明らかでないことも多いが，外耳道や鼻腔からの侵入も考えられている．

2 診断のポイント
境界の明瞭な紅斑で圧痛がある

顔面では，通常片側の頬部から眼瞼にかけて境界明瞭な紅斑として発症する（図1〜4）．下腿に生じた丹毒でも同様の有痛性紅斑がみられる．紅斑は圧痛があり，発熱，悪寒，頭痛，所属リンパ節腫大を伴う．しばしば紅斑上に水疱形成をみる（図5）．蜂窩織炎との鑑別は困難なことも多いが，丹毒の紅斑はより浅在性で境界が明瞭である．両側性にみられることもあり（図6），SLEの蝶型紅斑にも類似する例もある（図3）．しばしば，帯状疱疹や接触皮膚炎（図7）との鑑別が困難なこともある．

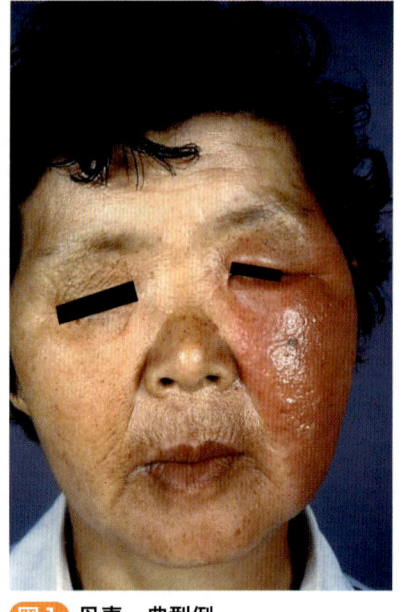

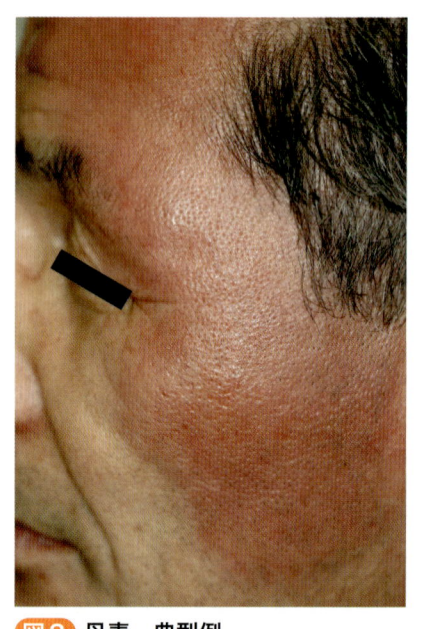

図1 丹毒 典型例
左頬部に境界明瞭な紅斑があり，表面に一部水疱形成がみられる．

図2 丹毒 典型例
頭部，額，頬部にかけての浮腫性紅斑が存在する．

診断に迷ったら頻回に通院させて観察することが重要である．感染のはじまることが多い部位である，外耳道と鼻腔は念のため，チェックしておく（図8）．検査では血液中の白血球数，CRP上昇などの炎症反応のチェックと尿所見に注意する．抗ストレプトリジン-O（ASO），抗ストレプトキナーゼ（ASK）も測定する．

3 治療法
ペニシリンが第一選択薬

ペニシリン，セフェム系抗菌薬を使用する．原則として，局所は冷却する程度でよい．抗菌薬の使用は2週間程度を一応の目安とする．糸球体腎炎の発症に留意する．

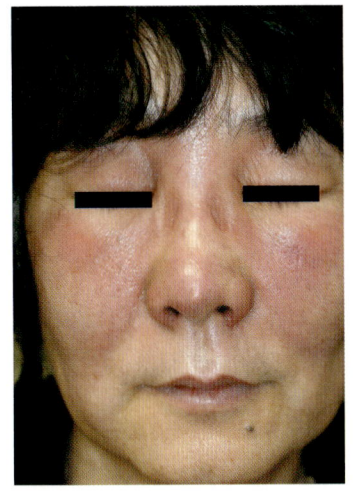

図3　丹毒　両側性に生じた例
SLEの蝶型紅斑にも類似する丹毒で鼻孔に紅斑がある．鼻腔粘膜からの感染も考えられる．

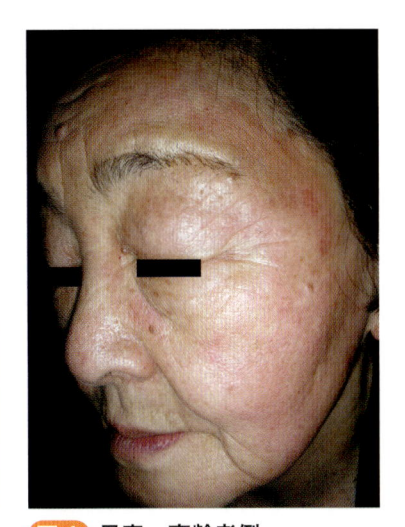

図4　丹毒　高齢者例
顔面の左半分に紅斑と軽い浮腫がみられる．このような例では接触皮膚炎と誤診されかねない．

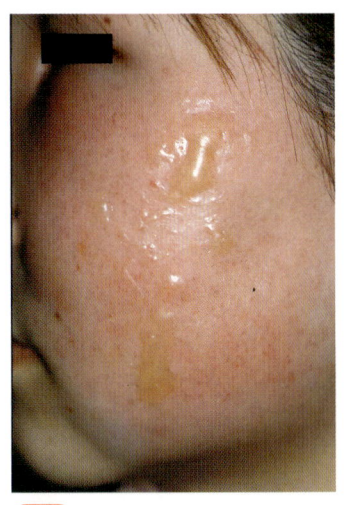

図5　水疱性丹毒
紅斑上に明らかな水疱形成がみられる．

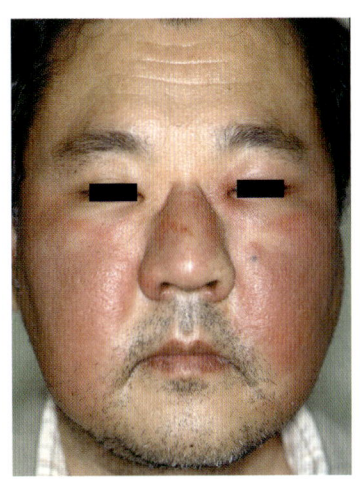

図6　右頬から左頬に波及した丹毒
右頬から左頬に紅斑がみられる．

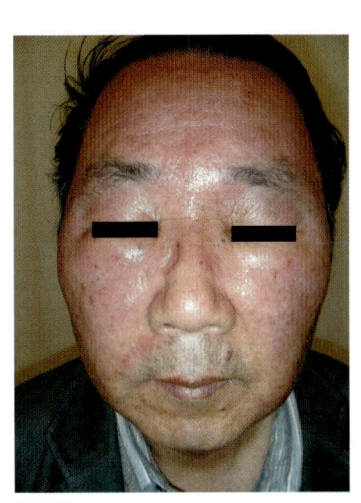

図7　接触皮膚炎と紛らわしい丹毒
はじめ帯状疱疹，ついで接触皮膚炎と誤診されていた症例で，発熱，CRP高値がみられた．セフォチアムが著効を示した．

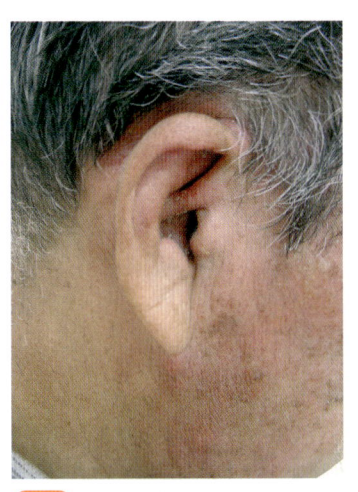

図8　図7の症例の耳周囲の湿疹
外耳道湿疹があり，細菌の侵入門戸と推定される．

4 重要なポイント
眼窩，副鼻腔炎，歯原性の化膿性炎症も考える

顔面の丹毒をみたら，糖尿病やエイズなどの免疫不全があるかどうか，**眼科，耳鼻科，歯科領域の感染症が皮膚に波及している可能性**を考える（図9）．顔面の腫脹は鑑別すべき疾患が多く，また，緊急を要することもあり，診断のつかないまま漫然とフォローしないことが必要である（図10〜13）．

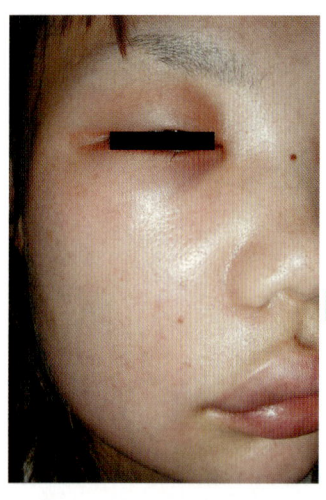

図9 鑑別疾患：歯性感染症
上顎の歯根嚢胞と感染から波及した蜂窩織炎である．口腔外科で切開排膿の後，嚢胞切除を施行した．

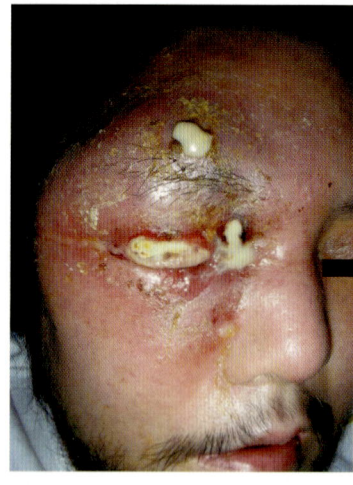

図10 鑑別疾患：顔面蜂窩織炎重症例
顔面皮下に多数の膿瘍が認められた例である．基礎疾患として糖尿病がみられた．

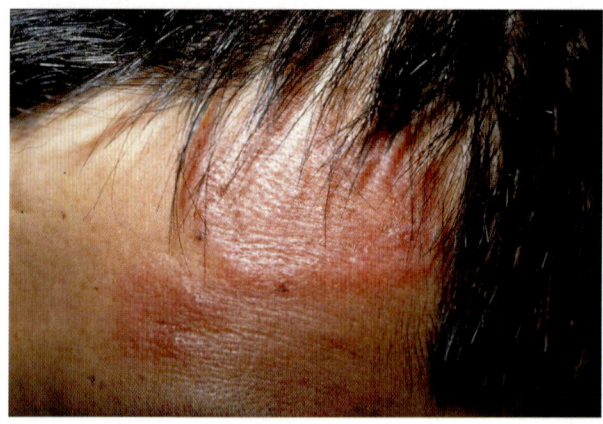

図11 鑑別疾患：Sweet病
有痛性紅斑であるが，辺縁が隆起しており，額のほか手，項に多発している．

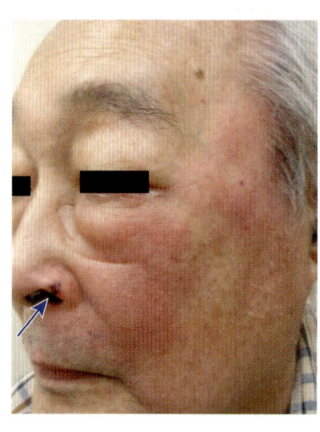

図12 鑑別疾患：きわめて丹毒に類似した帯状疱疹
かろうじて左鼻翼に痂皮があり（→），帯状疱疹を疑わせるが，紅斑部位は丹毒と区別がつかない．

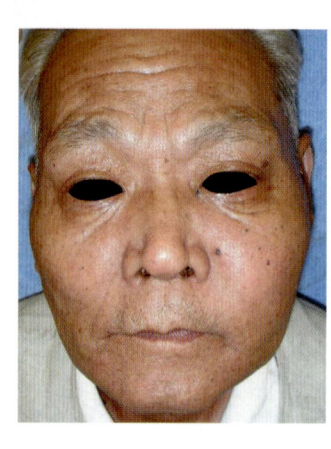

図13 鑑別疾患：上顎癌
左頬部に硬い腫脹がみられる．硬いことと炎症反応がないのが鑑別のポイントである．

§4 顔面の腫脹をみたら

緊急度 ★★★★☆
頻度 ★★☆☆☆

2. 皮膚筋炎
dermatomyositis

出光俊郎

1 疾患概要
多彩な皮膚症状を呈する自己免疫性疾患

　皮膚筋炎は，膠原病の1つで，筋症状が主体のものは多発性筋炎といわれ，筋症状のないものは，非筋炎型皮膚筋炎（amyopathic dermatomyositis）と呼ばれる．皮膚では顔面の浮腫性紅斑，Gottron徴候，爪囲紅斑，掻破部位に一致した紅斑などが認められる．皮膚症状のほかに筋症状がみられる．生死にかかわる合併症は間質性肺炎と内臓悪性腫瘍である．慢性疾患であるが，急速に肺炎病変の悪化や，筋組織の破壊が起きる場合があり，その場合は緊急度が高い．本症では多彩な皮膚症状を呈するので，早期に発見することが重要である．誤診されて見逃される可能性の高い膠原病である．小児例では石灰化を伴い，予後が良い．

2 診断のポイント
顔面と手の皮疹が特徴的

　本症の上眼瞼の紫紅色紅斑をヘリオトロープ疹という．これはヘリオトロープという植物の花の色に似ることから，名付けられたが，日本人では典型的なヘリオトロープの紫色を呈することは少ない．**本症は，眼瞼の浮腫性腫脹，紅斑で始まることが多い**．片側からはじまるもの，水疱形成をみるものなど多彩である（図1～6）．原因不明の両側眼瞼浮腫で数日以上，持続する例では本症を疑う必要が

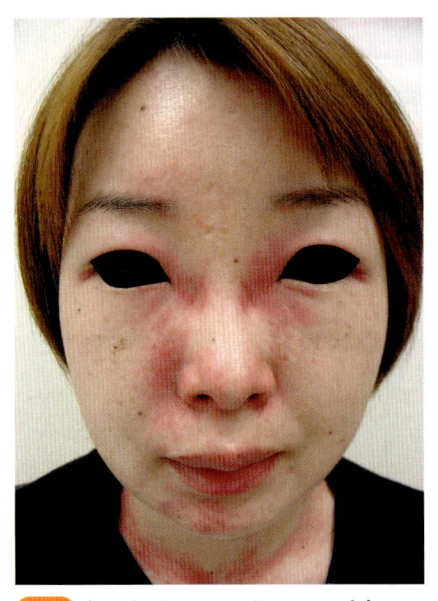

図1　顔面紅斑　ヘリオトロープ疹
上眼瞼に紫紅色の浮腫性紅斑がみられる典型像である．鼻の周囲や頸部にも紅斑がみられる．

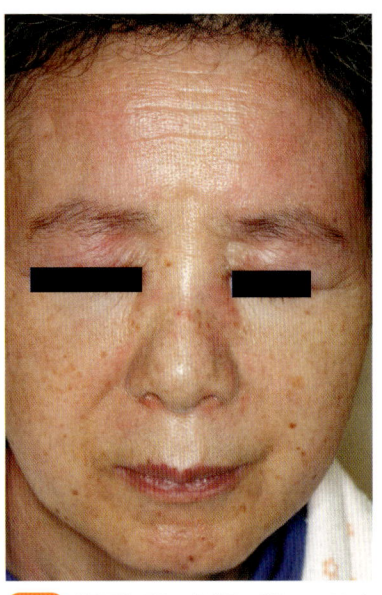

図2　顔面紅斑　色調の薄いヘリオトロープ様紅斑
淡紅色の浮腫性紅斑で典型ではないが，ヘリオトロープ疹と本質的には変わらない．接触皮膚炎などと誤診される可能性がある．鼻周囲，頬部では脂漏性皮膚炎様である．

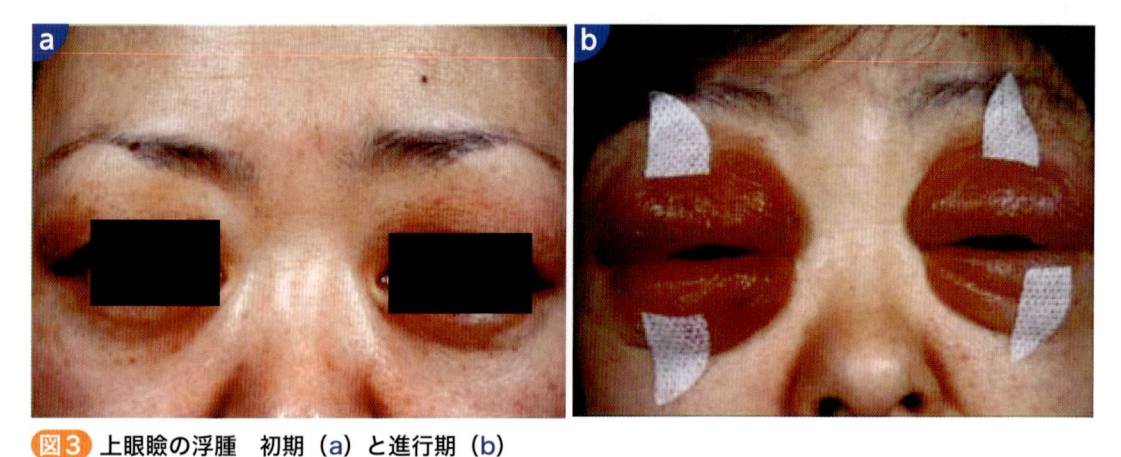

図3 上眼瞼の浮腫 初期（a）と進行期（b）
a 上眼瞼の褐色の色素沈着と軽度の紅斑．b 同患者の増悪期の眼瞼の著明な浮腫．高度な例では水疱を呈することもある．

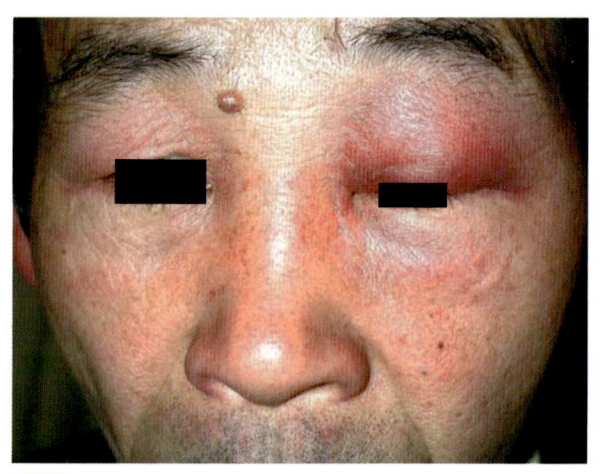

図4 顔面紅斑 左右非対称なヘリオトロープ疹
片側の眼瞼浮腫が初発症状のこともある．

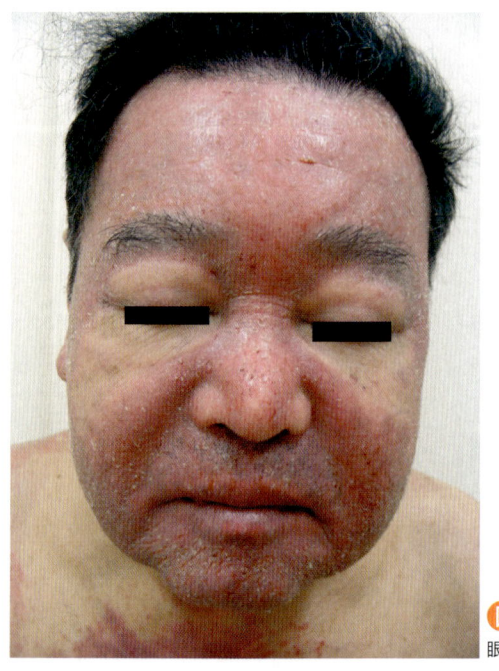

図5 顔面蝶型紅斑類似例
眼瞼，鼻背を避けた分布をしているが，鼻尖部，前頭部，眉毛部，頬部に左右対称性の紅斑がみられ，蝶型紅斑に類似している．

図6 顔面の紅斑
眼瞼を避けた非定型的な分布をしている．

ある．手指の関節背には丘疹や紅斑がみられる（Gottron徴候）（図7）．爪周囲の紅斑や爪上皮の延長や出血もみられる（図8）．引っかき傷に一致する紅斑（scratch dermatitis/flagellate erythema）（図9）や前胸部の紅斑（Vネックサイン），上背部にあたかもショールをはおる部位に紅斑を生じるショールサインもみられる（図10）．手では母指側面に角化のある機械工の手（mechanic's hand）と呼ばれる皮疹もみられる．経過が長くなると多形皮膚萎縮（poikiloderma）もみられる（図11）．小児ではヘリオトロープ疹が目立たずむしろ，蝶型紅斑が多いとされる（図12）．

3 検査データのポイント
筋酵素の上昇

血液検査ではクレアチニンキナーゼ（CK）やアルドラーゼなど筋障害による酵素の上昇がみられる．自己抗体として，抗核抗体，抗Jo-1抗体のほか，間質性肺炎の診断や活動性のマーカーとしてKL-6，SP-Dなどをチェックする必要がある．**筋症状に乏しい非筋炎型皮膚筋炎では血液検査上，筋酵素の有意な上昇はない**．Jo-1抗体陽性例では悪性腫瘍の合併が少なく，急激に悪化する間質性肺炎も少ないといわれている．筋電図，四肢のMRIも筋炎診断および病勢の評価に有用である．消化管を中心に内臓悪性腫瘍の精査も必要である．

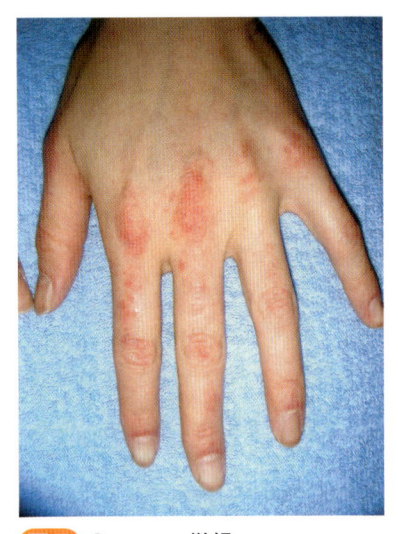

図7　Gottron徴候
関節背の紅斑, 丘疹（Gottron丘疹）が認められる．また，爪周囲の紅斑もみられる．

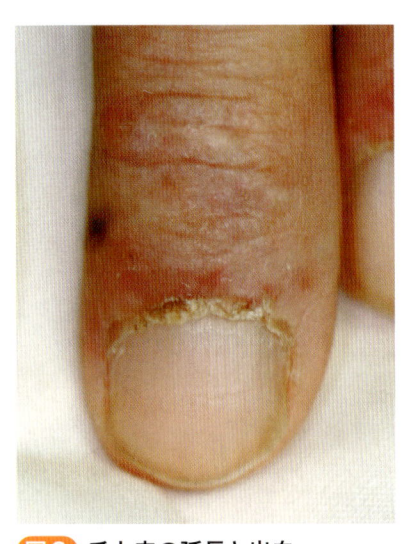

図8　爪上皮の延長と出血
爪囲紅斑と爪上皮の延長がみられる．褐色調を呈しているのは点状出血のためである．環指で顕著にみられることが多い．

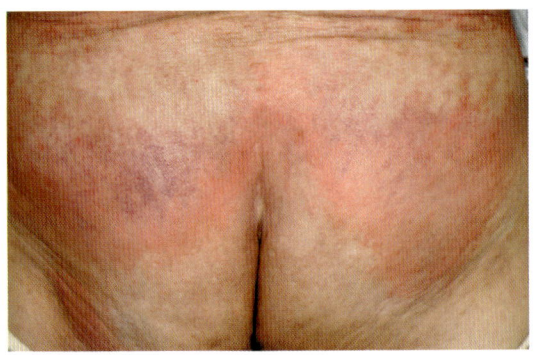

図9　scratch dermatitis (flagellate erythema)
あたかもむち打ちのように掻破痕に一致した紅斑がみられるのも特徴の1つである．

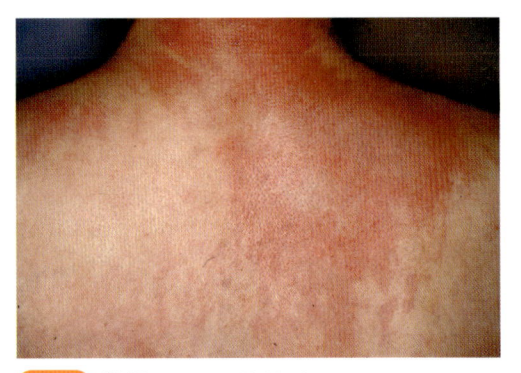

図10　背部のショールサイン
上背部のショールをはおる部位に浮腫性紅斑がみられる．

4 病理組織所見
特異な所見に乏しい

本症に特異な所見というものはないが基底層の液状変性や真皮のムチンの増加などエリテマトーデスに類似の所見を示し，診断の参考になりうる．

5 治療法
ステロイドの内服が基本

ステロイド内服治療が基本である．免疫抑制薬の併用や最近では大量免疫グロブリン静注療法が行われる．治療期間は年余にわたる．予後は合併症に左右されるが小児では予後が良い．

6 専門医からのアドバイス
見逃されている症例も多い

顔面の腫脹をきたした場合，丹毒，接触皮膚炎や蕁麻疹と誤診されているケースも少なくない．

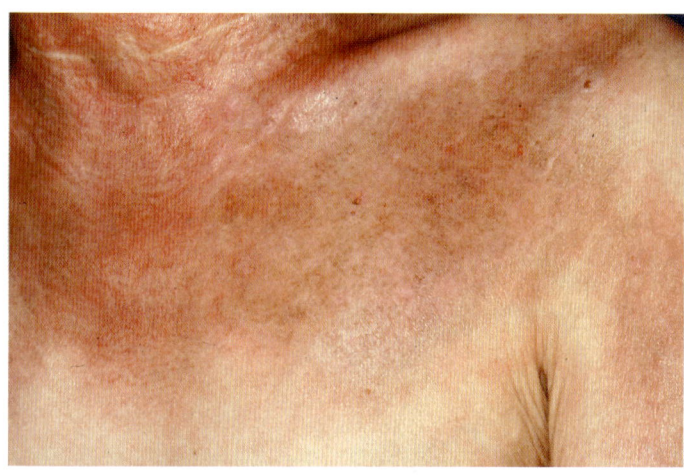

図11 多形皮膚萎縮（体幹の拡大）
皮疹の持続した例では，多形皮膚萎縮（poikiloderma）がみられる．多形皮膚萎縮とは色素沈着，色素脱失，毛細血管拡張，皮膚萎縮をいう．

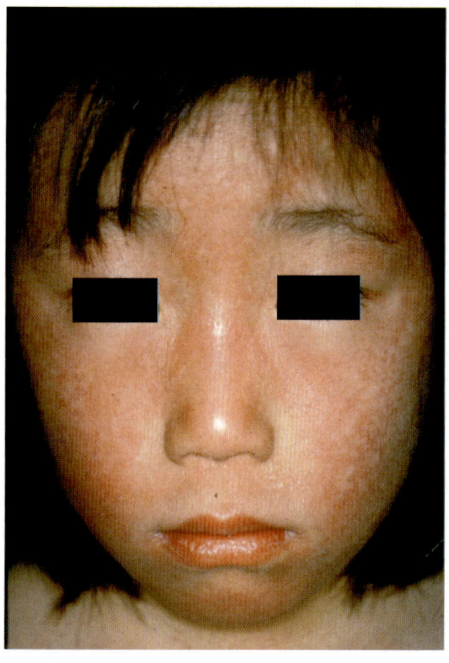

図12 小児の皮膚筋炎
顔面に紅斑がみられるが，成人例のようなヘリオトロープ疹は明らかではない．

§4 顔面の腫脹をみたら

緊急度 ★★★★☆
頻度 ★★★☆☆

3. 血管性浮腫／食物アレルギー
angioedema/food allergy

出光俊郎

> ❶アナフィラキシーショックを起こす重要疾患である

1 疾患概要
食物アレルギーでは突然顔面の浮腫が起こる

　血管性浮腫とは，皮膚，粘膜の限局した範囲に出現する蕁麻疹（深部浮腫）で，数日以内に跡形なく消える[1]．通常の蕁麻疹が数時間で消えるのに比べて，持続時間が長い．口唇，眼瞼，外陰部は好発部位である（図1，2）．**通常の蕁麻疹に合併し，蕁麻疹と同様の機序で起こるもの，アンジオテンシン転換酵素（ACE）阻害薬によるもの，補体第一成分（C1）エステラーゼ阻害因子の不全による遺伝性血管神経性浮腫（HANE）などがある．**顔面の浮腫性腫脹の顕著な例では，喉頭浮腫をきたし，窒息の危険性もある．食物アレルギーでは口唇周囲，眼瞼の浮腫が著明である．

　口腔アレルギー症候群（OAS）は果物や野菜などの食品が口腔粘膜に接触して起こる食物アレルギーである．原因食物摂取後1時間以内に口唇や舌の違和感や痒み，閉塞感，腫脹がみられ，アナフィラキシーなどの全身症状に発展しうる．OASではシラカンバ花粉症やハンノキ花粉症を合併していることが多い．シラカンバ花粉とリンゴなど過敏症を起こす果物との間に共通タンパク抗原のあることが確認されており，経気道，経皮感作が起こりうる．また，医療従事者に多い，ラテックスアレルギー患者では，メロンやモモ，クリなどの果物に含まれる成分にも交叉反応によりアレルギーを起こし，ラテックス・フルーツ症候群と呼ばれる．

　通常の食物アレルギー患者でも口腔粘膜浮腫の他にアナフィラキシー症状を呈することがある．

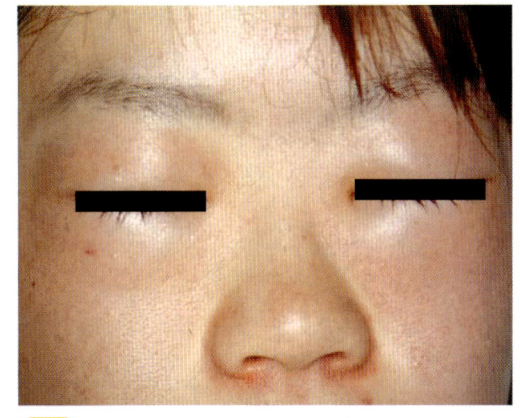

図1 顔面の腫脹の著しい血管性浮腫
急性蕁麻疹で顔面に腫脹をきたした症例である．呼吸困難はない．

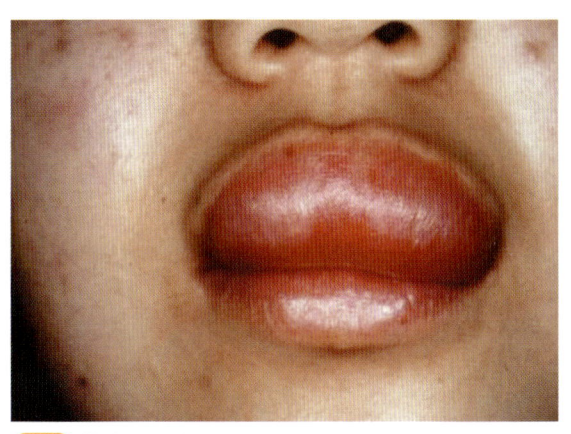

図2 蕁麻疹に合併した血管性浮腫
口唇の腫脹が認められる．体幹や四肢に蕁麻疹がみられる場合とみられない場合がある．

2 診断のポイント
顔面の腫脹する疾患は数多くある（表1）

　口唇や舌の浮腫や紅斑，顔面の浮腫が認められる．他の部位の皮膚に蕁麻疹を認める場合と認めない場合がある．通常の蕁麻疹よりも血管性浮腫では個々の皮疹の寿命が長い．患者を診た場合にはバイタルサインと気道狭窄症状の有無をチェックする．OASでは咽頭の違和感や口腔内の瘙痒感を訴えることが多い．咽頭，喉頭に閉塞感が現れることもある．食物アレルギーでは食物依存性運動誘発性アナフィラキシーを含めて，顔面や粘膜部の腫脹をきたすことが多い（図3～5）．原因の確定には食

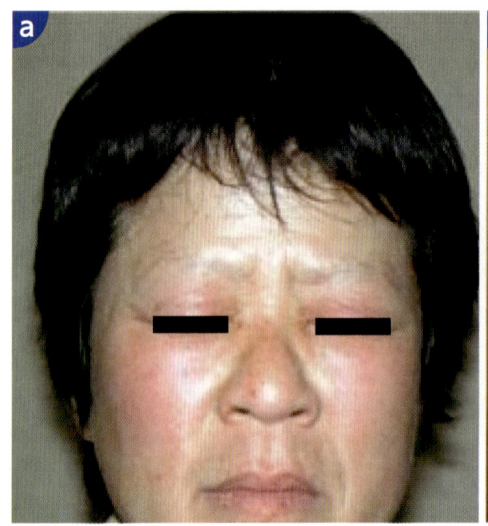

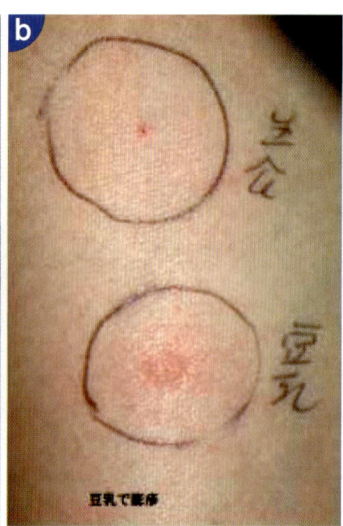

図3 豆乳アレルギーとプリックテスト
a 眼瞼を中心に紅斑と浮腫がみられる．b 豆乳（下）に陽性を示す．

表1 顔面血管性浮腫の鑑別診断

1）	接触皮膚炎
2）	丹毒
3）	皮膚筋炎
4）	薬剤性光線過敏症　（原因：クロロチアジド利尿薬配合降圧薬，ニューキノロン系抗菌薬など）
5）	薬剤性過敏症症候群
6）	肉芽腫性口唇炎

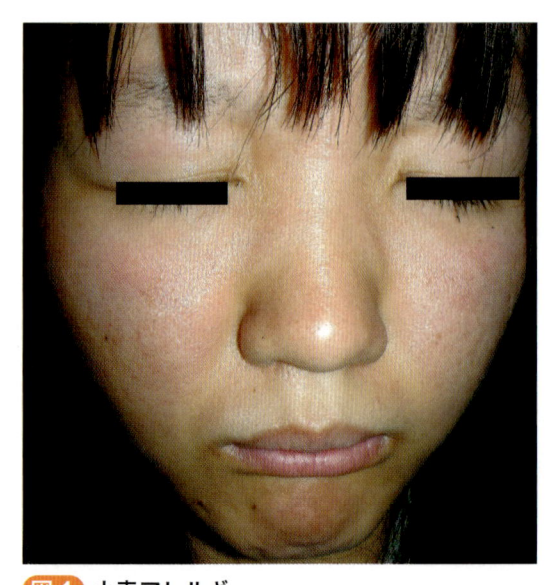

図4 小麦アレルギー
小麦アレルギー患者にみられた顔面紅斑と浮腫．

物のプリックテスト（図6）や誘発試験（図7）を行う．血清特異的IgEの測定は，原因物質の推定に役立つが，やみくもに施行しても必ずしも原因確定に役立たない．小麦のなかに含まれるω-5グリアジンに対する特異IgE検査は小麦依存性運動誘発性アナフィラキシー患者で有用である．遺伝性血管性浮腫では血清C1阻害因子（C1 INH）活性や血中C4値の測定が重要である．

3 治療法
ACE阻害薬による血管性浮腫では薬剤の中止が必要である

食物アレルギーでは原因食物を避けることにある．疲労のあるときや風邪気味のとき，NSAIDsを内服しているときなどはアナフィラキシーを起こしやすいので注意が必要である．

口唇の血管性浮腫において，非遺伝性のものは蕁麻疹の治療に準じるが，トラネキサム酸（トランサミン®）も有効である．遺伝性のものはC1阻害薬そのもの，あるいはその産生を増強させるアンドロゲンやC1インアクチベーターを投与する．ACE阻害薬内服中に生じた血管性浮腫では薬剤を中止する必要がある．全身症状を伴うアナフィラキシーでは気道確保，アドレナリンの皮下注（筋注），輸液，ステロイド，抗ヒスタミン薬，酸素などの投与が必要になることもある．誤食によるアナフィラキシーなどに備えて，携帯用のアドレナリン注射薬（エピペン®）を処方することもある．軽症例では抗ヒスタミン薬の内服（アレロック®やタリオン®などの即効性抗ヒスタミン薬）で発作を軽減することも可能である．

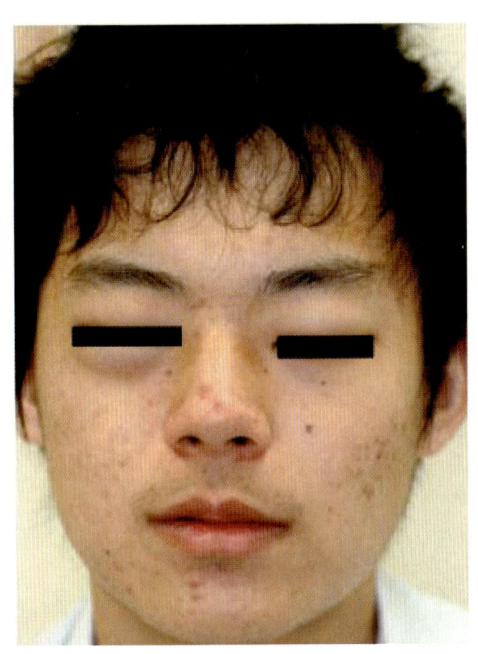

図5 多数の野菜や果物に対するアレルギーを有する患者のアナフィラキシー
症状が回復して救急部から依頼があった時点の臨床所見であるが，眼瞼の浮腫が残存している．

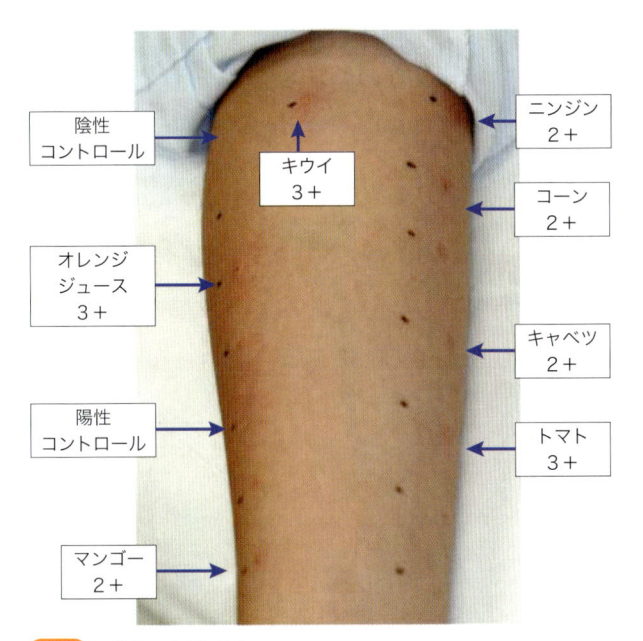

図6 プリックテスト
即時型アレルギーのテストでプリックテスト専用の針で皮膚に試薬を刺入する．

4 重要なポイント
花粉アレルギーの関与

OAS患者ではシラカンバやハンノキなどの花粉が陽性である．小麦アレルギー患者のなかには石鹸などに含まれていた加水分解小麦末により感作された例も存在する（図7）．

5 専門医への紹介
食物アレルギーでは原因の究明が必要

原因不明の例ではアレルギー検査により原因食物を究明する必要がある．特異的IgE検査，プリックテスト，誘発試験が行われる．これらの検査のためにアレルギー検査に熟練した医師に紹介するのが望ましい．顔面の浮腫の強い例では喉頭に浮腫を生じる危険性があり，専門医による検査と治療が必要である．

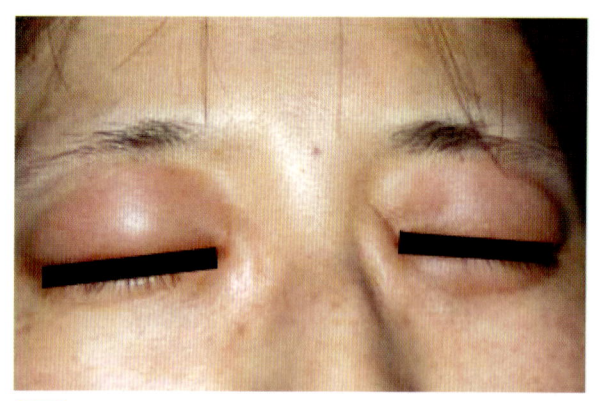

図7 小麦負荷，アスピリン前投薬，運動負荷で誘発された血管性浮腫
加水分解小麦末の入った石鹸で感作されたと考えられる小麦依存性運動誘発性アナフィラキシーの症例である．

文献
1）秀道広 ほか：蕁麻疹診療ガイドライン．日本皮膚科学会誌，121：1339-1388, 2011

§4 顔面の腫脹をみたら

緊急度 ★★★☆☆
頻度 ★★★★★

4. 顔面の接触皮膚炎
contact dermatitis of the face

出光俊郎

> ❗顔の皮膚炎ではかぶれの可能性を考える

1 疾患概要
顔のかぶれは女性に多い

接触皮膚炎には，原因物質の刺激によって起こる一次刺激性皮膚炎や，感作された特定の個体にアレルギー機序によって起こるアレルギー性接触皮膚炎がある．

顔面は露出部位であり，多種多様な物質に曝される．女性に多く，原因物質としては香粧品によるものが多い（表1）．眼瞼や口唇などの特定の部位から接触源が疑われることもあるが，本人も原因物質に気づいていないことがある．一般に毛染め（染毛剤）のほか，植物や外用薬による接触皮膚炎では顔面の腫脹が著明である．

2 診断のポイント
日常使用しているものは原因物質として認識されにくい

眼瞼ではアイシャドウによる皮膚炎や花粉症に伴う皮膚炎が起こる．抗菌薬含有外用薬の接触皮膚炎も少なくない．サクラソウやギンナン，イチョウ葉，キクなどの植物も接触皮膚炎の原因として重要である（図1〜3）．また，顔面の皮膚炎に繁用されていたNSAIDsでも接触皮膚炎を起こす（図4）．最近，市場に出回っているリップクリームや「ニキビ外用薬」でも接触皮膚炎を起こすことがあり注意が必要である（図5）．眼鏡フレームやビューラーなどの金属も接触皮膚炎を起こす（図6）．

原因物質の確定のために治癒後にパッチテストを行う必要がある（図7）．パッチテストの判定は習熟していないと難しい．また，全く原因のわからない症例に対してスクリーニング用のパッチテスト

表1 顔面の接触皮膚炎の原因

植物（サクラソウなど），染毛剤，化粧品，アイシャドウ，ビューラー，シャンプー・リンス，リップクリーム・歯磨剤（口唇），眼鏡フレーム，マンゴーなどの果物

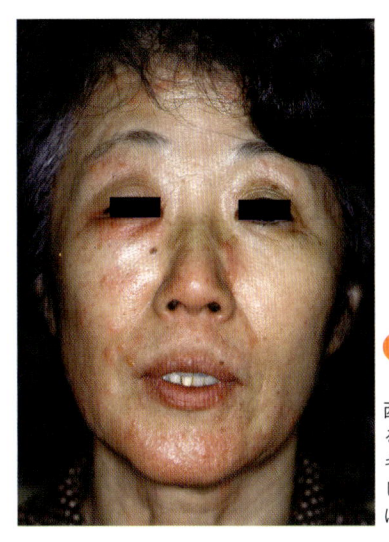

図1 サクラソウ皮膚炎
西洋サクラソウは人気のある植物であるが，アレルギー性接触皮膚炎の原因として有名である．顔面，手に紅斑，小水疱がみられる．

製剤もあり，接触皮膚炎を疑った場合には専門施設に原因検索を依頼することが必要である．パッチテストの陽性反応の部位が後で色素沈着になったり，植物などではパッチテストをすることによって感作されたりするなど，思わぬトラブルになる可能性があり，注意が必要である．

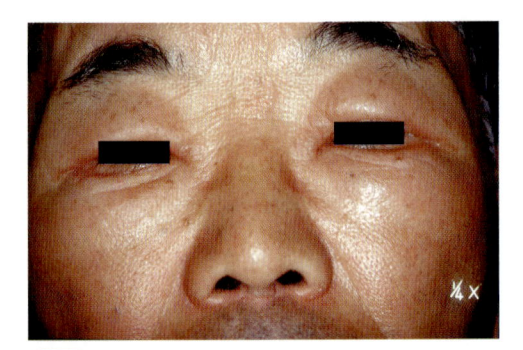

図2 ギンナン皮膚炎
眼瞼を中心に顔面の浮腫性腫脹がみられる．

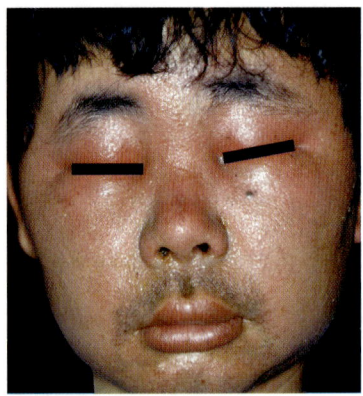

図3 ウルシ皮膚炎
顔面全体に高度の浮腫と紅斑，小水疱がみられ，開眼が困難となっている．

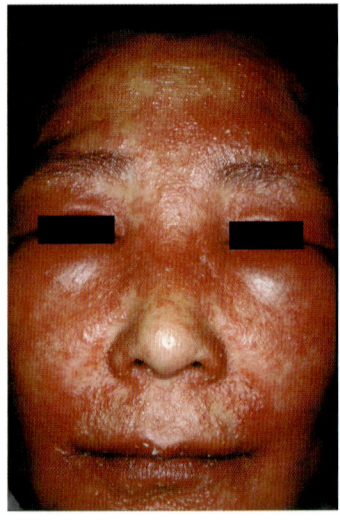

図4 ブフェキサマク外用薬（アンダーム軟膏®，販売中止）による接触皮膚炎
顔面の腫脹が著明である．

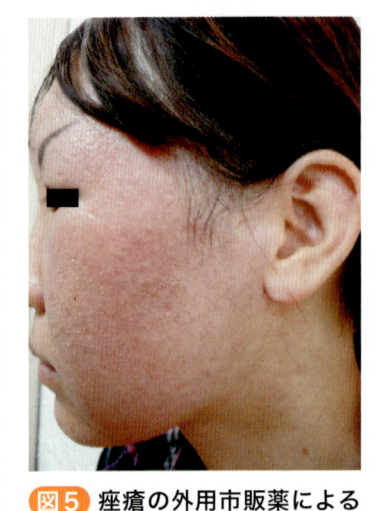

図5 痤瘡の外用市販薬による接触皮膚炎
市販のニキビ外用薬により発症した．イブプロフェンピコノールによるアレルギー性接触皮膚炎で顔面の腫脹が顕著である．
（今川一郎先生 提供）

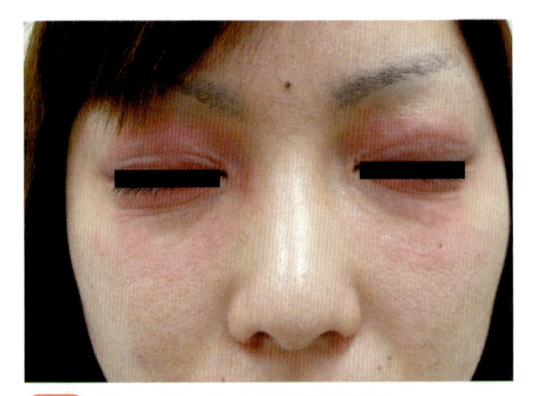

図6 ビューラーによる接触皮膚炎
金属によるアレルギー性接触皮膚炎である．

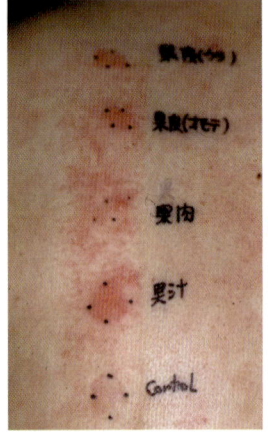

図7 パッチテスト 48時間後判定
接触皮膚炎の原因を特定するためにはパッチテストが有用である．図はマンゴー皮膚炎の症例に対するマンゴーそのもののパッチテストである．陽性反応がみられる．

3 治療法
腫脹の強い場合にはステロイド内服を行う

ステロイド外用薬と抗ヒスタミン薬を用いるが，浮腫の強い場合にはステロイドの内服を行う．眼瞼ではステロイドの眼軟膏を使用する．原因が明らかになった場合には，当該物質を避け，安全に使用できる代用品をみつけることも重要である．

4 重要なポイント
光線過敏症の可能性も考える

時代の流れとともに原因物質も変わってくる．顔面では睫毛のエクステンションによるトラブル（接着剤の皮膚炎）やアートメイク（一種の刺青）による皮膚炎も報告がある．顔面の接触皮膚炎では薬剤性光線過敏症との鑑別が必要である．顔面のアトピー性皮膚炎や好酸球性膿疱性毛包炎も鑑別になる（図8，9）．最近は高血圧の治療において，チアジド系降圧利尿薬との合剤が使用されることも多いので，顔面の皮膚炎では鑑別診断として光線過敏症は重要である（図10）．

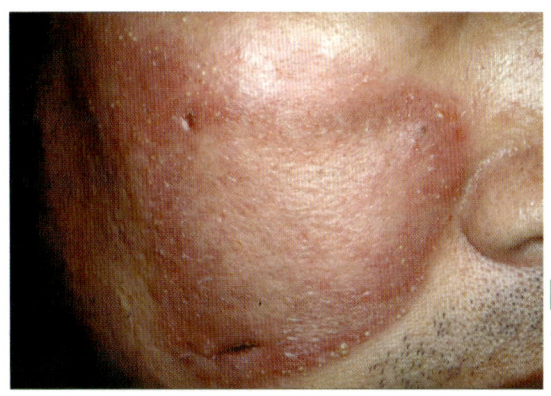

図8 鑑別疾患：好酸球性膿疱性毛嚢炎
顔面の境界明瞭な紅斑で接触皮膚炎や丹毒と紛らわしい臨床像である．紅斑の辺縁に細かい膿疱がみられる点が好酸球性膿疱性毛嚢炎の特徴であるが，明らかでないものもある．

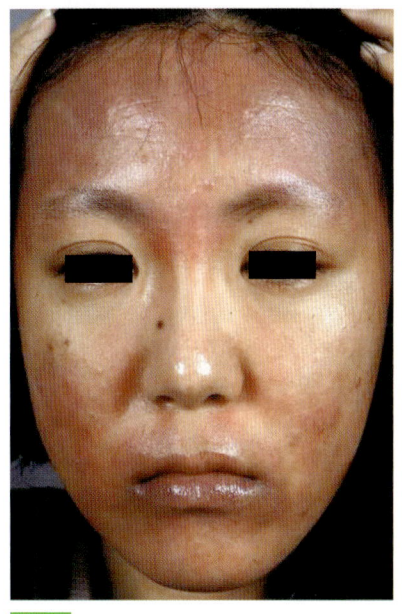

図9 鑑別疾患：アトピー性皮膚炎の顔面難治性紅斑
成人アトピー性皮膚炎は接触皮膚炎と間違いやすく，稀に接触皮膚炎を合併していることもある．

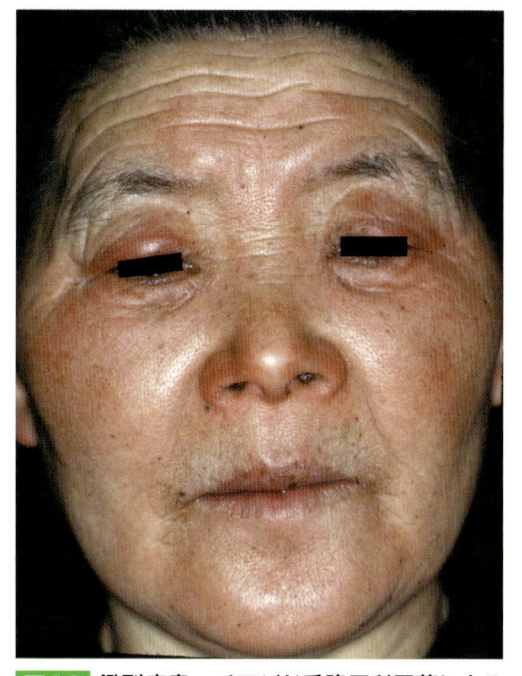

図10 鑑別疾患：チアジド系降圧利尿薬による光線過敏症

§5 痤瘡様皮疹をみたら

緊急度 ★★★☆☆
頻度 ★★★★★

1. 尋常性痤瘡（ニキビ）
acne vulgaris

飯田絵理

1 疾患概要
いわゆるニキビ

思春期から青年期の男女に好発する慢性炎症性疾患で，いわゆるニキビである．男性ホルモンによる皮脂の分泌亢進，毛漏斗部の角化異常，アクネ桿菌（*Propionibacterium ances*）の増殖と炎症惹起，ストレス，食事，化粧品や外的刺激など多因子が関与する．

2 診断のポイント
脂漏部位に多発する面皰，丘疹，膿疱

10〜30歳代の男女に多く，顔面（特に額・頬部），前胸部，背部などの**脂漏部位に毛包一致性の面皰・丘疹・膿疱**が多発する（図1，2）．30歳前後では口囲に集簇する傾向がある．瘢痕や色素沈着を残して自然治癒することが多い．

3 治療法
生活の改善，外用と内服

規則正しい生活や食事の改善，油脂性の化粧品の使用を控えること，洗顔などが基本となる．イオウ含有ローションやアダパレン外用薬が使用される．炎症性・化膿性の皮疹に対してはナジフロキサシンやクリンダマイシンリン酸エステルなどの抗菌薬の外用や，ミノサイクリン，ロキシスロマイシンなどの内服を行う．

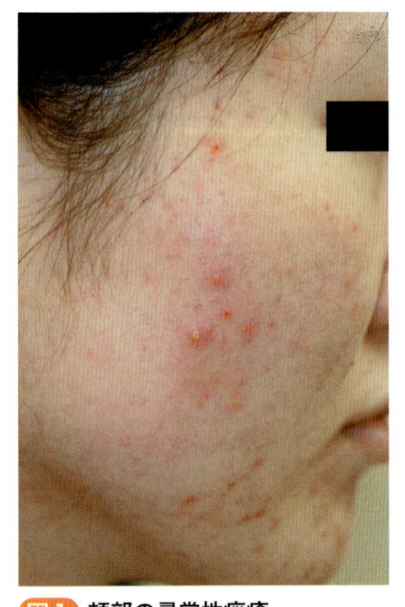

図1 頬部の尋常性痤瘡
紅色丘疹，小膿疱，色素沈着が混在する．

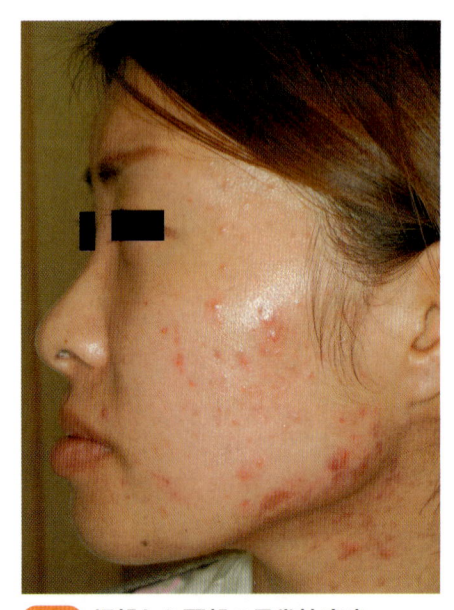

図2 頬部から頸部の尋常性痤瘡
紅色丘疹，小膿疱が多発．治癒後の瘢痕も目立つ．

◆ アダパレン外用薬の特徴について

なお，アダパレンは，2008年に日本で初めて承認されたレチノイド様作用を有した外用薬であり，毛漏斗の角化異常や面皰を改善する作用をもつ．日本皮膚科学会の尋常性痤瘡治療ガイドライン[1]では，面皰や軽症～重症の炎症性皮疹を主体とする痤瘡の治療，および炎症軽快後の維持療法として強く推奨されている．ただし，塗布部位の紅斑や落屑，瘙痒などの副作用が高頻度で起こるため，使用に際しては十分な患者への説明が必要である．

4 最近のトピックス
海外では過酸化ベンゾイル製剤が推奨されている

海外では過酸化ベンゾイル（ベンゾイルパーオキサイド：BPO）製剤が痤瘡治療ガイドラインで推奨され[2]，痤瘡治療薬として頻用されている．過酸化ベンゾイルは酸化作用を有し，痤瘡の炎症性皮疹の形成に重要な *Propionibacterium acnes* に対して抗菌作用をもつ．本邦では未だ承認されていないが，今後使用可能となることが期待されている．

5 専門医からのアドバイス
顔面の多発小丘疹を伴う疾患は多数ある

通常は自然治癒するが，集簇性痤瘡（図3）やケロイド痤瘡（図4）をきたして難治の場合もあり，「ひどいニキビ」「治りにくいニキビ」は専門医に紹介することが必要である．

典型的な尋常性痤瘡は診断に苦慮することは少ないと思われるが，難治性の場合には毛包虫性痤瘡（図5）（ニキビダニ，*Demodex folliculorum*，図6）の可能性を，ステロイドや抗癌剤使用中の場合にはステロイド痤瘡・抗癌剤による痤瘡様皮疹を鑑別として考える必要がある（§5-3参照）．顔面播種状粟粒性狼瘡（図7），扁平疣贅（自然消退期：spontaneous regression stage），汗管腫，稗粒腫（図8），サルコイドーシス（図9）など他の顔面に多発する小丘疹を伴う疾患と区別しにくい場合もあるが，尋常性痤瘡では毛包一致性の皮疹で面皰を有することから鑑別する．

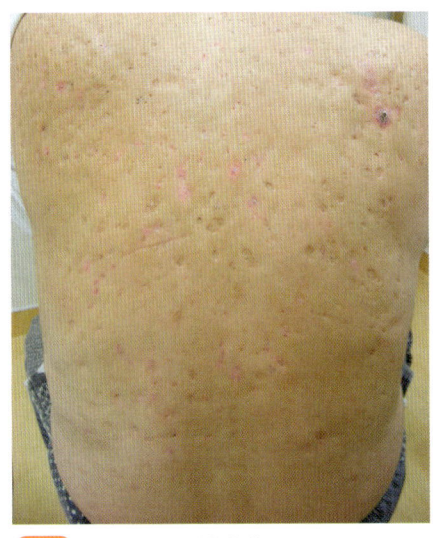

図3 背部の集簇性痤瘡
紅色丘疹，小膿疱の他，面皰や陥凹瘢痕も多発する．壊死組織を伴う結節もみられる．

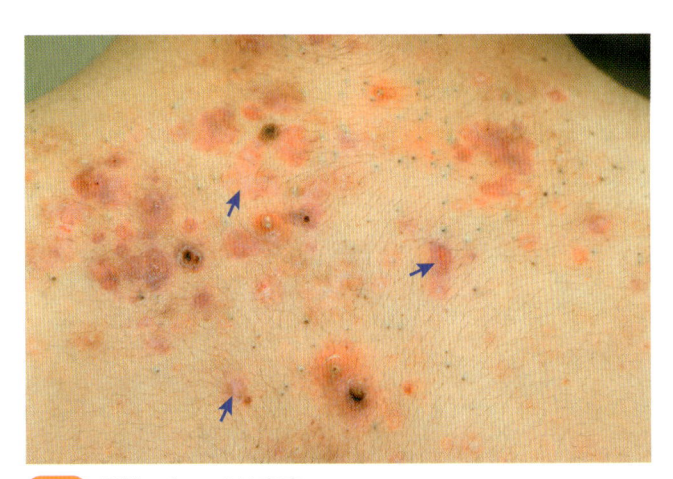

図4 背部のケロイド痤瘡
面皰・丘疹に混じて硬い紅色結節（→）が多発する．

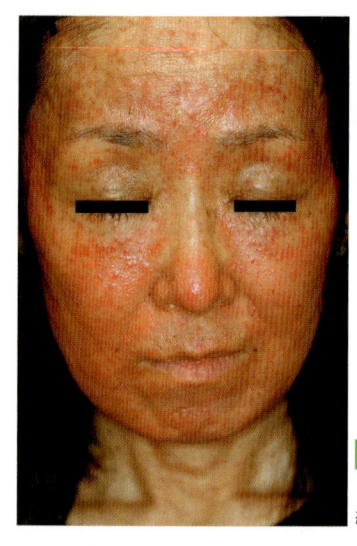

図5 鑑別疾患：毛包虫性痤瘡
紅色丘疹が無数に多発．

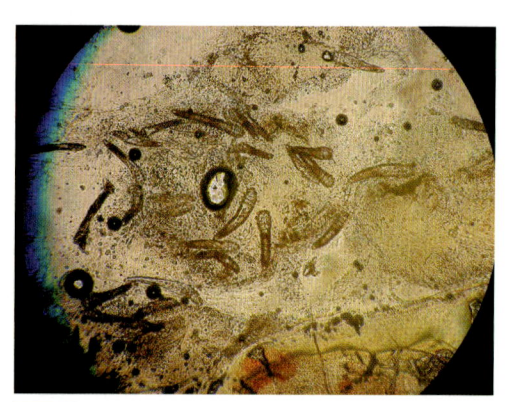

図6 鑑別疾患：図5症例の皮疹から検出された多数の毛包虫

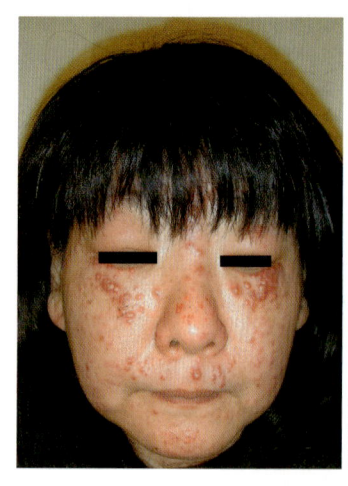

図7 鑑別疾患：顔面播種状粟粒性狼瘡
紅色丘疹，小結節，膿疱が多発する．眼瞼縁では集簇し肉芽腫様の局面を形成する．

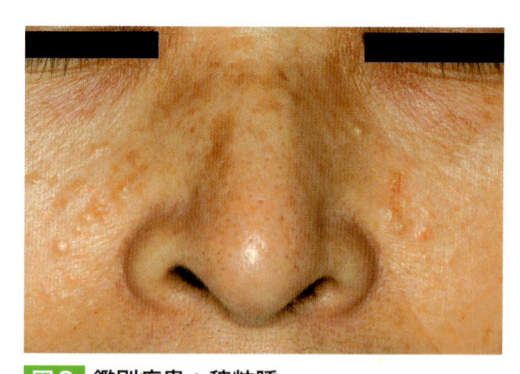

図8 鑑別疾患：稗粒腫
白色小丘疹が集簇するが，紅色丘疹や膿疱はみられない．

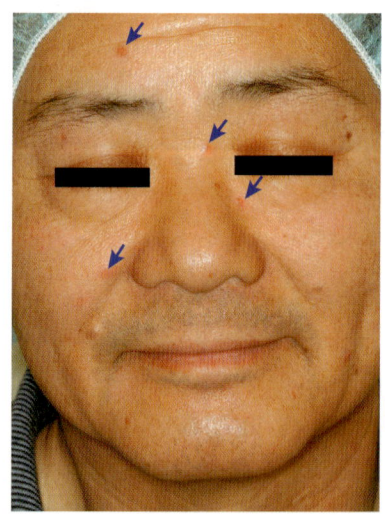

図9 鑑別疾患：サルコイドーシス
顔面の紅色丘疹が数カ月治癒しないため生検を施行し診断．

文献

1) 林伸和，赤松浩彦，岩月啓氏 ほか：尋常性痤瘡治療ガイドライン．日皮会誌，118：1893-1923，2008
2) Strauss, J. S. et al.：Guidelines of care for acne vulgaris management. J Am Acad Dermatol, 56：651-653, 2007

§5 痤瘡様皮疹をみたら

緊急度 ★★★☆☆
頻　度 ★★★★☆

2. 酒さ様皮膚炎
rosacea-like dermatitis

飯田絵理

1 疾患概要
ステロイド外用薬による局所副作用の一型

　ステロイド外用薬の長期使用による副作用で酒さに類似した紅色丘疹，びまん性潮紅を生じたもの（図1, 2）．口囲中心の場合を口囲皮膚炎と呼ぶ（図3）．一般に中年女性に多い．タクロリムス軟膏の外用によるものも報告されている．

2 診断のポイント
ステロイド外用薬の使用歴と顔面の紅色丘疹

　ステロイド外用薬使用部位に一致して直径1〜2 mmの紅色丘疹や膿疱，漿液性丘疹が多発し，毛細血管拡張，びまん性の潮紅を伴う．灼熱感と瘙痒を伴うことが多い．

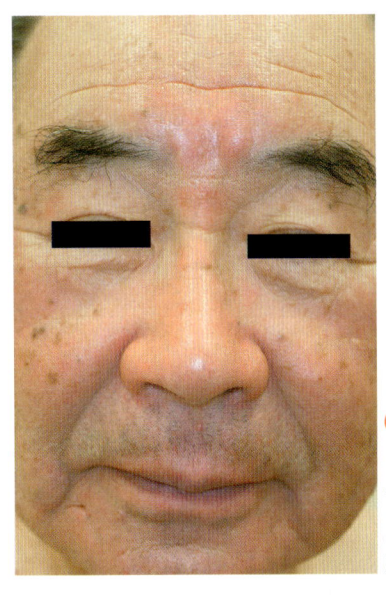

図1 酒さ様皮膚炎軽症例
眉間，鼻唇溝に淡紅色斑がみられる．鼻唇溝，上口唇では毛細血管の拡張を伴う．眉間，上口唇に小膿疱も認める．

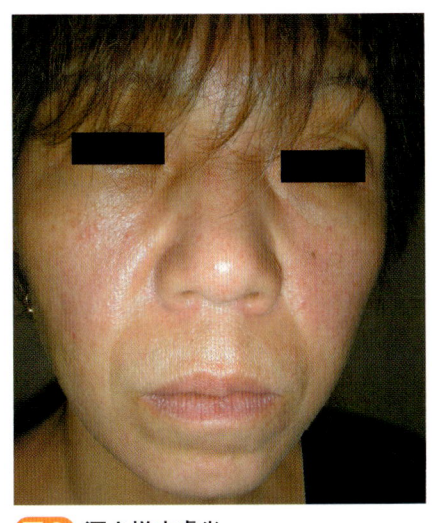

図2 酒さ様皮膚炎
頬部を中心に紅色小丘疹が多発している．

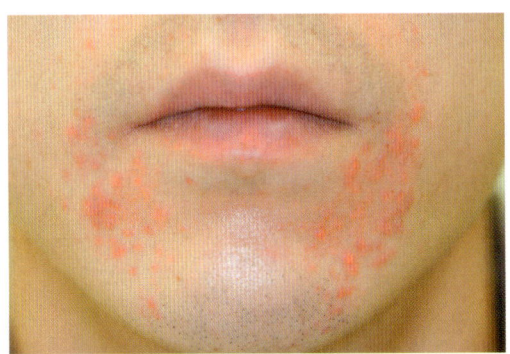

図3 タクロリムス軟膏（プロトピック®）による酒さ様皮膚炎
口囲に紅色小丘疹が多発する．小膿疱も散在している．

3 治療法
ステロイドの中止，尋常性痤瘡に準じた治療

　ステロイド外用薬の中止が基本であるが，これによりリバウンドが起こり，症状の増悪がみられる場合がある．この症状を緩和するために尋常性痤瘡に準じミノサイクリン内服・クリンダマイシン外用などの治療を行う．タクロリムス軟膏の外用も有効であるが，逆に酒さ様皮膚炎を増悪させることもあるため注意が必要である．その他亜鉛華軟膏外用などを行うが，リバウンドが激しい場合にはステロイドの外用を再開し，徐々に減量中止する．

4 専門医からのアドバイス
アトピー性皮膚炎の顔面紅斑と鑑別する

　ステロイドの外用歴と顔面のびまん性紅斑から，アトピー性皮膚炎の難治性紅斑との鑑別も必要である（図4，5）．図4ではアトピー性皮膚炎に特有の皮膚の乾燥を伴っていることから鑑別する．図5では点状の小びらんや痂皮が多発しており，細菌やウイルスの二次感染を考える症例である．

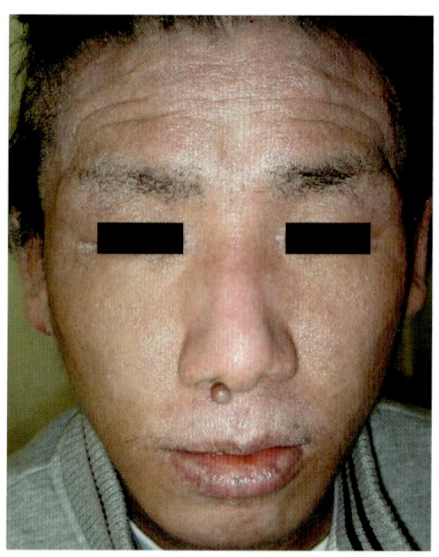

図4 鑑別疾患：アトピー性皮膚炎の難治性紅斑
顔面全体にびまん性紅斑があるが，紅色丘疹は目立たない．乾燥性の皮膚が特徴である．

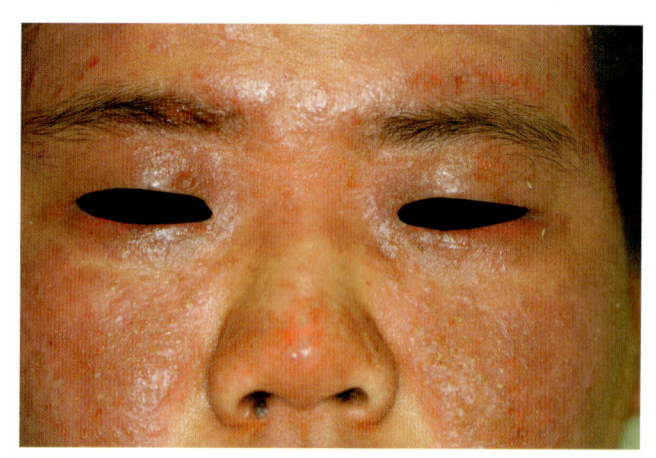

図5 鑑別疾患：アトピー性皮膚炎が悪化し，二次感染を伴った例
点状の小びらん，黄色痂皮，滲出液を伴う．

§5 痤瘡様皮疹をみたら

緊急度 ★★★☆☆
頻度 ★★★☆☆

3. 抗癌剤やステロイドによる痤瘡様皮疹
acneiform eruption induced by antineoplastic drugs and steroids

飯田絵理

1 疾患概要
薬剤の副作用

現在，悪性腫瘍に対しさまざまな**分子標的治療薬**が開発されているが，エルロチニブ塩酸塩（タルセバ®），ゲフィチニブ（イレッサ®），セツキシマブ（アービタックス®）などの上皮成長因子受容体（epidermal growth factor redeptor：EGFR）阻害薬は副作用として**痤瘡様皮疹**を生じることが知られている（**表1**）[1]．

また，ステロイドによる痤瘡様皮疹（**ステロイド痤瘡**）はグルココルチコイド，タンパク同化ホルモンの全身投与によって生じるもの，ステロイド外用薬によって生じるものがある．

2 診断のポイント
薬剤の使用歴，顔面の痤瘡様皮疹

分子標的治療薬による痤瘡様皮疹の場合，薬剤の使用歴，顔面に多発する痤瘡様皮疹（**図1**）より診断は容易と思われる．時に疼痛を合併すること，通常の痤瘡より広範囲に出現すること（**図2**）が特徴である．頭部や体幹にも皮疹を認めることがある（**図2，3，5**）．また，分子標的治療薬では痤瘡様皮疹の他に，**乾燥皮膚**，**爪囲炎**などを認めることも診断の参考になる．

表1 痤瘡様皮疹をきたす分子標的治療薬

一般名	商品名
エルロチニブ塩酸塩	タルセバ®
ゲフィチニブ	イレッサ®
ラパチニブトシル酸塩水和物	タイケルブ®
セツキシマブ	アービタックス®
パニツムマブ	ベクティビックス®

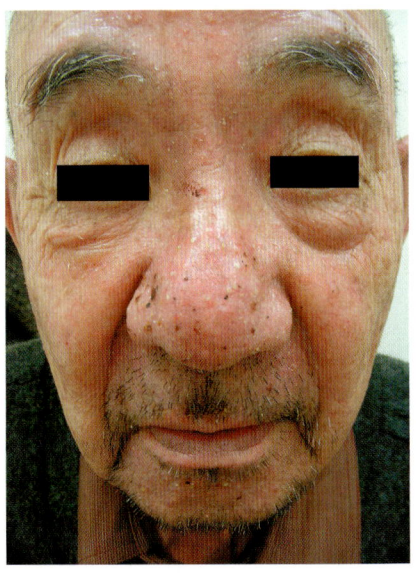

図1 エルロチニブ塩酸塩（タルセバ®）による痤瘡様皮疹
紅色丘疹，小膿疱，点状痂皮が多発する．

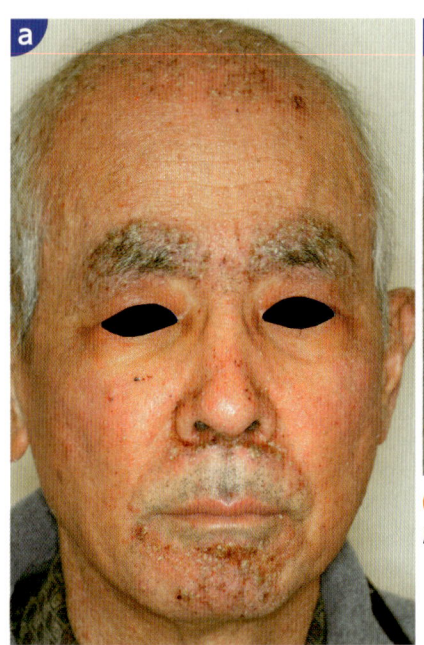

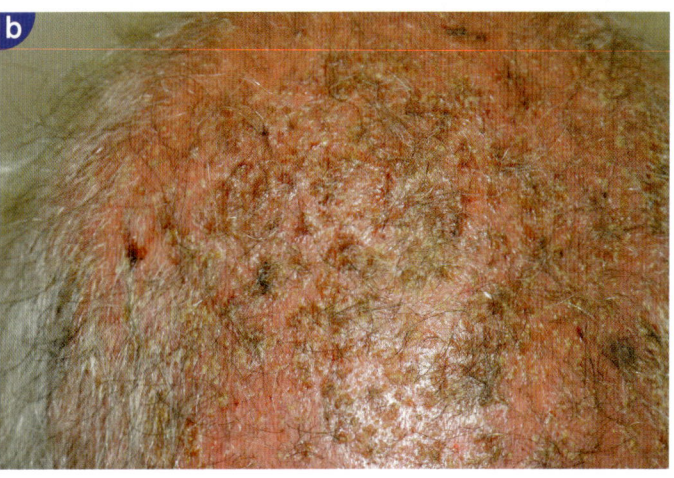

図2 ゲフィチニブ（イレッサ®）による痤瘡様皮疹の重症例
眉毛部，頭部などに膿疱の他，厚い鱗屑痂皮が固着し疼痛を伴っていた．

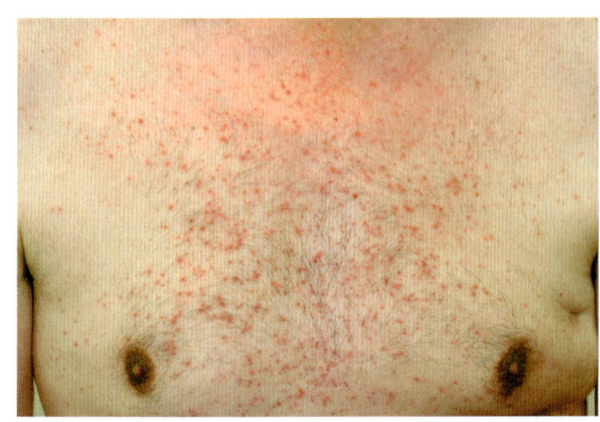

図3 エルロチニブ塩酸塩（タルセバ®）による体幹の痤瘡様皮疹
毛囊一致性の紅色丘疹が前胸部に多発，集簇．

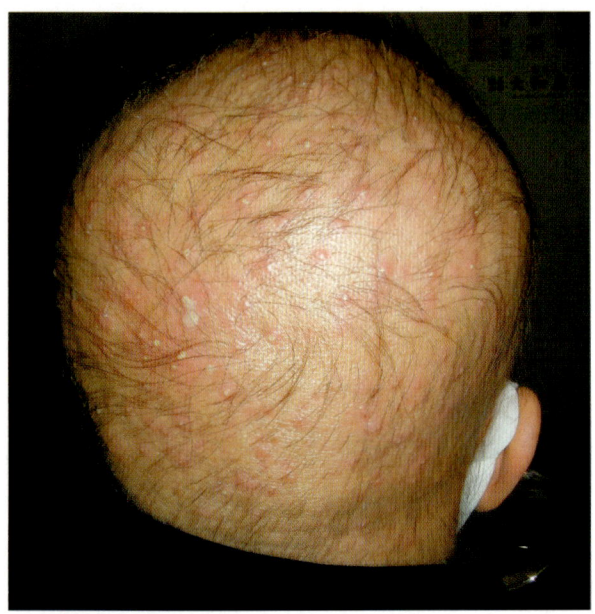

図4 乳癌の化学療法中でデキサメタゾン8 mg内服中の患者のステロイド痤瘡
頭部に小膿疱と紅色丘疹が多発．

ステロイドの全身投与による痤瘡様皮疹では，発症が急激に起こり，皮疹の大きさが均一であることが特徴である（図4）．顔面の他，前胸部，背部に好発する．

3 治療法
痤瘡治療に準じて，分子標的治療薬によるものではステロイド外用も

分子標的治療薬による痤瘡様皮疹では，通常の痤瘡に準じて抗菌薬の外用を行う他，medium rankのステロイド外用も有効である．症状がひどい場合にはstrong rank以上のステロイドを外用する場合もある．ただし，酒さ様皮膚炎などのステロイド外用による副作用も生じうるため，十分な注意が必要である．また，テトラサイクリン系抗菌薬の内服も行われる．ミノサイクリンの予防的投与も効果が認められている．

ステロイドによる痤瘡では，抗菌薬の外用と，症状に応じて抗菌薬の内服が行われる．

分子標的治療薬やステロイドの全身投与による痤瘡様皮疹では，原因薬剤を中止すれば皮疹はすみやかに消退するが，原疾患の治療上原因薬剤を中止できず治療に難渋することも多い．ステロイド外用薬が原因の場合は外用薬を中止，またはタクロリムス軟膏に変更する．

4 専門医からのアドバイス
あらかじめ副作用の可能性を説明しておく

分子標的治療薬による痤瘡様皮疹やステロイドによる痤瘡は原疾患の治療に伴う副作用であるが，症状がひどい場合には患者のQOLを損ねることにもなりかねない．あらかじめ副作用の可能性をよく説明しておくこと，難治の場合には皮膚科医に紹介できる体制を整えておくことも大事である．

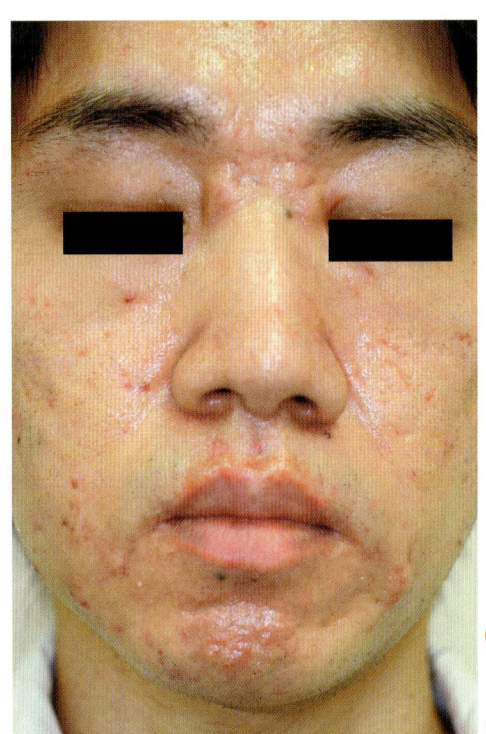

図5 ネフローゼでステロイド長期内服中（現在プレドニン®2.5mg）の患者のステロイド痤瘡
顔面に紅色丘疹が多発し，一部嚢腫形成や瘢痕もみられる．

文　献
1）松浦浩徳：分子標的治療薬による痤瘡様皮疹の治療．臨皮，65：94-97，2011

§5 痤瘡様皮疹をみたら

緊急度 ★★★☆☆
頻度 ★★☆☆☆

4. Kaposi水痘様発疹症
Kaposi's valicelliform eruption

飯田絵理

1 疾患概要
局所免疫能の低下が関与するHSVの感染症状

単純ヘルペスウイルス（HSV-1，時にHSV-2）の初感染ないし再活性化によるもので，局所免疫能の低下が関与する．**アトピー性皮膚炎**の患者に発生することがほとんどであるが，稀にDarier病，脂漏性皮膚炎，天疱瘡，Hailey-Hailey病，菌状息肉症等に合併することもあるといわれる．

2 診断のポイント
湿疹病変上に急激に生じる多発水疱

アトピー性皮膚炎や湿疹をもつ乳幼児・成人に，突然高熱やリンパ節腫脹とともに湿疹病変上に紅暈を有する小水疱が多発する（図1〜5）．水疱は中心臍窩を有するものが多い．通常の単純ヘルペス（図6，7）が1個から数個の水疱出現後治癒するのに対し，Kaposi水痘様発疹症では水疱が多発し，びらん化，痂皮化しながら周辺皮膚へと拡大していくのが特徴である（図1〜5）．顔面や上半身に生じることが多いが，乳幼児では全身に出現することも多い．

3 治療法
抗ウイルス薬投与

抗ウイルス薬の内服または点滴静注を行う〈内服：アシクロビル（ゾビラックス®）1,000 mg 5×5日間，バラシクロビル（バルトレックス®）1,000 mg 2×5日間，点滴：アシクロビル（ゾビラッ

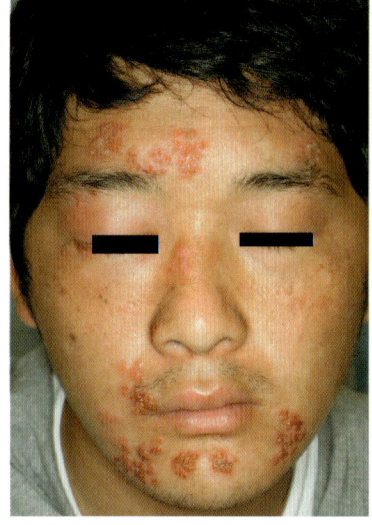

図1 アトピー性皮膚炎患者のKaposi水痘様発疹症
下顎部，前額部を中心に紅暈を伴う小水疱，膿疱が多発集簇している．

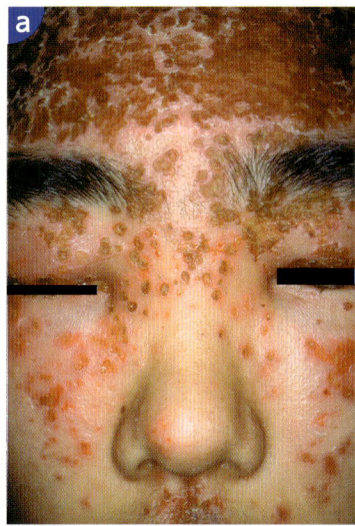

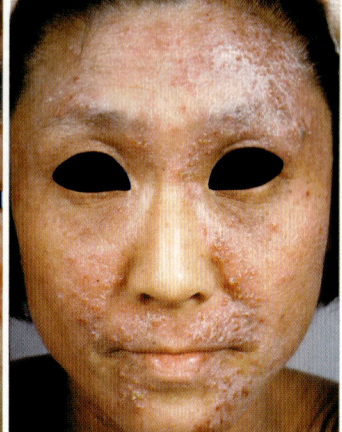

図2 Kaposi水痘様発疹症
aは発症から時間が経って，潰瘍と痂皮を生じた例．bは発症後まもなく受診した患者で，アトピー性皮膚炎の増悪と誤診しかねない例．

クス®）250 mg 1日3回，5日間〉．初感染や免疫抑制状態の患者では重症化することもあり，重症例では入院のうえアシクロビルの点滴静注を行う．細菌感染を合併している場合には抗菌薬の外用，内服も併用する．眼周囲に皮疹が生じた場合，眼科に依頼し角膜ヘルペスの有無を検索する．

図4 **図3の前額部の拡大像**
単純ヘルペス感染を示唆する一様な類円形の小びらんがみられる．

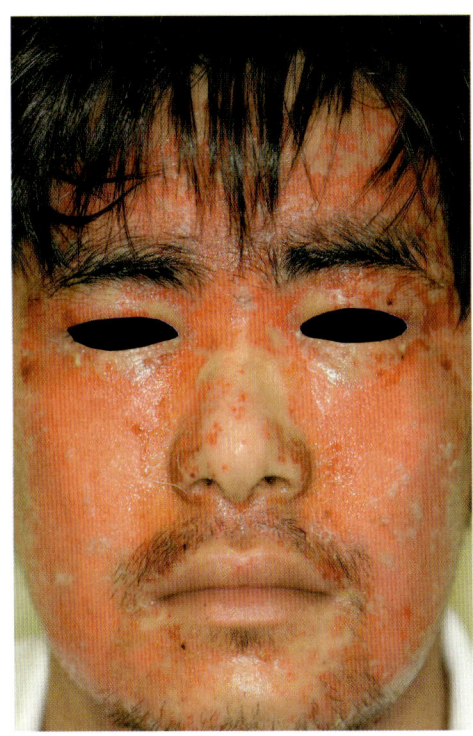

図3 **アトピー性皮膚炎患者のKaposi水痘様発疹症**
びらんが多発・集簇して顔面全体に及んでいる．鼻翼周囲や頤部に小水疱もみられる．

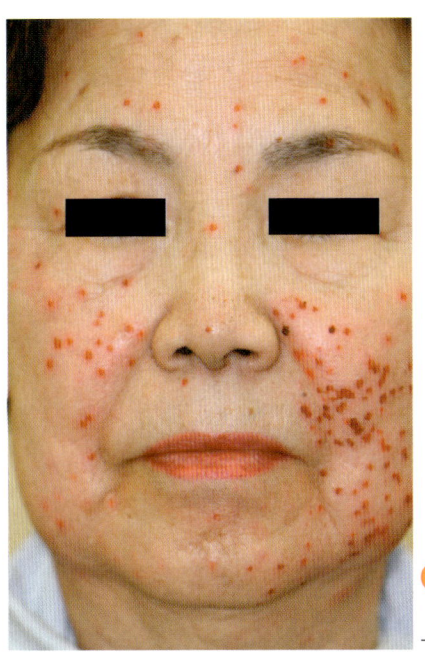

図5 **肺癌でゲフィチニブ（イレッサ®）内服中の患者のKaposi水痘様発疹症**
一様な類円形のびらん・痂皮が多発している．角膜ヘルペスの所見もみられた．

4 専門医からのアドバイス
細菌による二次感染,伝染性膿痂疹との鑑別を行う

　アトピー性皮膚炎の重症化に伴いびらん,痂皮が多発する場合,Kaposi水痘様発疹症の鑑別として皮疹の細菌による二次感染(図8),伝染性膿痂疹を考える.鑑別が困難である場合も多いが,伝染性膿痂疹に比較しKaposi水痘様発疹症のびらんはやや深く,一様であることが多い.角膜ヘルペスの所見も参考になる.また外来で簡便に行えるウイルス学的検査に,Tzanck test(水疱内容または水疱底の塗抹標本にGiemsa染色を行い,球状細胞やウイルス性巨細胞を証明する)がある.

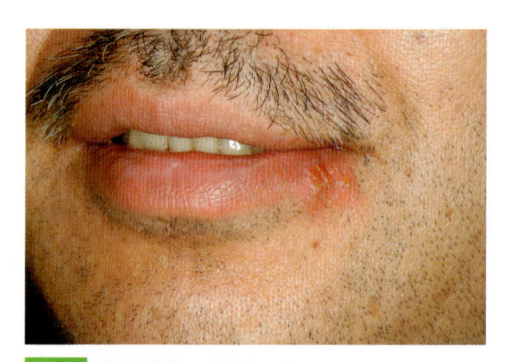

図6 鑑別疾患:単純ヘルペス
口角部に紅斑,小水疱が集簇する.

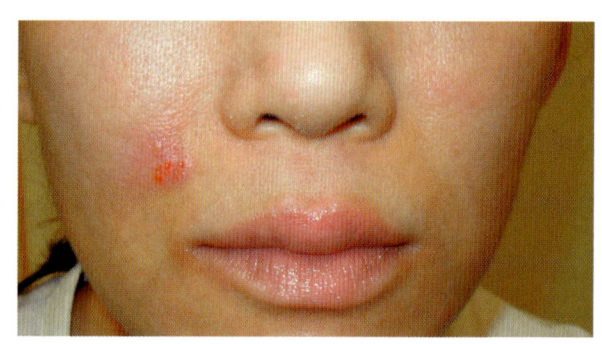

図7 鑑別疾患:単純ヘルペス
右頬部の紅斑上に小水疱が数個集簇する.

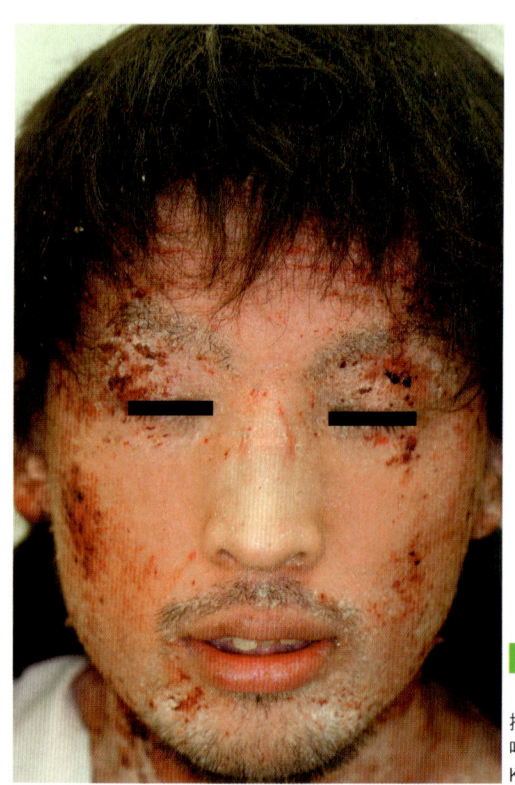

図8 鑑別疾患:アトピー性皮膚炎皮疹の二次感染
掻破によるびらん・痂皮が主体であり,単純ヘルペス感染を示唆する一様な小水疱やびらん・痂皮はみられないことよりKaposi水痘様発疹症は否定的.

§6 顔面の褐色〜黒色丘疹をみたら

緊急度 ★★★★★
頻度 ★★★★★

1. 老人性色素斑（日光黒子）と脂漏性角化症（老人性疣贅）

senile lentigo (actinic lentigo) and seborrheic keratosis (senile verruca)

村田 哲

1 疾患概要

加齢とともに増加する顔面のシミ

　加齢とともに，顔面，手背の皮膚は光老化の影響が顕著となる．すなわち皺，色素斑，丘疹，結節である．このうち，表皮の変化に起因する代表的な変化が老人性色素斑と脂漏性角化症であり，ほぼすべての高齢者の顔にみられ，通常はこめかみに最も早く所見が現れる．老人性色素斑（図1〜6）は類円形，境界明瞭，均一な褐色斑で，大きさは大小さまざまだが通常は1 cm以下のことが多い．表面に軽く鱗屑をつけることもあり，一部で経過とともに隆起し，脂漏性角化症となる．脂漏性角化症の色調は，褐色から黒褐色とさまざま，表面が乳頭腫状や顆粒状となるものから光沢をもち平滑なものもある．

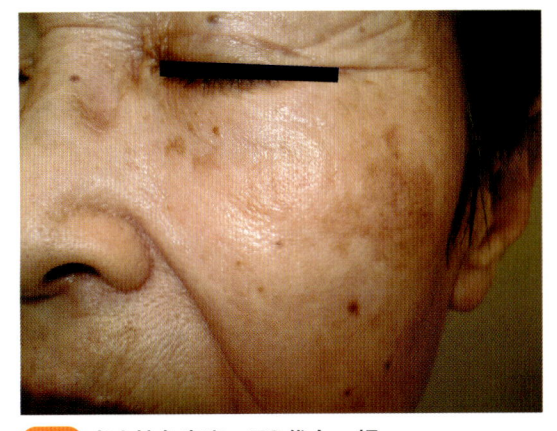

図1 老人性色素斑，70代女，頬

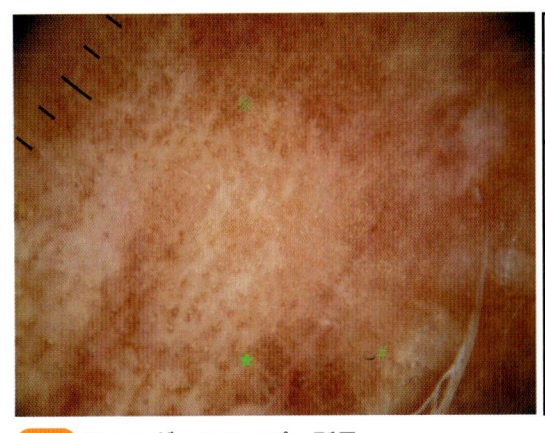

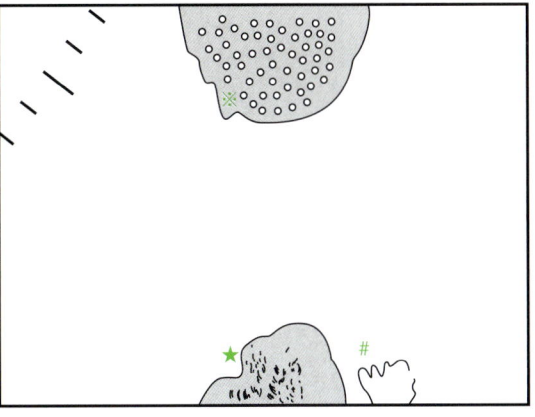

図2 図1のダーモスコピー所見
定型的偽ネットワーク（※），ゼリー徴候（#），淡褐色指紋様構造（★）がみられる．

2 診断のポイント
鑑別はダーモスコピーで

　後天性に顔面に出現する色素斑は，表皮性の褐色斑と真皮性の青色斑に分かれる．褐色斑の鑑別は，まず，年齢を考えるとよい．雀卵斑（そばかす，図7）は幼児期から出現，思春期に最も顕著となり，その後薄くなる．1～3 mm大で色，形はほぼ均一．鼻根部を中心とする左右対称性で，分布も均一である．肝斑（図8）は30歳以後の女性に好発．経産婦に多く，びまん性境界不明瞭な褐色斑で，最大の特徴は，頬骨上など骨隆起に一致して分布し有毛部を避けることである．洗顔，化粧などのときに，こすったり，たたくなどして皮膚を刺激する習慣のあるものに多い．青色斑としては，太田母斑（図9）や後天性真皮メラノーシスがあり，真皮メラノサイトの増加なので，色調は真皮性の青色から灰色で，境界不明瞭，表面に構造を作らない．前者が片側性で乳児期と思春期に発症しやすいのに比べ，後者は両側性で成人に好発する．一方，老人性色素斑は，ほとんどの中年以後の男女に出現し，加齢とともに増加する．分布は，こめかみや耳前部に多く中央に少ない．注意すべき鑑別疾患は，日光角化症（図10，11）と悪性黒子（§6-2参照）で，老人性色素斑が増殖性変化をきたすと，脂漏性角化症になるのに対して，それぞれ有棘細胞癌と悪性黒色腫（§6-2参照）へ進展するため，表皮内癌の時期に，老人性色素斑と鑑別し適切な対応が行われなければならない．しかし，非常に初期の病変では，悪性を示唆する所見に乏しく，皮膚科専門医でも診断に苦慮することは珍しくない．**よって，典型と診断可能な老人性色素斑以外は，安易に美容的な治療を行うべきでない．**

　色素斑の鑑別に対して，皮膚科専門医は，皮膚生検の前にダーモスコピーによる観察を行う．老人性色素斑では，毛孔を均一に取り囲む粗大な環状褐色色素の集合「定型的偽ネットワーク」が特徴で，境界は「虫食い状辺縁」がみられる．わずかに表皮の増殖がはじまっている段階では，「淡褐色指紋様構造」がみられる（図2）．脂漏性角化症となると，「面皰様開孔」，「稗粒腫様嚢腫」や「脳回転様パターン」が特徴である（図12～17）．一方，悪性黒子では「非定型的偽ネットワーク」が認められる．

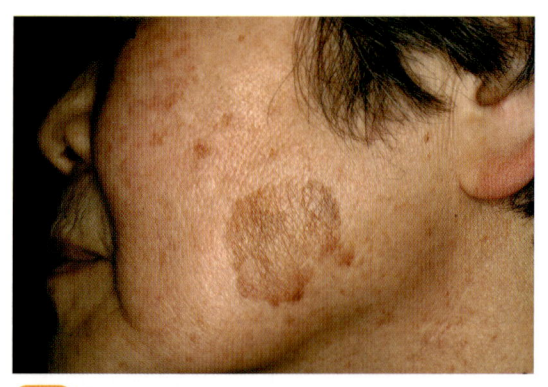

図3　老人性色素斑，60代女，顎

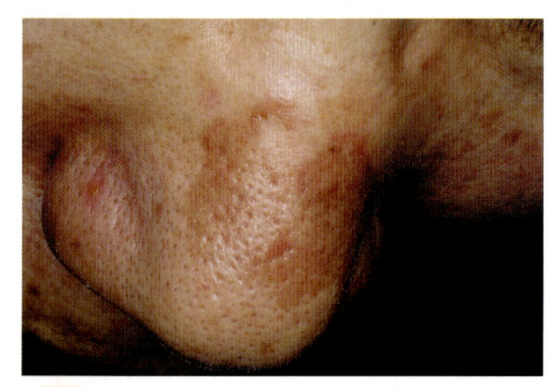

図4　老人性色素斑，60代女，鼻背

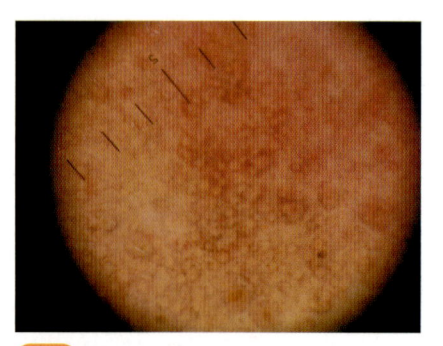

図5　図4のダーモスコピー所見
老人性色素斑と診断したが，偽ネットワークにやや不整があり，経過観察の方針とした．

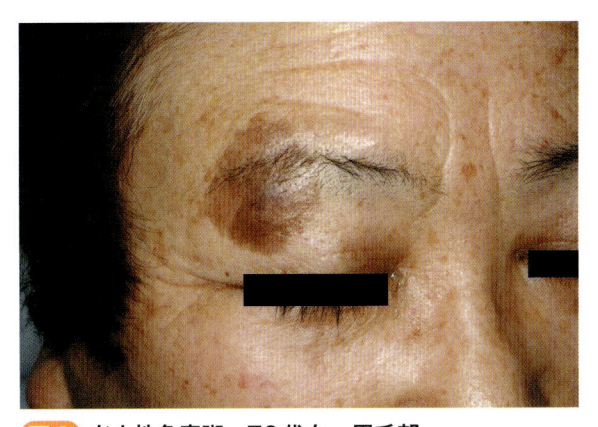

図6 老人性色素斑，70代女，眉毛部

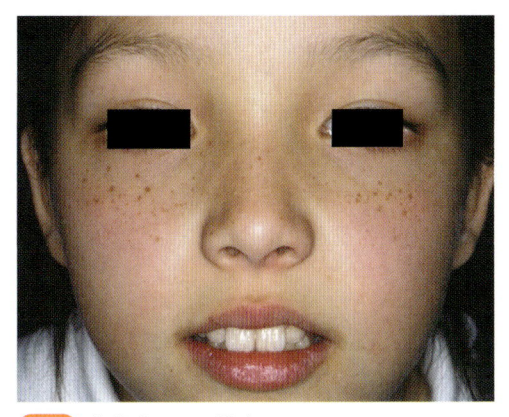

図7 雀卵斑，10代女

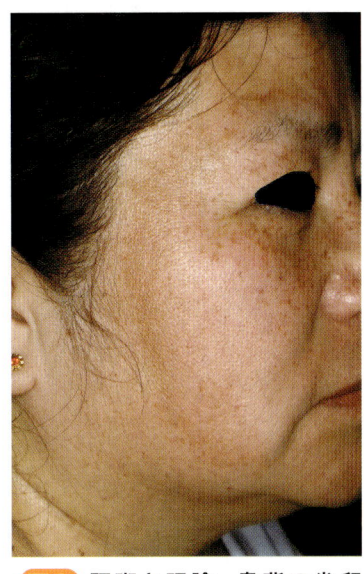

図8 肝斑と眼瞼・鼻背の雀卵斑，40代女

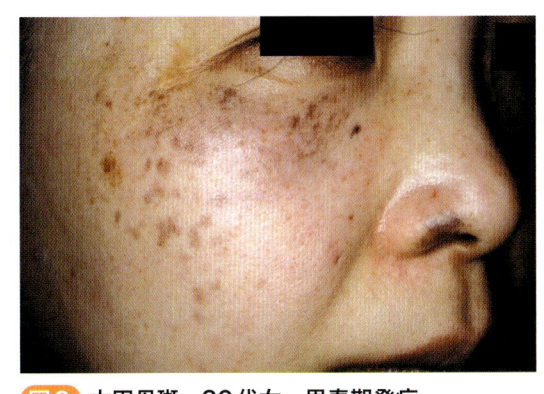

図9 太田母斑，30代女，思春期発症
眼瞼，鼻翼，歯肉に青色素斑あり．

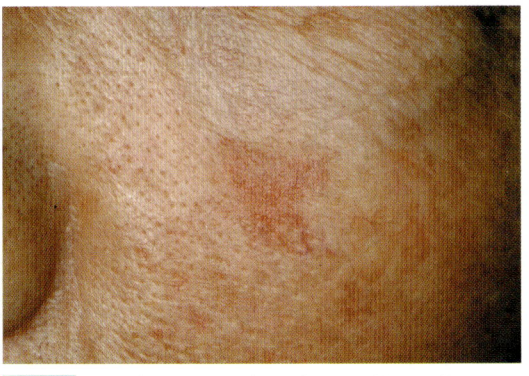

図10 鑑別疾患：日光角化症，80代男，頬

§6 顔面の褐色〜黒色丘疹

1 老人性色素斑（日光黒子）と脂漏性角化症（老人性疣贅）

3 治療法
基本的に治療の必要はない

老人性色素斑，脂漏性角化症ともに加齢性の変化で，良性疾患なので治療の必要はない．もし美容的治療を希望されたときは，臨床所見が典型である場合は，老人性色素斑は液体窒素処置やQスイッチレーザー，脂漏性角化症は液体窒素処置が行われる．

4 専門医からのアドバイス
黒い皮疹に安易なレーザー治療は行わない

臨床像は多彩で，日光角化症や悪性黒子との鑑別が困難な場合があることを忘れてはならない．非典型な皮疹に対して，安易なレーザー照射やピーリングなどは避けるべきである．

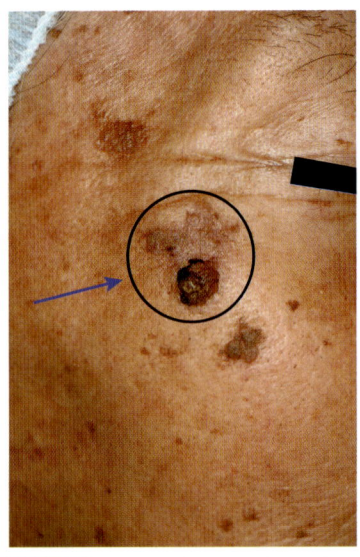

図11 鑑別疾患：日光角化症＋有棘細胞癌，60代男，頬
○の上下の褐色局面は脂漏性角化症．

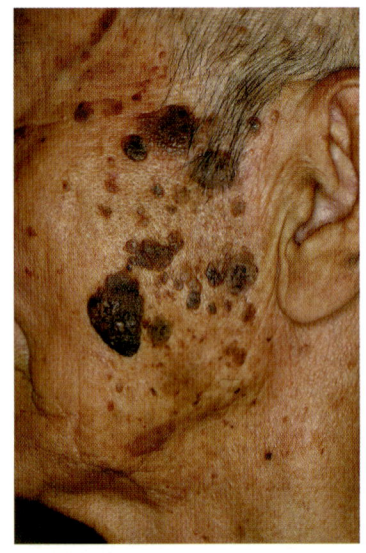

図12 脂漏性角化症，80代男，耳前部

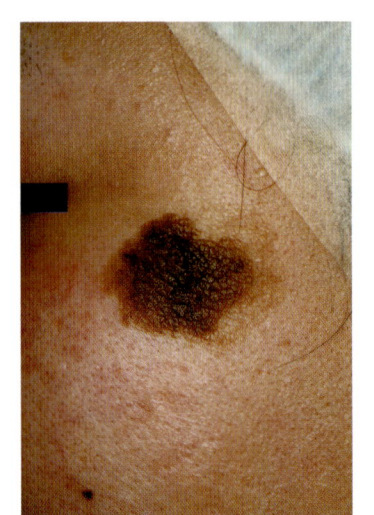

図13 脂漏性角化症＋老人性色素斑　30代女，頬

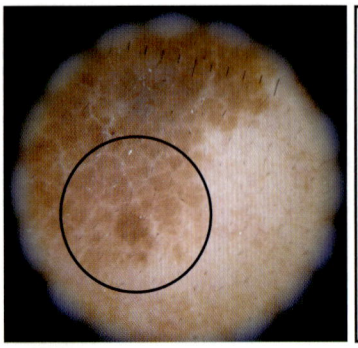

図14 図13のダーモスコピー
脳回転様パターンがみられる．

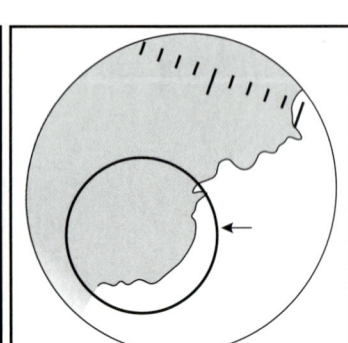

5 専門医紹介のポイント
非典型，変化の明らかなものは注意

　色素斑は，大きなもの，拡大傾向の明らかなもの，濃淡不整なもの，黒い部分の混在や赤みがあるものは，専門医への紹介が望ましい．結節では，黒いもの，赤いもの，大きなもの，増大傾向明らかなもの，潰瘍化するものは専門医へ紹介する．

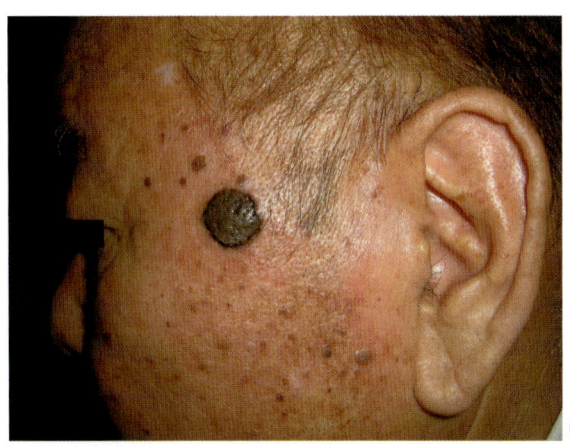

図15 脂漏性角化症，70代男，頬

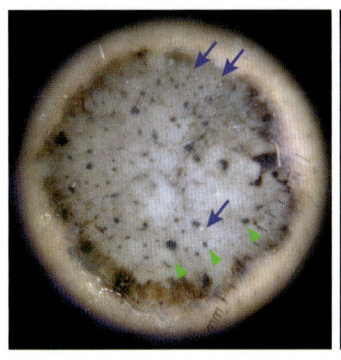

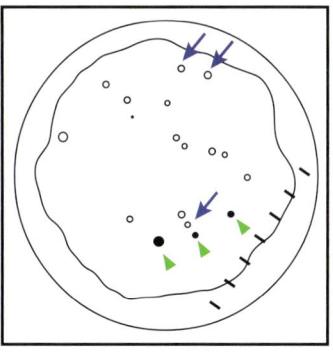

図16 図15のダーモスコピー
面皰様開孔（▶），稗粒腫様嚢腫（➡）がみられる．

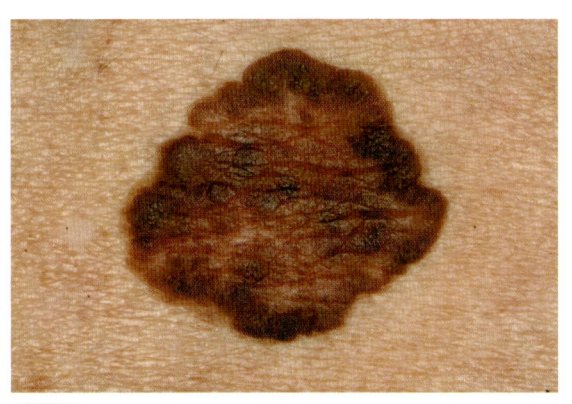

図17 脂漏性角化症，70代男，腰

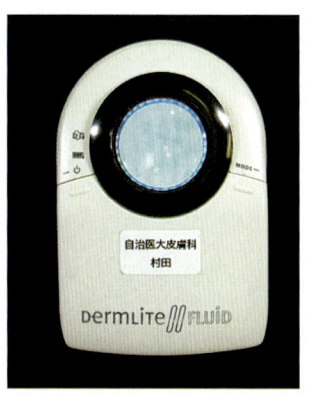

図18 筆者が使用しているダーモスコピー

§6 顔面の褐色～黒色丘疹をみたら

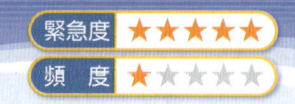

緊急度 ★★★★★
頻度 ★☆☆☆☆

2. 悪性黒子および悪性黒子型黒色腫
lentigo maligna and lentigo maligna melanoma

村田　哲

1 疾患概要
顔面の不整な黒色斑と黒色結節

　悪性黒色腫は，組織における腫瘍細胞の進展様式により，便宜上，3つのタイプに分けられており，そのうちの1つとして，表皮基底層に水平方向へ増殖がまずはじまり，進展とともに垂直方向に隆起，浸潤が起こるタイプがあり足底と顔面に好発するが，このうち，顔面に発症し，表皮内にとどまっているものを悪性黒子（図1～5），表皮基底膜以下に浸潤しているものを悪性黒子型黒色腫（図6～9）と定義される．

2 診断のポイント
初期では老人性色素斑との鑑別が難しい

　高齢者の顔面に存在する濃淡不整な黒色斑である．境界は比較的明瞭．経過は長く数十年に及ぶことがあり，ゆっくりと拡大し，さらに進行すると，隆起性病変が出現してくる．初期の小さく色素の薄い時期では，老人性色素斑（§6-1参照）との鑑別は肉眼では難しい．

3 治療法
切除

　植皮を必要とする皮膚の欠損が生じることが多いため，臨床的に確定診断がつかない場合，皮膚生検が行われる．悪性黒子の進行が非常に緩徐であり，高齢者に発症することから，経過観察を選択したくなる誘惑は常にあるが，近年の寿命の延長を考えると，診断後，早期の切除が結局は患者の負担が少ない．

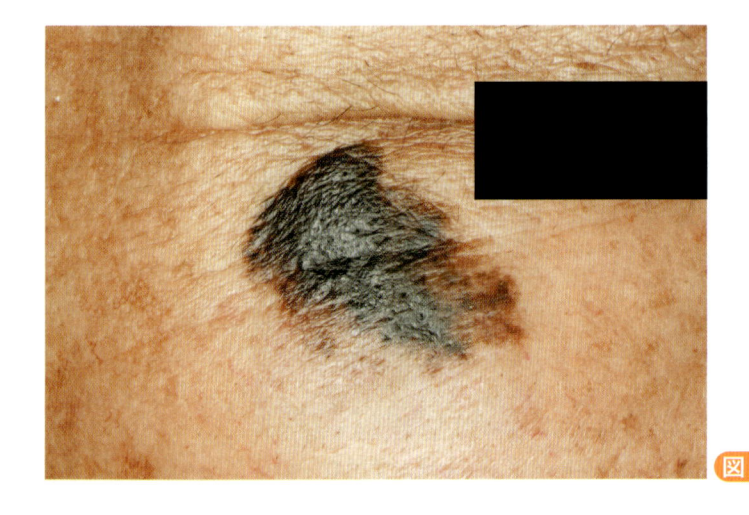

図1　悪性黒子，60代男，下眼瞼

4 専門医からのアドバイス
診断が困難な色素斑は定期的な経過観察を

老人性色素斑の典型とはいえない顔面の色素斑を経過観察するためには,サイズをはかるとともに,条件を一定にした写真を年に1,2度撮影するとよい.

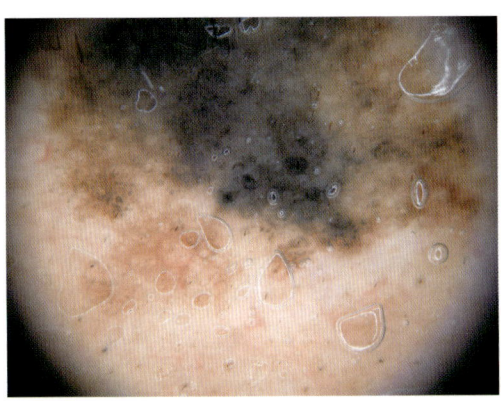

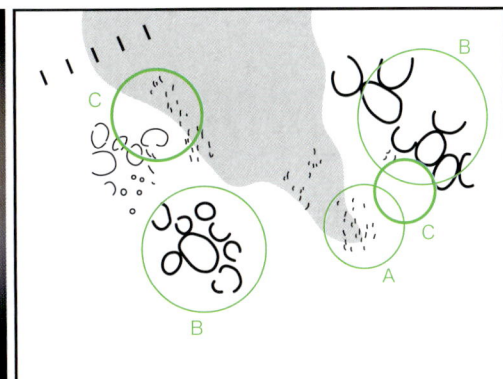

図2 図1のダーモスコピー
A:黒胡椒粒状構造,B:菱形構造,C:均一領域などがみられる.

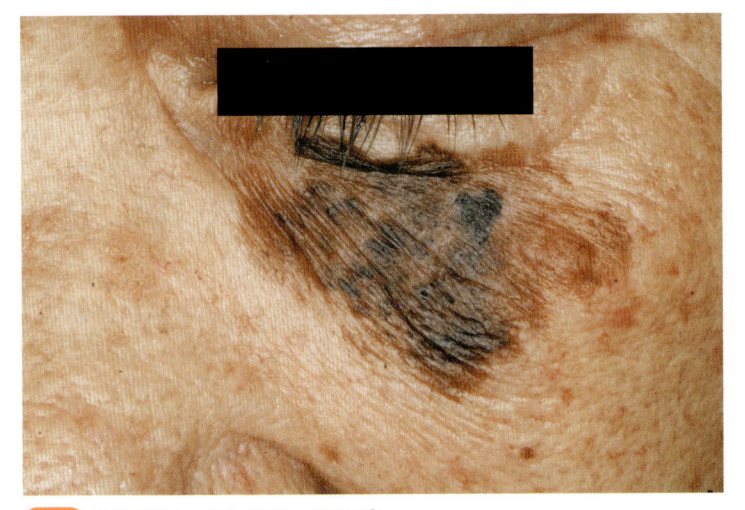

図3 悪性黒子,80代男,下眼瞼

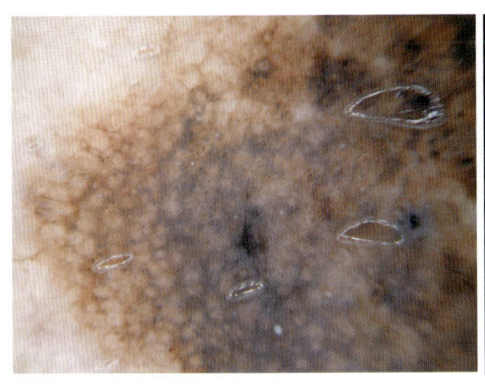

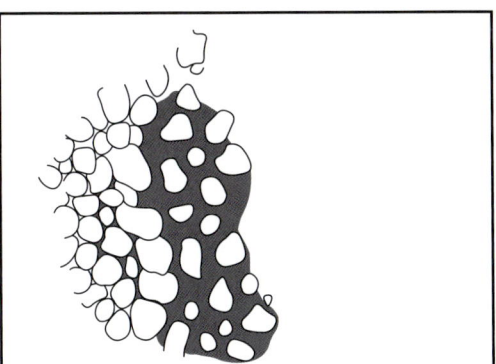

図4 図3のダーモスコピー
非定型的偽ネットワークを呈する.

5 専門医紹介のポイント
色素斑に結節を伴うものはすぐに紹介

悪性黒子の経過は非常に長いので，老人性色素斑と鑑別が困難な色が薄く小さいものであれば，経過観察でも可能だが，悪性黒子型黒色腫が他の病型に比べ予後が良いというわけではないので，**色調の濃いもの，結節を形成しているものは，すぐに皮膚科専門医に紹介すべきである**．

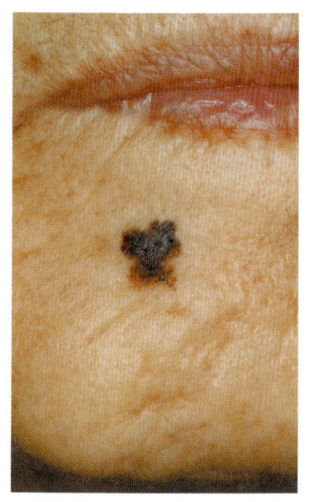

図5 悪性黒子，80代女，顎

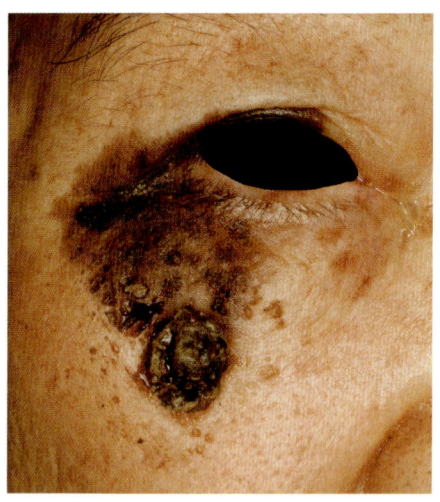

図6 悪性黒子型黒色腫，80代女，眼瞼から頬

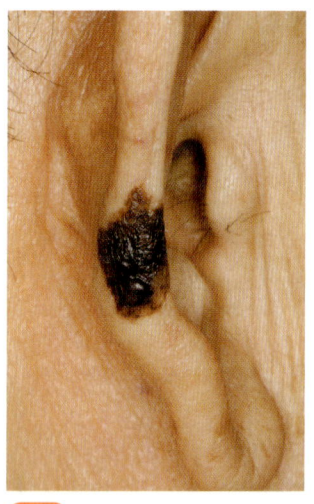

図7 悪性黒子型黒色腫，70代男，耳輪

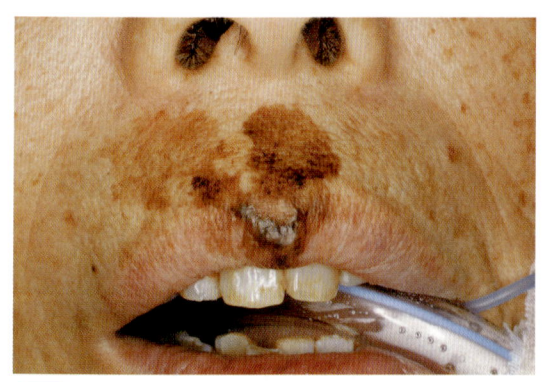

図8 悪性黒子型黒色腫，70代女，口唇
3年前にCO_2レーザー治療され再発．

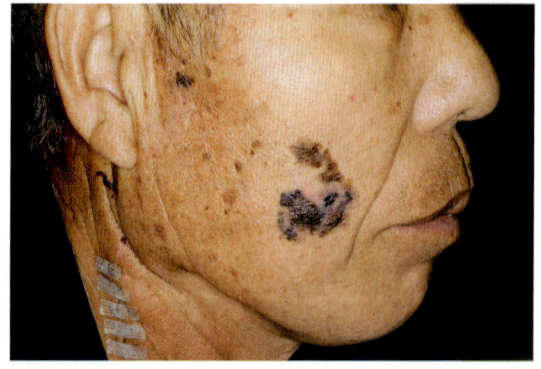

図9 悪性黒子型黒色腫，60代男，頬
肺転移，頸部リンパ節腫脹で発見された．

§6 顔面の褐色〜黒色丘疹をみたら

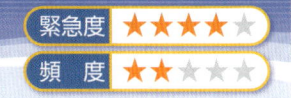

緊急度 ★★★★☆
頻度 ★★☆☆☆

3. 基底細胞癌
basal cell carcinoma

村田 哲

1 疾患概要
目，鼻，口，耳周囲の黒色丘疹，潰瘍

皮膚の悪性腫瘍のうち，日光角化症の次に高頻度なのが，基底細胞癌である（図1〜13）．

2 診断のポイント
顔面の治らない潰瘍，増大する結節でまず疑う

成人から老人の顔面に出現した治らない潰瘍や増大する結節は，まず基底細胞癌を疑う．ダーモスコピーで基底細胞癌を疑う病変を観察する場合，まず「色素ネットワーク」の有無を検討する．これが存在する場合は悪性黒色腫や色素細胞母斑などのメラノサイト系腫瘍を考える．色素ネットワークが認められない場合は，「潰瘍化」，「灰青色類円形大型胞巣」，「多発灰青色小球」，「多発葉状領域」，「車軸状領域」，「樹枝状血管拡張」6項目の所見（図2，8，11）の有無を検討し，これらの所見が1つでも見出された場合，基底細胞癌である確率は93〜100％と報告されている．**しかし色素を全く認めないこともあり，特に白人で多い．**

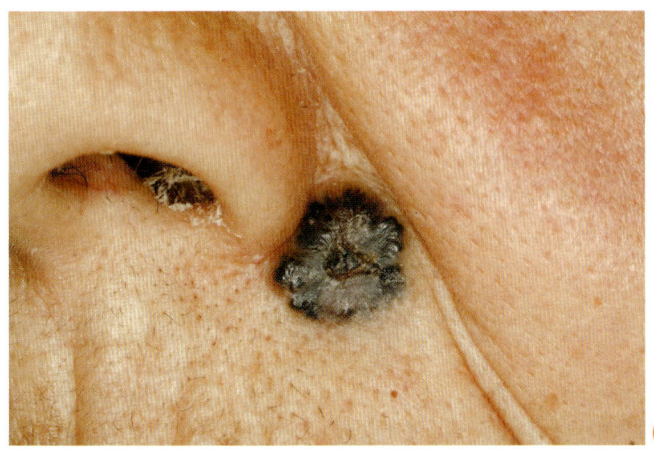

図1 基底細胞癌，80代女，鼻唇溝

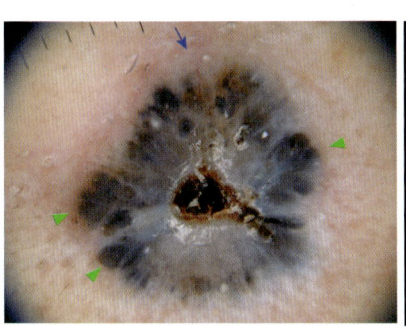

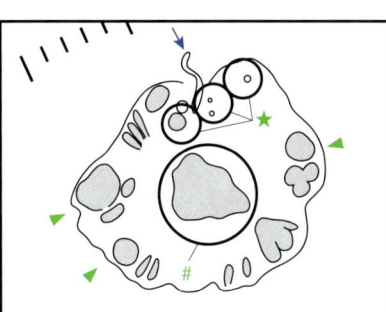

図2 図1のダーモスコピー所見
潰瘍化（#），灰青色類円形大型胞巣（▶），多発灰青色小球（★），樹枝状血管拡張（→）がみられる．

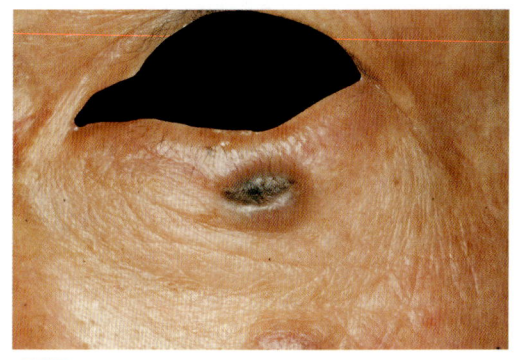

図3 基底細胞癌，60代男，下眼瞼

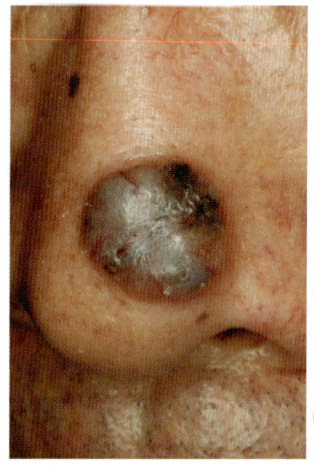

図4 基底細胞癌，80代男，鼻背

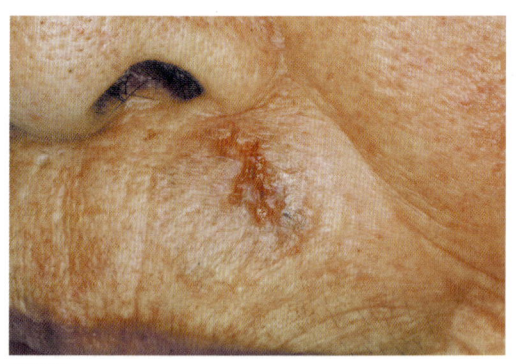

図5 基底細胞癌，90代女，上口唇（無色素性局面）

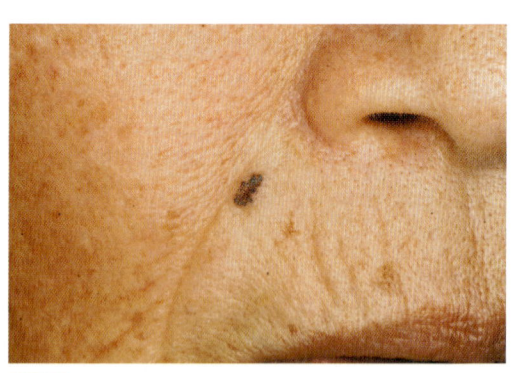

図6 基底細胞癌，70代女，鼻唇溝（黒色丘疹）

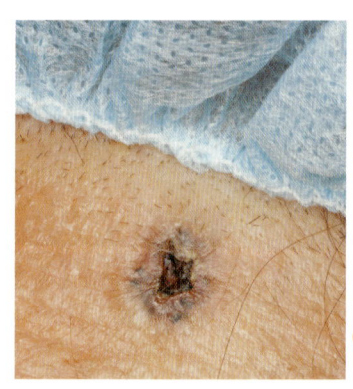

図7 基底細胞癌，80代男，額（小潰瘍）

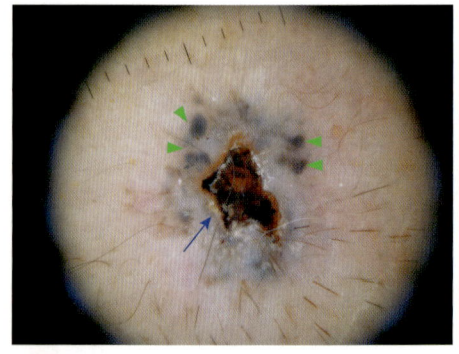

図8 図7のダーモスコピー所見
潰瘍化（→），多発灰青色小球（▶）がみられる．

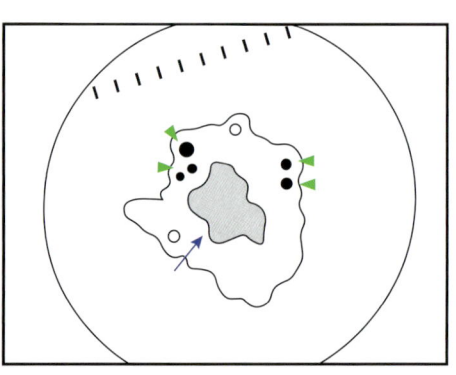

3 治療法
第一選択は切除

　基底細胞癌は原則的に転移しないので，診断困難例では根治手術前に部分生検を行い治療計画をたてる．境界が不明瞭な場合は再建を二期的に行うこともある．切除不能例では，放射線治療も考慮される．放射線治療の適応にあたっては悪性腫瘍を専門とする皮膚科医と放射線治療専門医による慎重な検討が必要である．また，基底細胞母斑症候群（図14），色素性乾皮症（図15）などでは，二次発癌のリスクが高いため放射線治療の適応とならない．

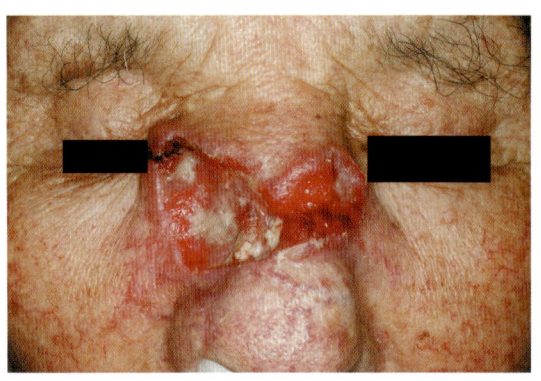

図9　基底細胞癌，70代男，鼻背骨破壊あり

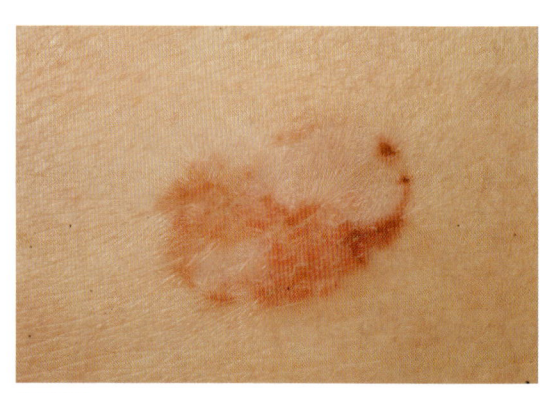

図10　基底細胞癌，80代男，背部表在型

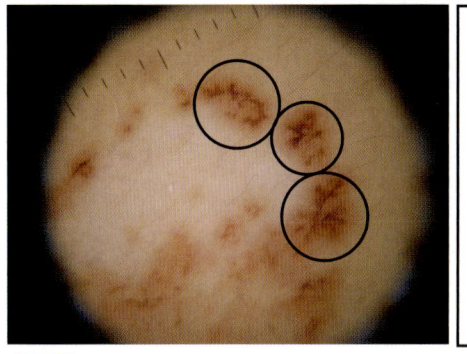

図11　図10のダーモスコピー所見
車軸状領域（○）がみられる．

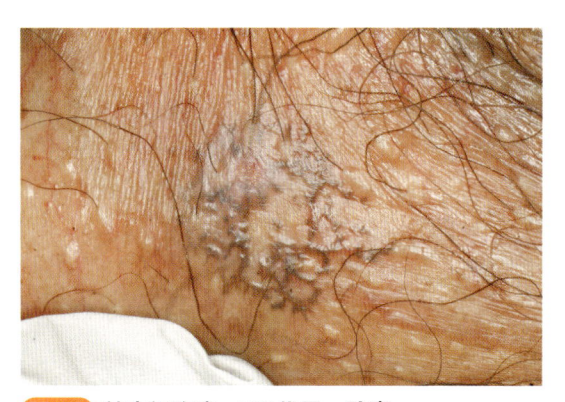

図12　基底細胞癌，70代男，陰嚢

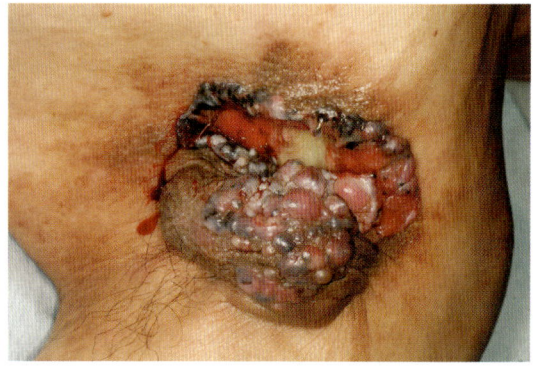

図13　基底細胞癌，50代男，腋窩
リンパ節転移なし，遠隔転移なし．

4 専門医からのアドバイス
結節の黒い色素や治癒しない皮膚潰瘍をみたら疑う

成人後に出現した結節で黒い色素がみられたときや，治癒しない皮膚潰瘍は，まず基底細胞癌の可能性を考える．

5 専門医紹介のポイント
診断，治療に自信がないとき

基底細胞癌を自信をもって否定できない場合，切除が困難であったり，切除後の再建に自信がない場合に加え，小さくても，境界が不明瞭な場合，特に潰瘍型では，はじめから専門医紹介が望ましい．

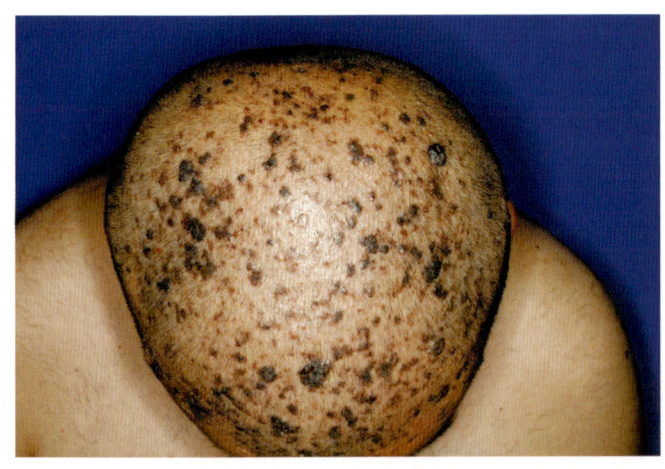

図14 基底細胞母斑症候群，20代男，頭部
4歳時髄芽腫治療のため頭部放射線照射歴あり．

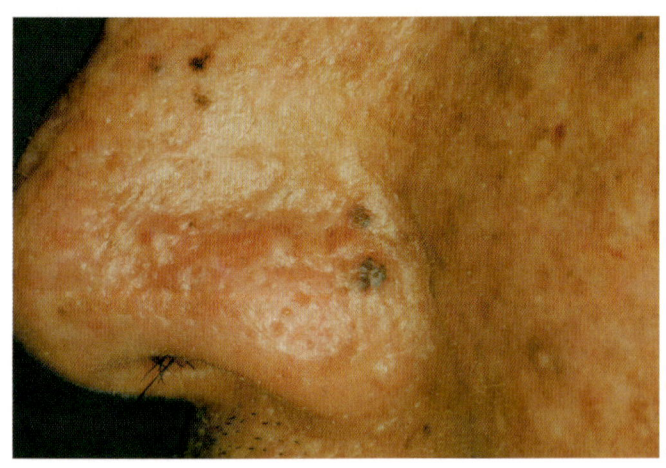

図15 色素性乾皮症（バリアント），50代男
基底細胞癌多発．

§7 全身に多発する水疱をみたら

緊急度 ★★★★☆
頻度 ★★☆☆☆

1. 天疱瘡
pemphigus

鈴木正之

1 疾患概要
全身の皮膚や粘膜に水疱が多発する疾患

　天疱瘡はラテン語でpemphigus（あぶく）といい，急に大きな水疱が全身至る所にできる病気の総称である．現在では自己免疫的機序で粘膜と皮膚に水疱が慢性的に多発する疾患をさす．表皮細胞間の接着構造（デスモソーム）の成分に対する自己抗体が生じ，接着が阻害されて表皮内に水疱が形成される疾患である．いろいろな病型があるが大きく2型に分類される．

◆ 尋常性天疱瘡

　最もありふれたタイプで，最も重症である．40～50歳代に好発する．皮膚の薄い表皮内水疱で，容易に破れてびらんになりやすい（図1, 2）．このびらんは上皮化しにくい．一見正常な皮膚をこすると表皮が容易に剥離する（Nikolsky現象）．水疱を破らないように圧迫すると周囲に水疱が拡大する（偽Nikolsky現象）．口腔粘膜にも水疱やびらんがみられることが多い．その他眼瞼結膜，咽頭，喉頭，食道，肛門，腟などの粘膜も病変を伴うことがある．食道に病変がある場合には食道粘膜を吐出することがある．また粘膜だけに病変が生じて，皮膚は正常な場合もある．70歳以上の症例では内臓悪性腫瘍の合併率が上昇するという報告もある．

　病理組織所見は基底細胞直上で水疱が形成され，水疱内に棘融解細胞がみられる．免疫学的所見では患者の表皮細胞間にIgGの沈着があり，血中には表皮細胞膜に結合するIgGクラスの自己抗体が検出される．この表皮細胞膜上の抗原はデスモグレイン（Dsg）1や3であることが判明し，これらに対する血中抗体価をELISAで測定できるようになり，また保険適応になっているので有用である．ただしDsg 1と3の抗体価を同時に測定しても一方しか保険請求できないのが難点である．また粘膜にはDsg 3が主として存在し，皮膚ではDsg 3は基底層に多く，一方Dsg 1は表皮全層にあるものの上層に多いという傾向がある．したがって原則としては病変が粘膜だけの場合はDsg 3のみが陽性で，皮

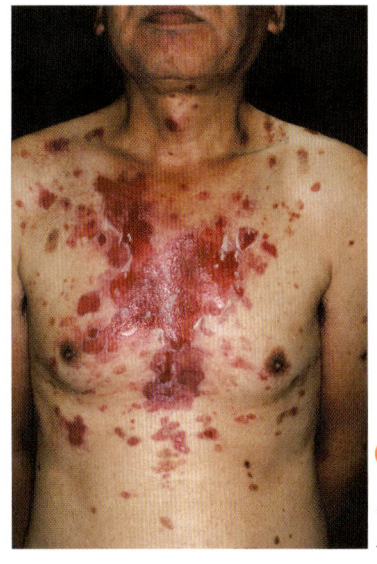

図1 尋常性天疱瘡
この症例ではびらんが目立つ．このびらんはなかなか上皮化しない．

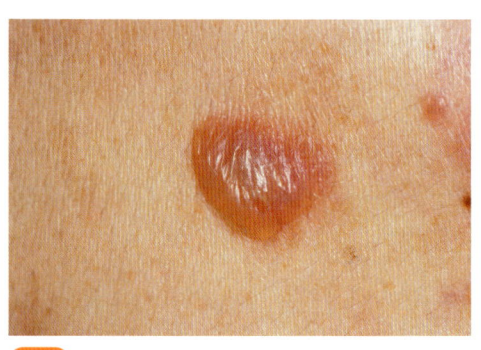

図2 尋常性天疱瘡症例における水疱の拡大像
水疱表面に皺のある弛緩性水疱になっていて，容易に破れてびらんになる．

膚と粘膜の両方に病変がある場合にはDsg 1と3の両方が陽性になる．

◆ 落葉状天疱瘡

やはり40〜50歳代に好発する．薄い鱗屑痂皮を伴った紅斑と弛緩性水疱がみられるが，尋常性とは異なり水疱がみられることは少なく，すぐびらんになり上皮化してしまう（図3）．Nikolsky現象は陽性である．口腔内などの粘膜には原則として病変はみられない．

病理組織所見は表皮上層に水疱がみられ，棘融解細胞は少ない．免疫学的所見は尋常性と同様に患者の表皮細胞間にIgGの沈着があり，血中には表皮細胞膜に結合するIgGクラスの自己抗体が検出される（図4）．前述した法則によりELISAではDsg 1に対する抗体のみが認められることが多い．また尋常性と落葉状の間で病型が移行することがある．

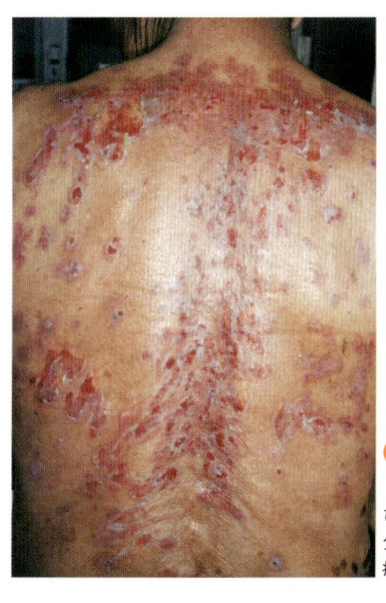

図3 落葉状天疱瘡
びらんが目立ち水疱は少ない．体の正中部に病変が多い．

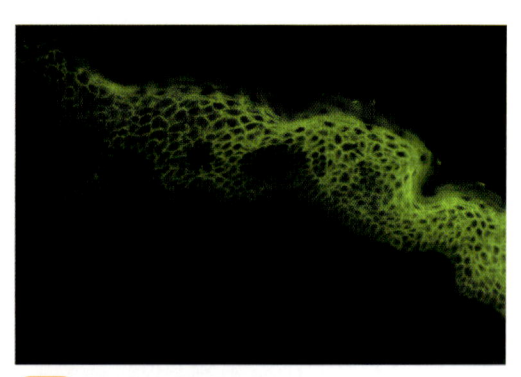

図4 蛍光抗体法間接法所見
落葉状天疱瘡の例で緑色の線が表皮細胞間へのIgGの沈着を示す．表皮上層部で蛍光が強くなっている．血中にDsg 1に対するIgGクラスの自己抗体があることを意味する．

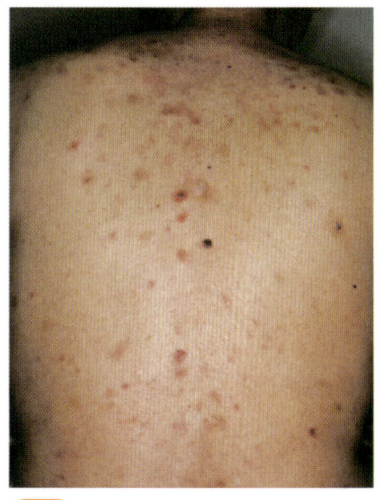

図5 カプトプリルとチオプロニンによる薬剤誘発性天疱瘡例
落葉状天疱瘡の臨床像を示す．

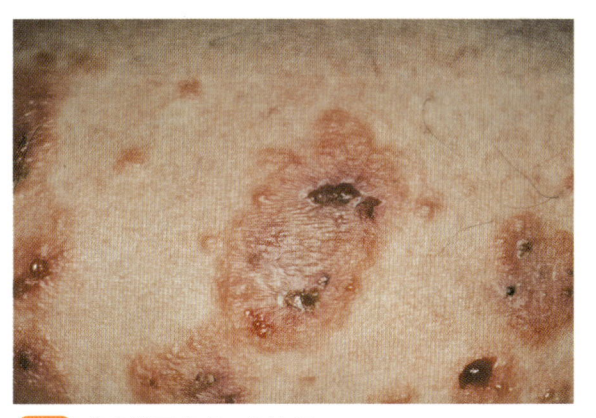

図6 疱疹状天疱瘡　体幹部
環状の紅斑があり，その上に水疱がある．疱疹状皮膚炎（ジューリング）との鑑別が必要．

◆ その他の病型

　尋常性の亜型であり増殖性変化をした病変のある増殖性天疱瘡，落葉状の亜型で全身性エリテマトーデスの蝶形紅斑に類似した紅斑を伴う紅斑性天疱瘡，悪性リンパ腫などの悪性腫瘍を合併しStevens-Johnson症候群などの重症型薬疹と区別の難しい口腔粘膜病変がみられる腫瘍随伴天疱瘡，薬剤により誘発される薬剤誘発性天疱瘡（図5），環状紅斑上に水疱が配列する疱疹状天疱瘡（図6），IgGの代わりにIgAが表皮細胞間に沈着するIgA天疱瘡などがある．なお薬剤誘発性天疱瘡の原因薬剤としてはSH基をもつ薬剤が多く，D-ペニシラミンやカプトプリルなどが有名である．

2 診断のポイント
多発する水疱やびらん．確定は免疫組織所見

　くり返し慢性的に水疱ができる場合には疑ってみる．主として遭遇するのは尋常性と落葉状天疱瘡の2型である．尋常性天疱瘡の場合は粘膜に病変があることが多く，難治性の口内炎と診断されていることもある（§11-1参照）．皮膚病変ではなかなか上皮化しないびらんや水疱が長期間出没するときには一度は疑ってみる．

　尋常性天疱瘡で鑑別する疾患としては類天疱瘡（§7-2参照）をはじめとする他の自己免疫性水疱症がある．組織所見や免疫組織所見によって鑑別する．その他の原因でできる表皮内水疱をきたす疾患としてウイルス感染症では水痘（§7-3参照），手足口病などがある．水痘とはTzanck testを行い多核巨細胞があれば鑑別できる．細菌性疾患では伝染性膿痂疹がある（図7）．新生水疱部のスメアをつくりグラム染色をして細菌を証明する．また抗菌薬の効果をみてみる．遺伝性疾患ではHailey-Hailey病がある．遺伝を疑わせる家族歴がある，夏季の増悪がある，間擦部位に好発するなどの特徴がある．確定は免疫組織所見による．

　次に落葉状天疱瘡との鑑別疾患として脂漏性皮膚炎（§3-1参照），伝染性膿痂疹，ブドウ球菌性熱傷様皮膚症候群（Staphylococcal scalded-skin syndrome：SSSS）（図8）などがある．脂漏性皮膚炎とは好発部位が同じであることより落葉状天疱瘡の水疱がみられない状態では鑑別が難しい．伝染性膿痂疹とは前述したように細菌の関与が疑われるかどうかである．天疱瘡に二次感染を併発した場合には鑑別は難しい．SSSSとの鑑別は発熱の有無，皮疹の分布，抗菌薬の反応性などによる．確定はやはり免疫組織所見による．

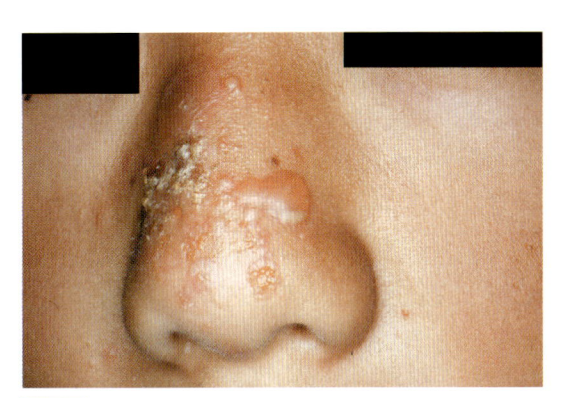

図7 鑑別疾患：伝染性膿痂疹
水疱の中に一部膿が混在している（膿半月）．

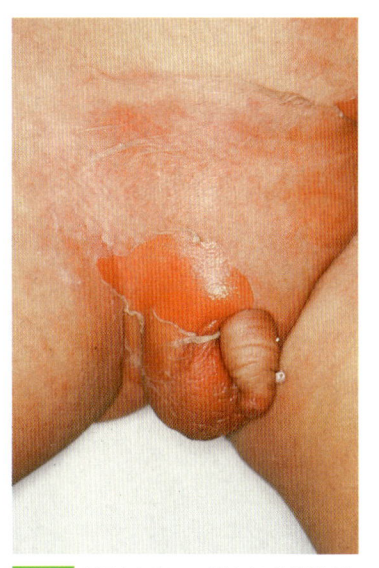

図8 鑑別疾患：ブドウ球菌性熱傷様皮膚症候群
この症例では水疱びらんが目立つ．

3 治療法
基本はステロイド内服

ステロイド内服が基本であり，大量を長期間投与することになることが多い．難治性の場合には免疫抑制薬，血液浄化療法，大量免疫グロブリン静注療法などをステロイド内服と組合わせる必要がある．

4 専門医からのアドバイス
まずは疑うこと

多発する水疱やびらんが長く続く場合には一度は疑う．

5 専門医紹介のポイント
診断がつかないときはなるべく早めに

特定疾患で公費負担の対症疾患なので，診断を的確につける必要があること，初期治療が十分行われないとステロイド減量中に再発を認めることがあることより，できるだけ早く専門医に紹介する．またステロイド内服が長期にわたるため，ステロイド内服薬による副作用が起きる可能性を考えると地域の中核病院以上のレベルで治療を行った方がよいであろう．プレドニゾロン10 mg/日以下の量で維持できる場合や落葉状天疱瘡の軽症でステロイド外用のみで対応できる場合は一般医でも可能かもしれない．

6 検査データのポイント
ELISA法だけに頼らず総合的に診断を

Dsg 1と3に対する抗体価測定は採血して検査会社に依頼するだけなので非常に簡便である．しかも保険適応である．しかし，天疱瘡であっても陽性にならないこともあり，また陽性であっても天疱瘡でないこともあるので，ELISA法だけに頼らず総合的に診断をする必要がある．また一般的には抗体価と病勢は相関するが，症例によっては水疱消失後も高い抗体価のままであることもあり，必要以上にステロイドを投与してしまう可能性もある．

7 患者説明のポイント
長期の治療が必要

①自己免疫的機序によって皮膚や粘膜に水疱ができる疾患である．②長期にわたりステロイドなどの免疫を抑える治療が必要である．③ステロイド内服による副作用が出ることがある．④長期に治療を続ける必要があり，自己判断により治療を中断してはいけない．⑤水疱が出ないようにするために外的刺激をさける．⑥絆創膏を直接皮膚に貼らないようにする．⑦ステロイド内服をしなくても水疱が出なくなる"軽快"という状態になる可能性もあるため，治療を継続することが重要である．

文献
1) 天谷雅行 ほか：天疱瘡診療ガイドライン．日本皮膚科学会雑誌，120（7）：1443-1460, 2010

§7 全身に多発する水疱をみたら

緊急度 ★★★★☆
頻度 ★★★☆☆

2. 類天疱瘡
pemphigus

鈴木正之

1 疾患概念
全身の皮膚や粘膜に水疱が多発する疾患

　自己免疫性水疱症の1型で，表皮真皮接着が障害され，表皮下水疱が生じる疾患である．表皮真皮境界部にIgG，補体の線状沈着がみられ，抗表皮基底膜部抗体が血中に検出される．類天疱瘡はいくつかの病型に分類される．

　①水疱性類天疱瘡（BP，図1～6）：最も代表的な病型で高齢者に好発する．②粘膜類天疱瘡：口腔内等の粘膜部に主として病変が生じる．③妊娠性疱疹（図7）：妊娠あるいは産褥期の女性に発症する．④若年性類天疱瘡：幼児に発症する．以下BPについて記載する．

　臨床像は多彩である．代表的な臨床像は浮腫性紅斑と大型の緊満性水疱が混在する像である（図1）．紅斑の中心に水疱があることは少なく，混在していることが多い．環状の紅斑上に水疱があることもある（図2）．水疱は破れにくいが，破れてびらんになった場合でも天疱瘡より上皮化が早い．口腔内等の粘膜病変は少ないが，稀に天疱瘡と同様に食道粘膜を吐出することもある（図3）．その他水疱がなく紅斑のみのタイプ，紅斑がなく水疱のみのタイプ（図4），小型の水疱が目立つタイプ（図5），紅皮症を呈するタイプ，丘疹が目立つタイプ（図6），表皮の増殖が目立つタイプ，全身の一部に限局するタイプ（限局性類天疱瘡），手足に異汗性湿疹と似た皮疹をとるタイプ，扁平苔癬に類似するタイプなどがある．

　病理組織では表皮真皮間が解離した表皮下水疱が認められ，紅斑のあるタイプでは水疱内および真皮上層に好酸球の浸潤を多く認める．患者皮膚の表皮真皮基底膜部にIgGおよび補体の線状沈着がある．血中に抗表皮基底膜部IgG自己抗体があり，1M食塩水剥離ヒト皮膚切片を用いた場合，この抗体は表皮側に結合する（図8）．免疫ブロット法や免疫沈降法で上記の抗体がBP180やBP230という

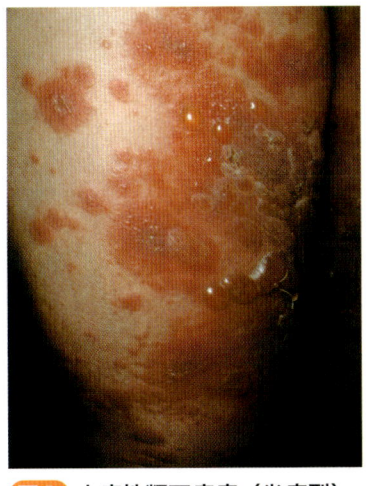

図1 水疱性類天疱瘡（炎症型）
右大腿．浮腫性紅斑と大小さまざまな水疱表面に皺がない緊満性水疱が混在する．必ずしも紅斑の中心に水疱があるわけではない．この症例では局所の所見は湿疹や接触皮膚炎との鑑別が問題になる．

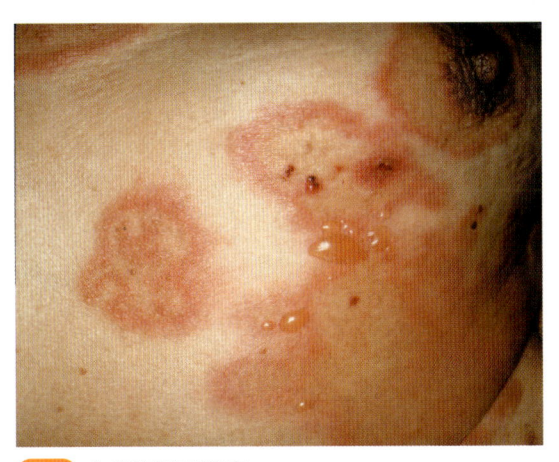

図2 水疱性類天疱瘡
この症例では環状紅斑があり，その上に緊満性水疱がある．このような臨床像は疱疹状皮膚炎（デューリング）や線状IgA皮膚症でみられることが多い．この症例は免疫学的検査で水疱性類天疱瘡と診断された．

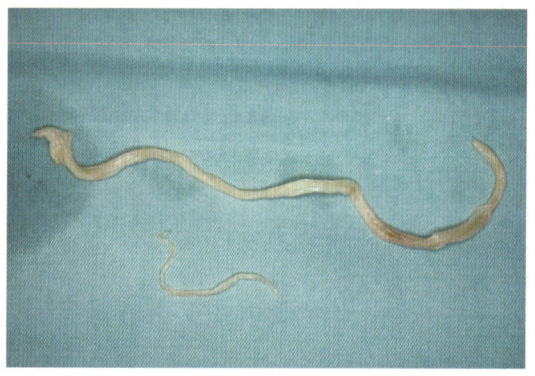

図3 吐出した食道粘膜

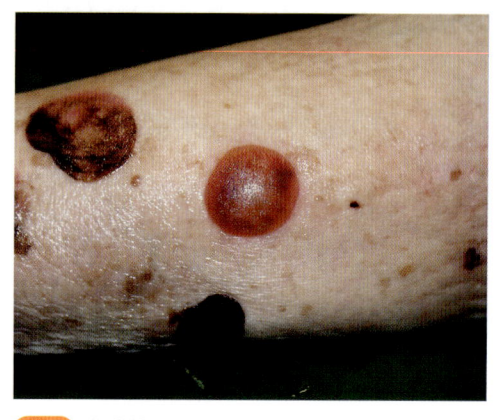

図4 水疱性類天疱瘡（非炎症型）
紅斑がみられず緊満性水疱のみがみられる．

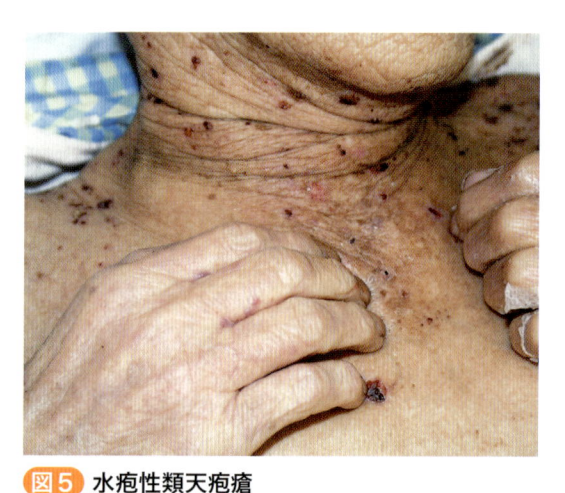

図5 水疱性類天疱瘡
大小さまざまな緊満性水疱がみられる．写真の部位では小水疱が多い．指間にも小水疱があり疥癬の合併に注意する．

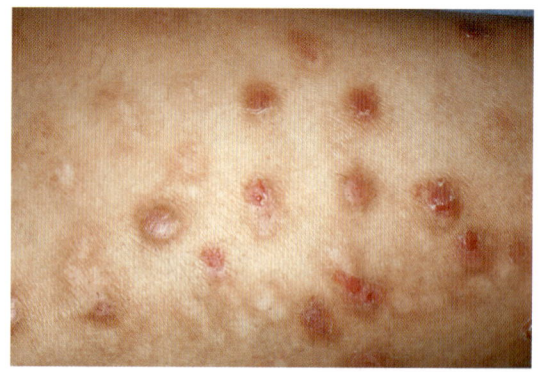

図6 丘疹型または結節性類天疱瘡
大腿部．水疱の混在や以前水疱があった場合には診断はできるが，結節のみの場合には結節性痒疹との鑑別は難しい．

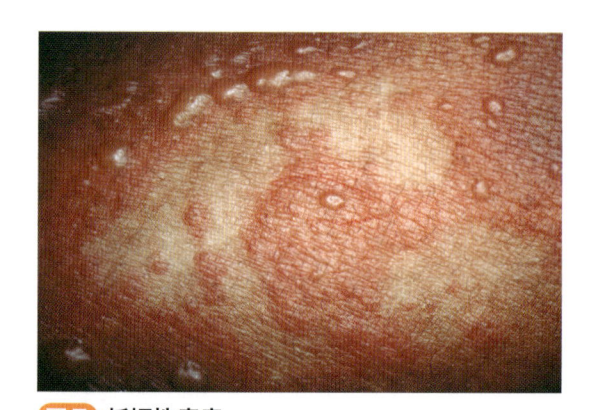

図7 妊娠性疱疹
浮腫性紅斑が目立つ．類天疱瘡との鑑別は難しく，妊娠に伴う類天疱瘡と考えられている．

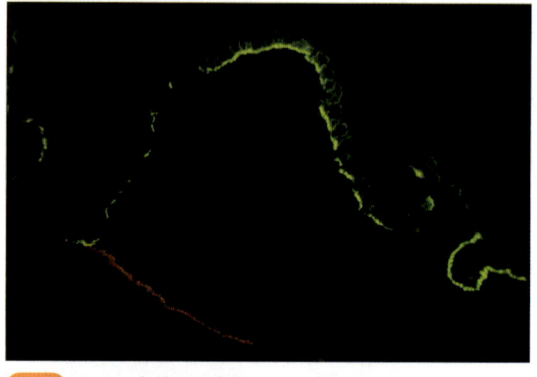

図8 1 M 食塩水剝離ヒト皮膚切片を用いた蛍光抗体間接法所見
1 M NaClを用いて人工的に表皮真皮境界部に水疱をつくる．水疱性類天疱瘡患者血清中のIgGは水疱蓋（表皮側）に沈着している（緑色の線）．水疱底（真皮側）の赤色の線はⅦ型コラーゲンを示す．後天性表皮水疱症患者血清中のIgGは水疱底（赤色の線）のところに沈着する．

抗原に反応することがわかる．これらの抗原に対する抗体価がELISA法で測定でき，このうちBP180の抗体価が病勢と相関し，保険診療でも行うことができる．

2 診断のポイント
多発し，慢性に経過する緊満性水疱

　高齢者に緊満性水疱が多発し，慢性に経過する場合にはかなり疑われるので，皮膚生検でIgG沈着の有無，また血中の自己抗体の有無を蛍光抗体法やELISA法で調べる．前述したように若年者でも稀に発症するので，緊満性水疱が慢性にくり返す場合には疑って精査をすすめる．

　鑑別疾患はいろいろあるが，第一に類天疱瘡と同様に表皮下水疱をきたす自己免疫性水疱症がある．現在のところ抗ラミニン332型粘膜類天疱瘡，抗ラミニンγ1類天疱瘡，後天性表皮水疱症（図9），線状IgA（IgA/IgG）皮膚症，疱疹状皮膚炎などがあり，いずれも蛍光抗体法や免疫ブロット法などの免疫学的検査をしないと鑑別は困難である．抗ラミニン332型粘膜類天疱瘡では内臓悪性腫瘍の合併があること，眼球粘膜の癒着による失明，咽頭の癒着による呼吸困難に注意を要する．後天性表皮水疱症では治療に抵抗すること，治癒した瘢痕部からの有棘細胞癌に注意することが必要である．

　その他の鑑別疾患として全身に水疱ができるものとしては，水痘（§7-3参照），多型紅斑，Stevens-Johnson症候群等の重症薬疹（§15-3参照），自家感作性皮膚炎，原発性皮膚アミロイドーシス，先天性表皮水疱症，疥癬（§16-4参照），自己損傷症などがある．このうち多型紅斑の場合には紅斑の中心に水疱ができる傾向がある（図10）．また疥癬の特殊型として類天疱瘡型疥癬という大型の緊満性水疱が多発する病型がある．類天疱瘡と併発していることもあり，免疫学的所見では区別で

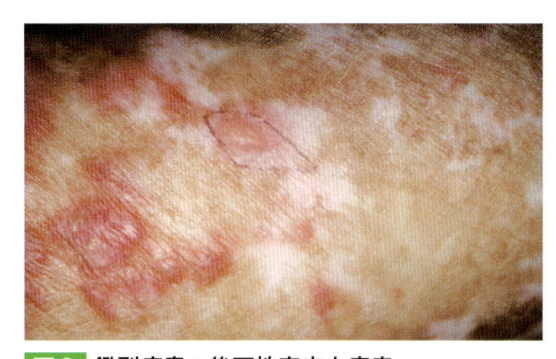

図9　鑑別疾患：後天性表皮水疱症
大腿部．この症例では緊満性水疱と，水疱が治癒後の瘢痕が目立つ．しかし臨床像のみでは水疱性類天疱瘡との鑑別が難しい場合がある．治療に抵抗する場合また高齢者以外の症例など水疱性類天疱瘡と異なる点がある症例では免疫学的検査をさらにすすめた方がよい．

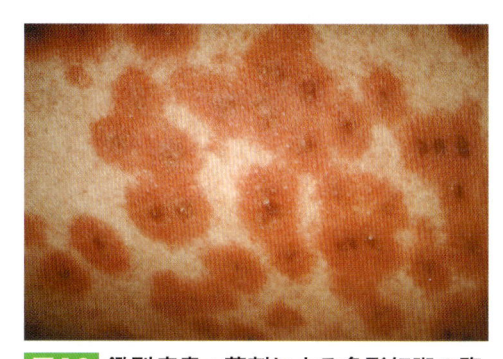

図10　鑑別疾患：薬剤による多形紅斑の臨床像
体幹部．紅斑の中心に水疱がある．

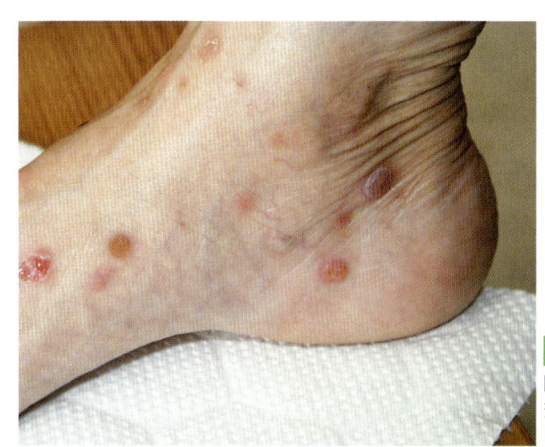

図11　鑑別疾患：虫刺症
限局性類天疱瘡との鑑別が難しい．季節による変動があるか経過をみる．確実に鑑別する場合は免疫学的検査が必要である．

きないこともある．ステロイドの反応が悪い場合には疥癬トンネルがないかどうか調べてみる必要がある．限局している場合には虫刺症（§1-4参照），熱傷，接触皮膚炎（§4-4参照），汗疱（§8-1参照），白癬など多種多様ある．このうち虫刺症（有名なのはネコノミによるもの）とは臨床像がほとんど区別できない場合がある（図11）．罹患部位が露出部であること，夏季を中心に出現するなどの違いはある．確実なのは免疫組織学的所見を調べることにある．熱傷とは原因となるきっかけがあるかないかを聞き出すことにより鑑別できる．単発で覚えがないときには一過性かどうかで鑑別できる．ただくり返し水疱ができ，熱傷の原因が不明なときは免疫組織学的検査をしてみる．それで自己抗体がはっきりしないときは自己損傷症を考える．

3 治療法
ステロイド内服が基本

治療法は天疱瘡とほぼ同様である．ステロイド内服を主体とし，難治性やステロイドの使用を躊躇する例では，免疫抑制薬や血漿交換療法等の血液浄化療法，大量免疫グロブリン静注療法（保険適応外）を併用する．天疱瘡との違いは軽症の場合，テトラサイクリンとニコチン酸アミド（両者とも保険適応外）が有効なことがある点である．ただしテトラサイクリンの代わりにミノサイクリンを使用すると間質性肺炎を起こすことがあるという報告もある．

4 専門医からのアドバイス
高齢者で慢性に水疱ができる場合は注意

慢性に水疱が出没する症例では一度は考える．特に高齢者では類天疱瘡の可能性は稀ではない．

5 専門医紹介のポイント
疑ったらなるべく早く

診断するには皮膚生検や免疫組織学的な検査が必要なので，できない場合には専門医に紹介する．またステロイド投与が長期になるため，副作用のチェックも多項目必要であり，中核病院以上で加療した方が安全である．軽症でステロイド外用のみでコントロールできる場合や，ニコチン酸アミド単独やテトラサイクリン併用でコントロールできる場合，またプレドニゾロン10mg/日以下の投与量でコントロールできるときには，在宅や一般診療所でも治療可能かもしれない．

6 検査データのポイント
ELISA法だけに頼らない

天疱瘡と同様にBP180に対するELISA法だけで診断せず，臨床像，組織像，免疫組織学検査を合わせて診断する必要がある．その他血中好酸球数，IgE，TARC値が上昇する場合がある．

7 患者説明のポイント
長期の加療が必要

本症は天疱瘡と同様に自己抗体により水疱ができる疾患である．大量長期にステロイド等の薬剤を内服する必要がある．このためステロイド等の薬剤の副作用が出ることがある．症状が良くなっても自己診断で薬剤の中止や通院の中止をしないようにする．将来，ステロイドなしでも病気が治まる治癒の状態になる可能性もある．絆創膏を貼るとはがすときに皮膚が剥離するので可能な限り貼らないようにする．

文　献
1) 藤本亘：自己免疫性水疱症の診断と治療（前編），西日本皮膚科，71（2）：164-179，2009
2) 藤本亘：自己免疫性水疱症の診断と治療（後編），西日本皮膚科，71（3）：294-305，2009

§7 全身に多発する水疱をみたら

緊急度 ★★★☆☆
頻度 ★★★★★

3. 水痘
varicella, chicken pox

鈴木正之

1 疾患概念
ウイルスによる急性の伝染性疾患

　水痘帯状疱疹ウイルスによって引き起こされる急性の伝染性疾患で，初感染は水痘となり再活性化すると帯状疱疹となる．水痘の潜伏期間は2週間程度である．成人では発疹出現前に1〜2日の発熱と全身倦怠感を伴うことがあるが，小児では皮疹が初発症状である．皮疹は全身性で，瘙痒を伴い，紅斑，丘疹を経て短時間で水疱となり，痂皮化する（図1）．通常は最初に頭皮，ついで体幹，四肢に出現する．それぞれの皮疹が混在する．口腔，鼻咽道，結膜，気道，腟などの粘膜にも出現する（図2）．経過は一般的に軽症で，倦怠感，瘙痒感，38℃前後の発熱が2〜3日続く程度である．成人ではより重症になり，合併症の頻度も高い．終生免疫を得ることができる．合併症として皮膚二次性細菌感染（膿痂疹，蜂窩織炎，ブドウ球菌性熱傷様皮膚症候群など），脱水，肺炎，中枢神経合併症（髄膜炎や脳炎）などがある．抗癌剤やステロイドなどが投与され免疫能が低下している場合の水痘では生命の危険を伴うことがある．妊娠20週までに罹患した場合，約2％の児に先天性水痘症候群が起こる．

2 診断のポイント
中央が陥凹している水疱を見つける

　急速に出現した紅斑，丘疹，水疱が全身の皮膚や粘膜にあるときには疑う．水痘の罹患歴，予防接種の有無，家族，兄弟，同僚に同症があるかどうかチェックする．水疱を見つけて，陥凹がある場合にはさらに確率が上昇する（図3）．さらに水疱擦過物の塗抹染色標本をつくり，Giemsa染色（Tzanck test）をし，多核巨細胞を証明すればほぼ確実である．

　鑑別診断としてはまず類似疾患として散布疹の多発する帯状疱疹（§1-2参照）がある．神経支配領域に一致して密な部分があるかどうかを検討する（図4）．水痘の既往があるかどうかを尋ねる．虫刺症（図5）との鑑別は皮疹が露出部に多いか皮疹の分布をみることと，口腔，粘膜部に病変があ

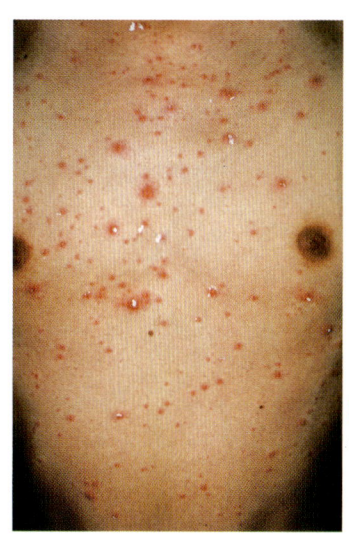

図1 水痘の臨床像
紅暈を伴う水疱が多発する．白色物は治療に用いられた石炭酸亜鉛華リニメント（カチリ）と思われる．

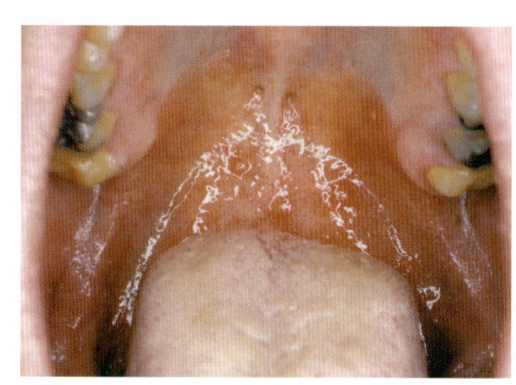

図2 水痘の口腔内所見
口蓋部を中心に小水疱がみられる．

るかどうかをみる．感染源となる人の有無や，水疱があれば，中央に陥凹があるかどうかという点である．Tzanck testをして多核巨細胞があれば虫刺症は否定的である．類天疱瘡等の水疱症との鑑別には皮疹が慢性化するか，感染源となる人の有無などを病歴聴取する．やはりTzanck testで多核巨細胞があれば水疱症は否定的である．水疱のできる感染性皮膚疾患としては毛包炎，伝染性膿痂疹，ヘルペス性湿疹（Kaposi水痘様発疹症），手足口病がある．このうち手足口病とは皮疹の分布が好発部位に一致するかどうかをみる．典型的な水疱は楕円形で，中央部の陥凹はない（図6）．やはりTzanck testをして多核巨細胞があれば否定的である．ヘルペス性湿疹との鑑別はアトピー性皮膚炎やDarier病などの基礎疾患があるかどうかをみてみる．確定は水疱底の塗抹標本を用いて単純ヘルペス抗原を検出する方法がある．

3 治療法
アシクロビルの内服および静注

ピークを過ぎて治癒期に入った場合，またはアシクロビルが使用できない場合以外はアシクロビルを投与する．できるだけ早期にバルトレックス®を内服させる．ただしファムビル®は水痘に保険適応ではない．重症水痘および重症化が予測される免疫不全患者などではアシクロビルの静脈内投与の

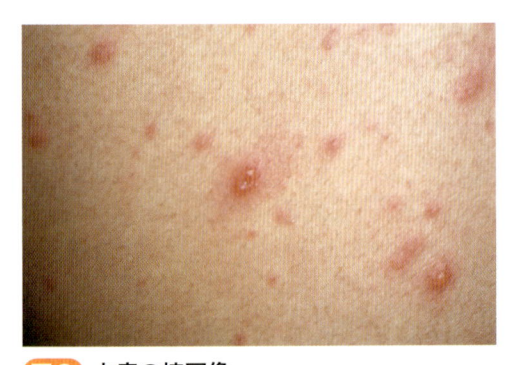

図3 水痘の接写像
水疱の中央がやや陥凹している．紅暈を伴う．

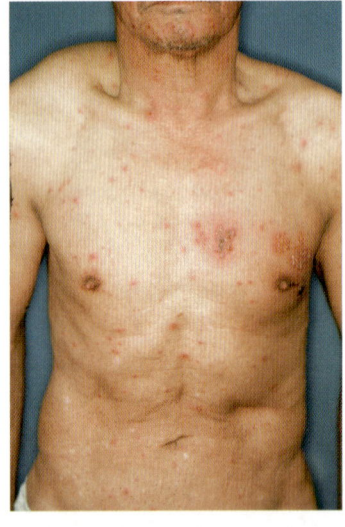

図4 鑑別疾患：帯状疱疹に散布疹が多発した症例
水疱が帯状に集まった部位があれば診断は容易であるが，それが少ないときや何カ所か集まった部分があるときは診断に迷う．

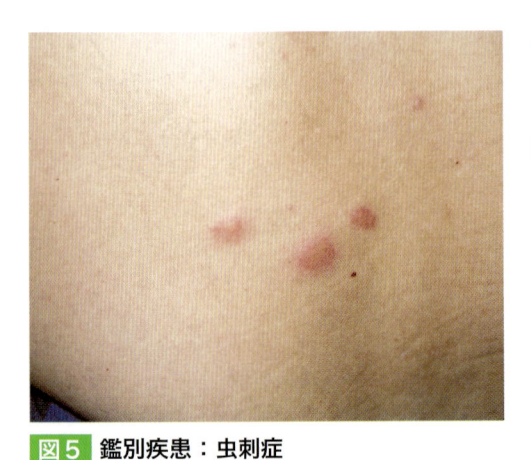

図5 鑑別疾患：虫刺症
腹部．中央で浮腫が強く，一見水疱様にみえる．水疱形成まで至らない水痘の場合，鑑別が難しい．粘膜疹があれば虫刺症の可能性は少なくなる．

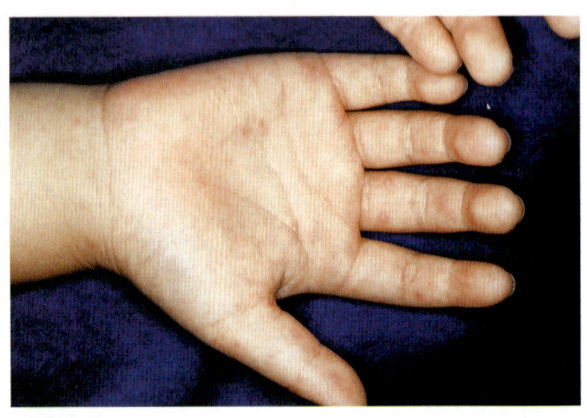

図6 鑑別疾患：手足口病
皮疹のある部位に，楕円形の小水疱があるなどの特徴的な皮疹があれば診断は容易．最近は非典型例も報告されている．Tzanck testで多核巨細胞はみられない．

方がよい．二次感染を起こした場合には抗菌薬の全身投与をする．発熱に対してアスピリンを使用した小児ではReye症候群が起きることがある．治療よりも予防が第一であり，水痘ワクチンの接種が望ましい．ワクチン接種をしても10〜20％程度に水痘が発症するが，軽症で済む場合も多い．院内感染の予防にも応用できるかもしれない．熱もなく元気なときはシャワー浴をしてもよい．

4 専門医からのアドバイス
疑ったら水疱の性状を観察する

典型的な症例は診断に迷うことはない．水疱が少ない症例や，水疱がなく丘疹と紅斑のみの場合には診断が難しい．できるだけ水疱を探し，中心陥凹があるかどうかをみる．Tzanck testをして多核巨細胞を探す．水疱が全くない場合には水疱が出てくるかどうか経過をみる．どうしても可能性が否定できなければアシクロビルによる治療をして，血中のウイルス抗体価を測定する．

5 専門医紹介のポイント
診断に自信がないときにはできるだけ早く紹介した方がよい

またステロイドの投与を受けている場合，免疫不全の人，新生児，妊婦，水疱に血が混じる血疱が多い場合には重症なのですぐに紹介した方がよい．

6 検査データのポイント
水疱があるときにはTzanck testをする

水疱擦過物の塗抹標本をGiemsa染色し，多核巨細胞を見つける．ディフ・クイック®染色等のキットを使用すれば5分以内で観察できるので非常に有用である（図7）．ただし単純ヘルペスとの鑑別はできない．確定には蛍光抗体法で水痘抗原を検出する（図8）．また血中の抗体価を測定し，急性期と回復期でIgG抗体の有意な上昇を確認するか，IgM抗体を検出する．PCR法によりウイルスDNAの検出をする．これらは結果を得るまで時間がかかるので，水痘に罹患したかどうかはわかるが，水痘の治療を行うか否かの判定にはあまり役に立たない．

7 患者説明のポイント
ウイルスによる感染症である

①大部分は軽症であるが，場合により重症になる．②感染力が強く，水痘に罹患していない人は感染しやすい．③治療をする場合にはできるだけ早期に開始する．④将来帯状疱疹が発症する可能性がある．⑤学校，保育園は皮疹が痂皮化するまで行かないようにする．⑥妊娠20週未満に罹患すると胎児に異常を生じる可能性がある．⑦ヒトからヒトへの飛沫感染であり，患者との接触3日以内に水痘ワクチンを接種すると予防ができるという報告もある．

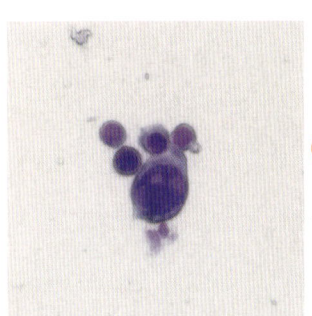

図7 Tzanck testの所見
多核で周囲の細胞より大きな細胞がみられる．このような細胞はヘルペスウイルス感染症で認められる．この図は帯状疱疹例．

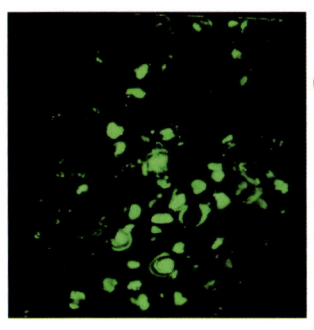

図8 蛍光抗体法を用いた水痘抗原の検索
この図は帯状疱疹例．単純疱疹との鑑別ができる．検査会社に依頼することもできる．保険収載ではあるが，点数以上の料金を請求されることもある．

§8 手足の皮疹をみたら

緊急度 ★★☆☆☆
頻度 ★★★★★

1. 汗疱（異汗性湿疹）
pomphoryx (dyshidrotic eczema)

安齋眞一

1 疾患概要
ありふれた手足の湿疹性変化

　手掌，足蹠，指趾の掌蹠側や側面に多くの場合対称性に水疱が多発する疾患である（図1〜3）．通常，数週間で落屑を残して治癒することが多いが，しばしば再発する．夏季に増悪しやすいとされている．はじめ，皮膚における汗貯留現象による疾患と考えられてきたが，**病理組織学的には，海綿状皮膚炎の像**であり（図4），水疱内容の検討でも，その成分は汗ではないことが明らかにされている．基本的には，掌蹠の湿疹性変化と考えられている．したがって，この疾患のなかには，接触皮膚炎が多く含まれていると考えるべきである．ただし，多汗は発症と全く無関係ではなく，手掌多汗症患者では，この疾患の合併が多いことも知られている．

　多くの場合原因は不明であるが，**接触アレルゲンや金属アレルゲンの関与**，アトピー素因やストレスの関与も示唆されている．免疫グロブリン大量療法後やニッケル摂取後に類似の症状を生じた報告もある．

2 診断のポイント
痒みを伴う掌蹠の小水疱

　個疹は帽針頭大からエンドウ豆大程度の孤立性水疱で，掌蹠や指趾およびその側面にかけて，散発あるいは集簇し，時に融合する．一般的には水疱周囲に紅斑を伴うことは少ないが，炎症の強い病変では，時に紅斑や充実性丘疹を伴うこともある（図1，2）．水疱は自然に破疱することは稀で，通常

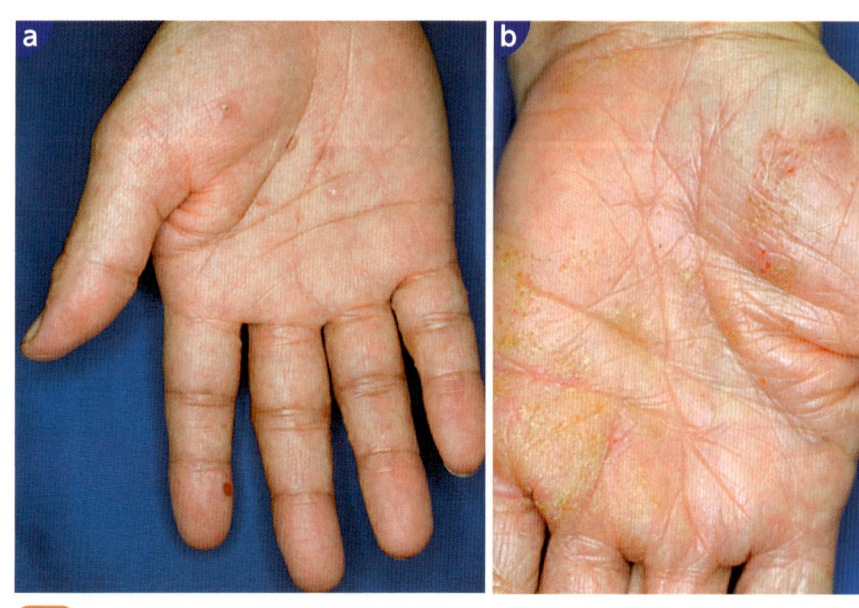

図1 手に生じた汗疱（異汗性湿疹）
手掌や指掌に小水疱やびらん，紅斑および落屑がある．

2～3週間で水疱内容は吸収され落屑を形成して治癒するが，多くの場合，再燃をくり返す．進行性指掌角皮症は，手に生じる湿疹性病変のうち過角化と亀裂，指紋の消失を主体とするものであり，時に病変の一部に汗疱を伴うことがある（図3）．

　鑑別としては，まず汗疱状白癬があげられる．足蹠の病変の場合臨床像は酷似する．水疱蓋の真菌鏡検にて白癬菌を確認すれば，この診断が確定する．掌蹠膿疱症（§8-2参照）も，皮疹の初期には小水疱であることが多いため，臨床像が類似することがある．掌蹠膿疱症では水疱がやや大型であること，膿疱を混じることが多いことが鑑別点である．疥癬（§16-4参照）も重要な鑑別疾患である．通常手以外にも皮疹を伴うことが多いこと，特徴的な疥癬トンネルを形成すること，皮疹のKOH直接鏡検で虫体や虫卵を確認した場合，本症の診断が確定する．近年，ダーモスコピーで疥癬トンネルや虫体を観察できることがわかり，診断にきわめて有用である（図5）．水疱性類天疱瘡（§7-2参照）も，特に高齢者の場合には考慮すべき疾患である．掌蹠に限局した病変を形成する場合もある．皮膚生検組織の蛍光抗体直接法や抗BP180抗体（ELISA）により診断を確定する．

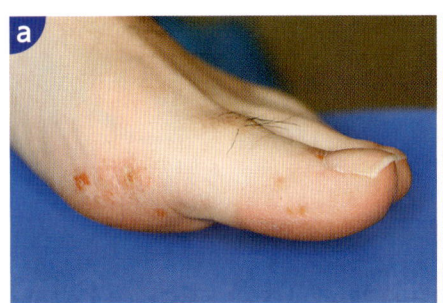

図2 足に生じた汗疱（異汗性湿疹）
足底から趾にかけて，小水疱や紅斑，落屑を伴う局面が形成されている．

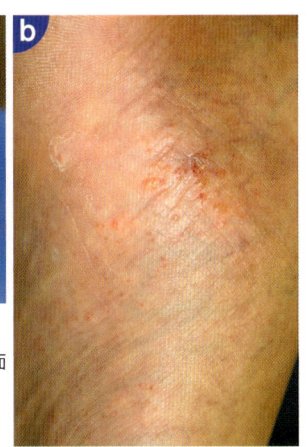

図3 臨床的に汗疱（異汗性湿疹）を伴う進行性指掌角皮症
手掌や指掌に過角化や亀裂，紅斑があり，一部には汗疱と診断可能な小水疱が混在している．

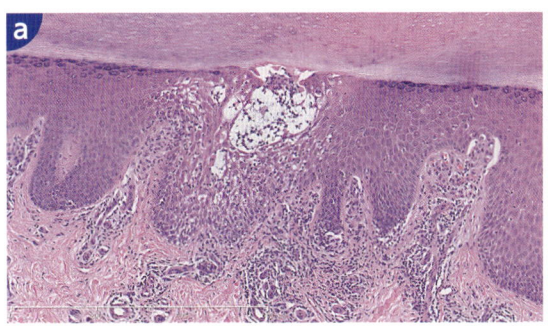

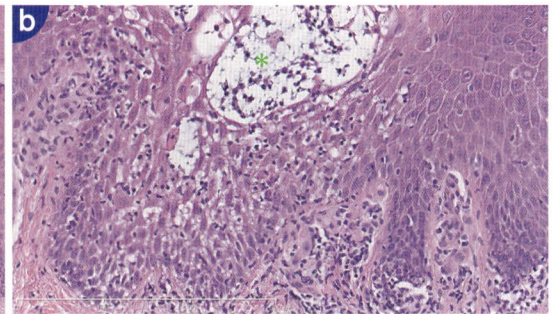

図4 手に生じた汗疱（異汗性湿疹）の病理組織像
真皮上層の血管周囲性に種々の炎症細胞浸潤があり（a），表皮内にはリンパ球を主体とする種々の炎症細胞浸潤を伴う著明な海綿状浮腫（＊）がみられる（b）．

3 治療法
生活指導とステロイドの外用

　日常生活上，接触皮膚炎の原因となる作業や活動が特定できる場合，それを中止させる．多汗が発症や増悪に関与していると思われる場合には，手袋や靴の着用に関して注意を促す．そうでない場合には，一般に**洗剤類の直接の接触を避けるためゴム手袋をさせる**方がよい．ゴム手袋の着用により症状が増悪する場合には，綿手袋着用後にゴム手袋を着用するよう指導する必要がある．

　薬物治療としては，基本的には，掌蹠の湿疹性病変という認識なので，ステロイドの外用を行う．症状の程度により，strong rank から strongest rank の外用薬を使用することもある．落屑のある場合には，尿素軟膏やヘパリン類似物質含有軟膏，サリチル酸ワセリンなどを併用する．瘙痒の強い場合には，抗アレルギー薬の内服を併用してもよい．症状の強い場合には少量のステロイドの内服が必要なこともある．

　発症に手掌多汗症が関与していると想定される場合には，制汗剤の外用やイオントフォレーシスを併用することを考えてもよい．

4 専門医からのアドバイス
生活指導が必須

　この疾患は，単に薬剤を投与すれば症状がコントロールされるわけではないことを十分に理解して治療にあたる必要がある．

5 専門医紹介のポイント
ステロイド外用のみで治らないとき

　very strong rank のステロイドの外用や抗アレルギー薬の内服治療を行っても症状の改善がない場合には，専門医に紹介し，パッチテストを含め原因検索や生活上の指導をしっかりする必要がある．

6 病理組織所見
海綿状浮腫に伴う表皮内水疱

　基本的には，表皮の海綿状浮腫を伴う皮膚炎の像である．最盛期病変を採取すると，海綿状浮腫に起因する表皮内水疱の形成が観察される（図4）．

7 患者説明のポイント
生活環境改善の重要性

　前述のような生活指導を行い，この疾患が難治であり，症状の季節変動があったり，治療の中断にて容易に再発することを説明する．

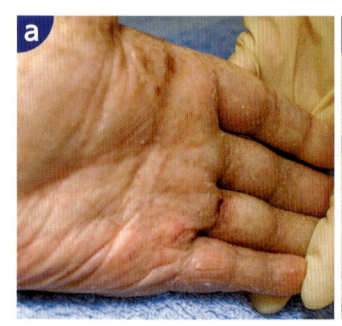

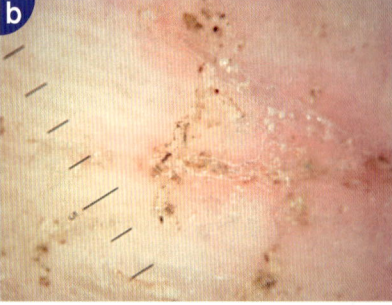

図5 鑑別疾患：手に生じた疥癬の臨床像と疥癬トンネルのダーモスコピー像
a 手掌や指掌に，過角化を伴う丘疹や小水疱が多発し，瘙痒が激しい．
b ダーモスコピーでは，角層内に疥癬トンネルが明瞭にみられる．

§8 手足の皮疹をみたら

緊急度 ★★★☆☆
頻度 ★★☆☆☆

2. 掌蹠膿疱症
pustulosis palmaris et plantaris, palmoplantar pustulosis

安齋眞一

1 疾患概要
中年以降の喫煙者の掌蹠にできる膿疱

主に，中年以降の手掌足蹠にほぼ対称性に無菌性膿疱を形成し，慢性に経過する疾患である．欧米では，この疾患名は用いず，限局性の膿疱性乾癬という位置づけになっている．男女を問わず，喫煙者に発症することが多い．慢性扁桃炎や歯周病などの病巣感染や，歯科金属アレルギーがその発症に関与するとされている．時に，骨関節に症状を伴うことがある．

2 診断のポイント
手足の対称性膿疱

主に手掌では，母指球や小指球を中心に，足底では土踏まずを主体に小水疱が多発する（図1）．小水疱は次第に膿疱化し，周囲に紅斑を伴う場合もある．時に瘙痒を伴う．皮疹は自然経過で2〜4週程度で落屑となり軽快するが，また増悪を繰り返すことが多い（図2）．皮疹は，上気道炎を伴った場合に急速に悪化することもある．通常皮疹は，手掌および足蹠に左右対称性に出現することが多いが，手掌のみの例や足蹠のみの例，また，時に左右非対称の例もある．手や足の側縁や背側にまで皮疹が及ぶこともある（図3）．手指や足趾の爪に白濁や肥厚，そして変形を伴うこともある（図4）．下腿や，四肢関節部の伸側，頭部などに尋常性乾癬と診断可能な，銀白色の鱗屑をつけた浸潤を触れる紅斑性局面を伴うことも多い（図5）．本症に伴う骨関節症状としては，**胸肋鎖骨間骨化症による胸痛**や，**仙腸関節炎に伴う腰痛**を訴えることが多い．また，**手指のソーセージ様腫脹や遠位手指関節の腫脹**など関節症性乾癬と同様の関節症状を伴うこともある（図6）．

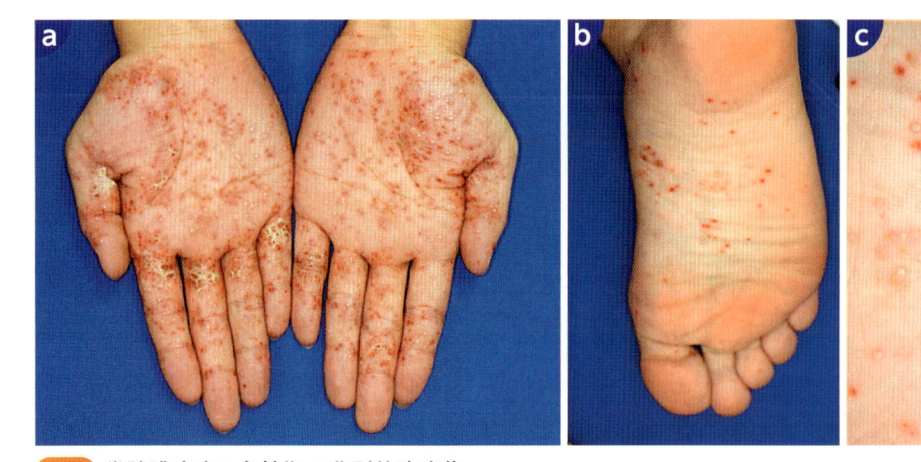

図1 掌蹠膿疱症の急性期の典型的臨床像
手掌，指掌（a），足底（b）の特に土踏まず（c）を中心に，多数の膿疱と小水疱が分布している．

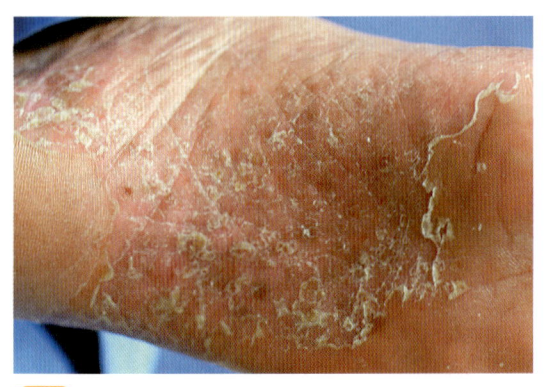

図2 掌蹠膿疱症の慢性期の臨床像
足底の過角化，鱗屑とともに，少数の膿疱や小水疱が散在している．

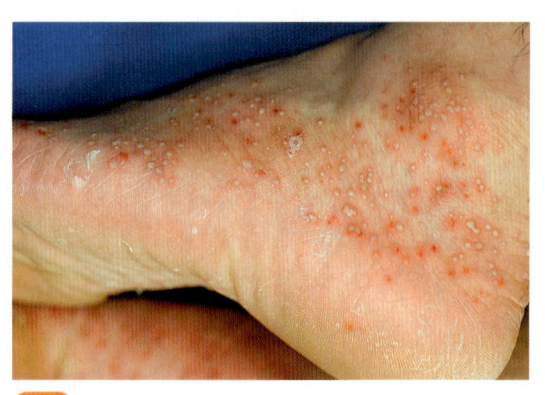

図3 掌蹠膿疱症急性期の掌蹠を越えて広がる皮疹
膿疱や小水疱は，時に掌蹠を越えて手背や足背，手関節や足関節に及ぶことがある．

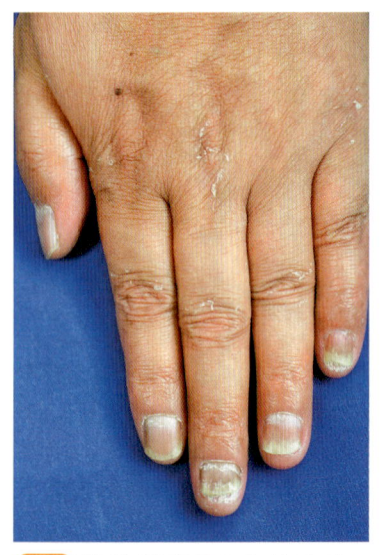

図4 掌蹠膿疱症における爪の症状
掌蹠膿疱症では，爪甲の混濁や肥厚などの爪の変化を伴うことがある．

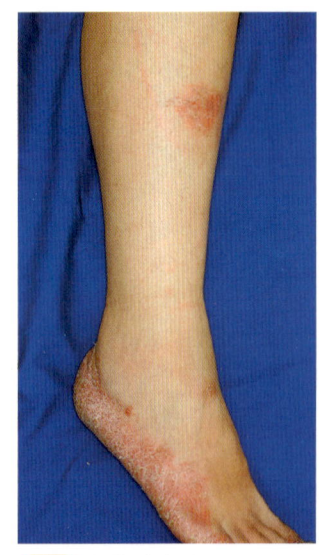

図5 掌蹠膿疱症とともに下腿に生じた尋常性乾癬様の皮疹
掌蹠外に尋常性乾癬と臨床診断可能な鱗屑を伴う紅斑性局面を伴うことがある．

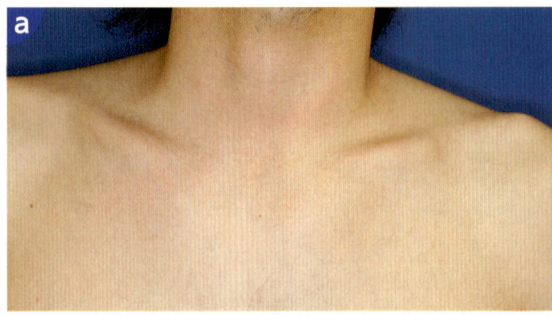

図6 掌蹠膿疱症に伴う胸鎖関節の腫脹および手指の関節症状
掌蹠膿疱症では，胸鎖関節の痛みを伴う腫脹（a）や，手指のDIP関節を主体とする関節の腫脹や手指のソーセージ様腫脹（b）など関節症性乾癬と同様な症状を伴うことがある．

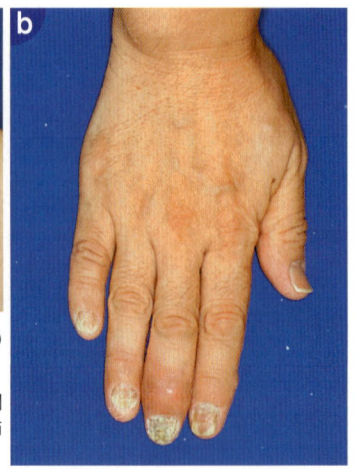

鑑別としては，まず足白癬（§8-3参照）が重要である．特に小水疱型の足白癬で時に膿疱を伴うと臨床像はきわめて類似する．手掌や手指に膿疱を伴うときには，掌蹠膿疱症の可能性が高い．小水疱あるいは膿疱の被覆皮膚のKOH直接鏡検で，真菌要素が陽性であれば足白癬の診断になるが，しばしば足白癬と掌蹠膿疱症は合併することがあるので，注意が必要である．次に，接触皮膚炎あるいは汗疱（§8-1参照）であるが，これらの疾患の場合，通常瘙痒を伴う．また，時に症状が左右対称性ではないことも鑑別の手がかりになる．女性患者の場合，掌蹠膿疱症にいわゆる手湿疹を合併することは稀ならず経験される．好酸球性膿疱性皮膚症では，手掌や足蹠に皮疹が生じると，掌蹠膿疱症ときわめて類似した表皮の海綿状浮腫を主体とする皮膚炎を呈する．鑑別は，病理組織学的に著明な好酸球浸潤を伴うことからされる（図7，8）．

3 治療法
基本はステロイド外用

喫煙者に対しては，積極的に禁煙を勧める．

局所に対しては，ステロイドやビタミンD_3製剤の外用が第一選択である．瘙痒の強い場合は抗アレルギー薬の内服を併用する．また，症状のひどい場合には，テトラサイクリン系やマクロライド系の抗菌薬を併用することもある．また，コルヒチンやビタミンA誘導体，メトトレキサートを併用する場合もある．PUVAや，narrow band UVB照射などの紫外線療法も有用である．

病巣感染が明らかな場合は扁桃摘出や歯周病の治療を行う．歯科金属アレルギーが関与していると推測される場合には，歯科金属の除去も考慮する必要がある．

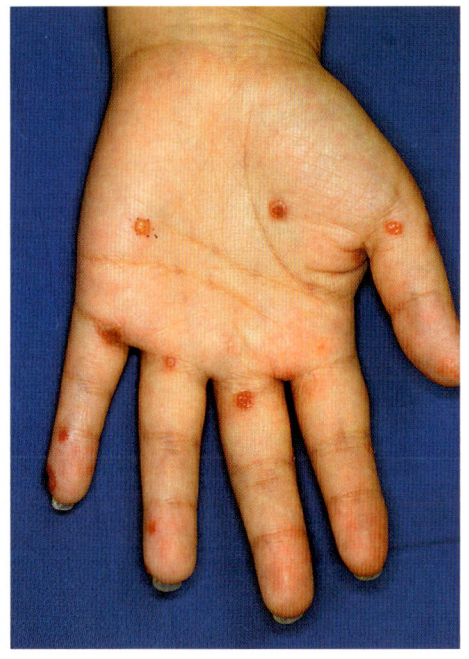

図7 鑑別疾患：手掌に生じた好酸球性膿疱性皮膚症の臨床像
手掌に水疱や丘疹，一部膿疱を伴う皮疹が多発している．

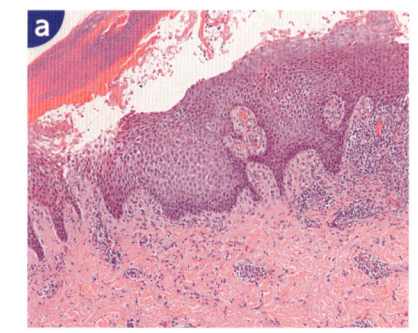

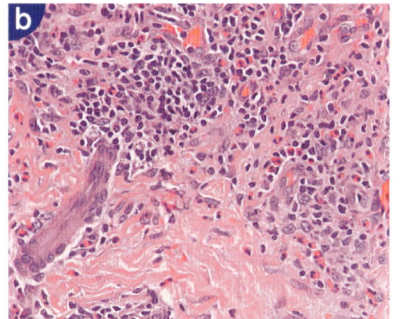

図8 鑑別疾患：手掌に生じた好酸球性膿疱性皮膚症の病理組織像
a 表皮内の海綿状浮腫とともに，真皮上層の血管周囲性に炎症細胞浸潤がある．b 浸潤細胞には多数の好酸球を含んでいる．

4 専門医からのアドバイス
足白癬との鑑別が重要

足の皮疹だからといって，足白癬と安易に考えない．抗真菌薬が無効であるときは，この疾患の可能性を考える．女性の喫煙者の場合にはその可能性が高い．

5 専門医紹介のポイント
基本的には皮膚科専門医に

基本的にこの疾患は，皮膚科の専門医が治療することが望ましいため，この疾患を疑ったら，皮膚科専門医に紹介する．

6 検査データのポイント
骨関節症のチェックを

血算，ASO，ASK，CRPなどは病巣感染の診断に役立つことはあるが，本症に特異的な血液検査所見はない．掌蹠膿疱症性骨関節症の診断には，単純X線や骨シンチグラフィーが有用なこともある．

7 病理組織所見
海綿状膿疱

通常採取される最盛期の病変では，角層下の表皮内に好中球の集簇による膿疱形成があり，その周囲の表皮には，海綿状膿疱（好中球性海綿状浮腫）を形成する（図9）．

8 最近のトピックス
病変は表皮内汗管からはじまる

近年，本症の発症に関して，早期病変のダーモスコピー所見や病理組織学的検討の結果，病変はまず，表皮下層の表皮内汗管周囲の海綿状浮腫から生じることがわかった．その後次第に好中球浸潤を伴って膿疱を形成し，典型的な病変となる．つまり，表皮内汗管が本症の発生に重要な役割を演じていることが明らかにされた．

9 患者説明のポイント
禁煙が最も大切

基本的に喫煙が増悪因子であることを説明し，禁煙を指示する．自然経過でも皮疹の消長はあるので，症状が良くなってもすぐには治療を中断しないように説明する．

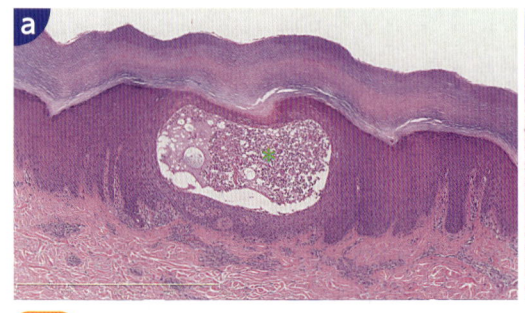

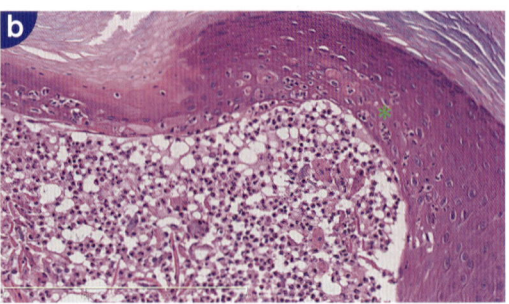

図9 掌蹠膿疱症の典型的病理組織像
表皮内に多数の好中球の集簇による膿疱形成（a，＊）とその周囲の表皮にはいわゆるKogojの海綿状膿疱（好中球性海綿状浮腫）（b，＊）がある．

§8 手足の皮疹をみたら

緊急度 ★★★☆☆
頻度 ★★★★★

3. 足白癬（水虫）
tinea pedis

安齋眞一

> ❶外用抗真菌薬による接触皮膚炎との鑑別が重要

1 疾患概要

足の白癬菌感染症：水虫

　表皮角層，爪，毛に皮膚糸状菌が感染する浅在性白癬のうち，足蹠に生じるものを足白癬という．浅在性白癬患者のほとんどを占めるありふれた疾患である．一般に，趾間の発赤，時に小水疱がみられ，角質がしばしば剥離浸軟する趾間型（図1），通常片側性で，当初趾間，足底，足縁に帽針頭大から粟粒大の小水疱が散在あるいは集簇し（図2），水疱は次第に乾燥して落屑を形成する（図3）小水疱型，両側の足蹠に過角化があり，びまん性発赤や亀裂を伴う角質増殖（あるいは角化）型（図4）に分類されるが，上記の複数の型の合併例や，そのどれにも分類されない例もある．特に高齢者では，爪白癬を合併する場合が多い（図5）．

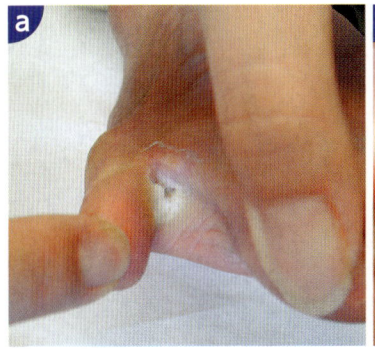

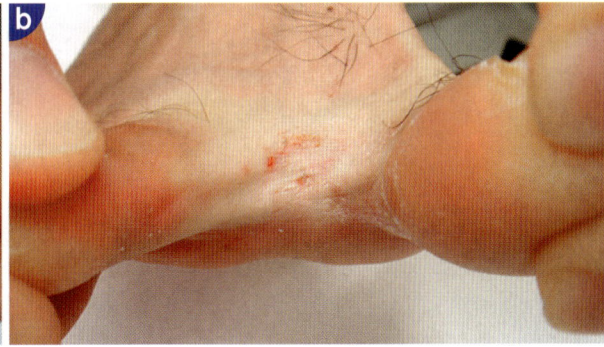

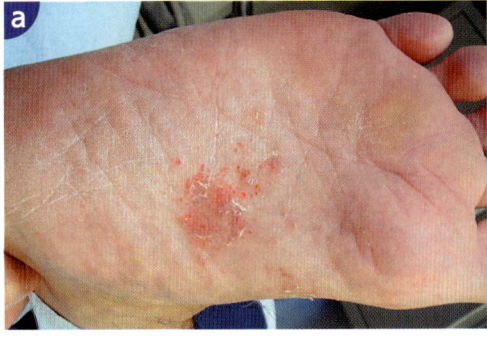

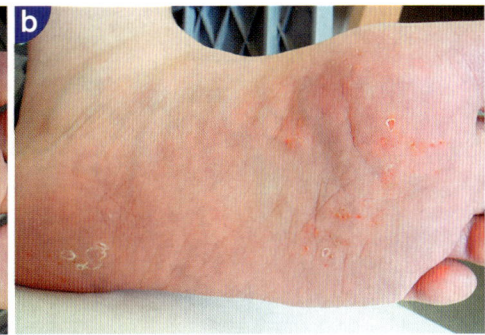

図1 趾間型足白癬

図2 急性期の小水疱型足白癬

2 診断のポイント
直接鏡検が重要

前述のような症状の患者より採取された鱗屑をKOH直接鏡検により検査し，真菌要素の存在を確認することにより診断は確定する（図6）．検体は，真菌要素が多く存在しそうな部位，つまり，病巣辺縁の剥離にやや抵抗があるような鱗屑，水疱があれば水疱蓋が適している．すでにはがれている鱗屑や趾間型のびらん面では通常真菌要素は確認できない．

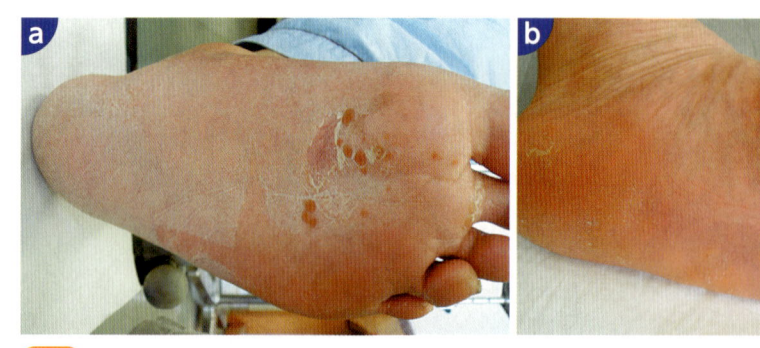

図3 慢性期の小水疱型足白癬

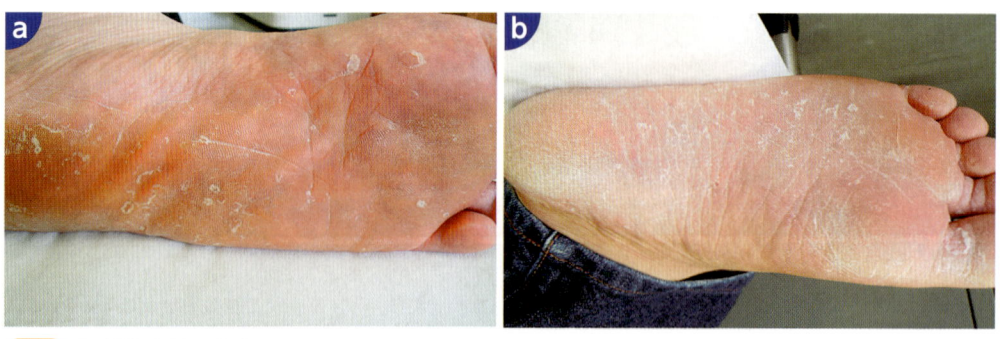

図4 角質増殖型足白癬

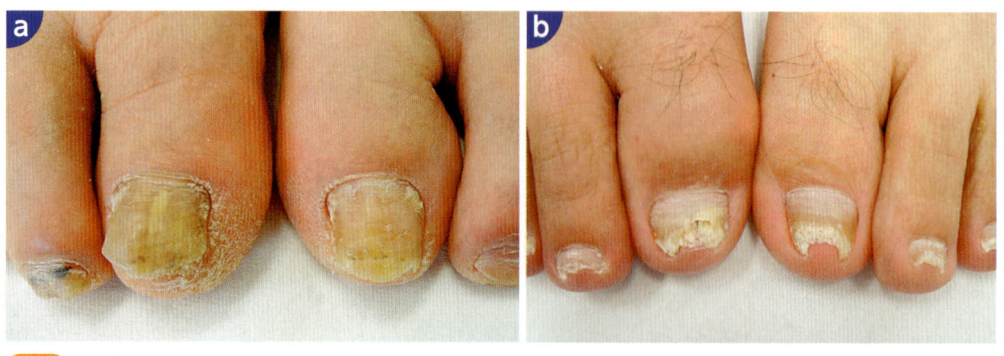

図5 足趾の爪白癬

鑑別疾患として重要なのは，汗疱や，抗真菌薬などによる接触皮膚炎である（図7）．鑑別の決め手は，病変部の鱗屑のKOH直接鏡検による真菌要素の存在の有無である．しかしながら，真菌要素が証明されても，局所の所見で炎症がひどい場合には，後述するように接触皮膚炎あるいは二次的細菌感染としてその治療を行う必要がある．

　また，特殊な細菌感染で起こる，紅色陰癬や蚕食状角質融解症との鑑別も時に必要である．

3 治療法
基本的には抗真菌薬外用

　基本的には抗真菌薬の外用を行う．外用は皮疹の有無にかかわらず，両足の足蹠および趾間全体に塗布する．最近の抗真菌薬は，1日1回の塗布で十分な効果が得られることが多い．

　角質増殖型の病変の場合，5％ないし10％のサリチル酸ワセリンや尿素含有軟膏を併用することもある．また，角質増殖型で難治性の場合，抗真菌薬の内服を併用することもある．

　趾間型では時に接触皮膚炎や二次的細菌感染を併発している場合があるので，湿潤の強い場合には，一時的にステロイド外用や抗菌薬の内服投与を行う．また，鱗屑が少しでも浸軟している場合には，クリーム剤ではなく，できるだけ軟膏基剤の外用薬を用いる方がよい．

　爪白癬では，通常，テルビナフィンの連日内服あるいはイトラコナゾールのパルス療法などの抗真菌薬の内服治療が推奨されるが，年齢や合併症，併用薬剤などを考慮してその適応を決定する．対症的に抗真菌薬の外用をする場合もある．

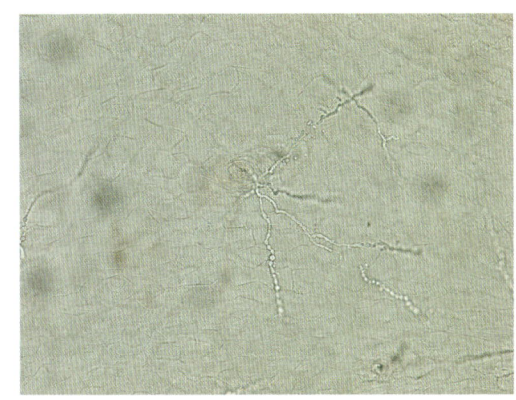

図6 KOH直接鏡検による白癬菌

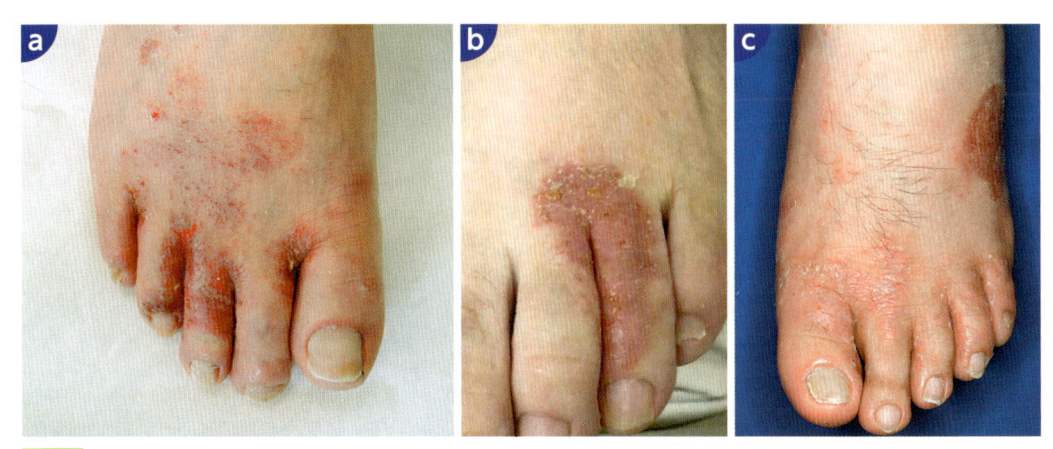

図7 鑑別疾患：抗真菌薬による接触皮膚炎（a，b）と原因不明の足の湿疹性病変（c）

4 専門医からのアドバイス
診断には必ず直接鏡検を

　基本的にKOH直接鏡検により検査し，真菌要素の存在を確認しない限り，足白癬の確定診断をつけてはいけない．さらに，確定診断をつけずに抗真菌薬を塗布するべきではない．なぜなら，抗真菌薬の塗布にて症状が改善しなかった場合，足白癬ではなく，他の疾患だったために改善しなかったのか，抗真菌薬が無効であったのか，の判断がつかないためである．

　臨床的に足白癬を疑ったが，KOH直接鏡検により真菌が確認できなかった場合，ステロイド外用で1～2週間様子をみるのがよいと思われる．臨床的に足白癬に類似した湿疹性病変であれば，その治療で治癒するし，本来足白癬であったのに手技的問題などで初回診察時に真菌要素が確認できなかった場合でも，ステロイド外用にて真菌が確認しやすくなることが多いためである．

5 専門医紹介のポイント
基礎疾患がある，または抗真菌薬を塗っても治らなければ専門医に

　足白癬と診断しても，湿潤したひどい皮膚炎を伴う場合，足背から下腿ときに大腿部に至る蜂窩織炎やリンパ管炎を伴う症例，通常の抗真菌薬外用で改善しない症例については，専門医を紹介する．特に，糖尿病で下肢の神経症を伴い，痛覚が低下あるいは失われているような症例の場合，糖尿病性壊疽の発生母地になる可能性があるので，足白癬のコントロールをしっかり行うことは非常に重要であり，専門医に紹介する必要がある．

6 患者説明のポイント
治療をやめると再発する

　外用あるいは内服の方法をしっかり説明する．一度症状がなくなっても，何度も症状が再発する可能性があることを説明する．

§8 手足の皮疹をみたら

緊急度 ★★☆☆☆
頻度 ★★★☆☆

4. 手白癬, 皮膚カンジダ症
tinea manus, candidiasis cutis

安齋眞一

1 疾患概要
手の浅在性真菌感染症

　手掌, 指腹, 指間の毛の生えていない所に発生する白癬が手白癬である. その発生頻度は足白癬に比べてきわめて少ない. 多くは, 片側性であるが, 経過が長いと両側性になる場合もある. 通常両側性の足白癬を伴う. 臨床型としては, 角質増殖型が多い (図1). 時に小水疱を混じたり, 指間に落屑のある紅斑を伴う場合もある.

　白癬に比してカンジダ症は手に比較的よく発生する. 手に生じる浅在性皮膚カンジダ症としては, 指間に浸軟した鱗屑とびらんを伴う紅斑を主徴としたカンジダ性指間びらん症 (図2) と, 爪囲の紅斑, 腫脹と爪変形を主徴とするカンジダ性爪囲爪郭炎がある (図3).

2 診断のポイント
思っているより珍しい

　手白癬では, 皮疹部の鱗屑からKOH直接鏡検にて白癬菌要素を確認することが必要である. 汗疱やいわゆる手湿疹などとの鑑別が必要であるが, 基本的には, KOH直接鏡検の所見から鑑別する. また, 麻痺手で拘縮している場合に, 特に夏季に湿潤して白癬 (時に皮膚カンジダ症) を発症することは多い. **両側の足白癬がある場合, 手掌の皮膚がId反応として落屑する場合がある**. KOH直接鏡検により, 真菌要素の有無を検討してそれがない場合, ステロイドの外用を行う.

　カンジダ性指間びらん症はその特徴的な皮疹から比較的診断は容易であるが, KOH直接鏡検にて分芽胞子集団を発見できれば, 診断は確実である. 症状は利き手の第3指間が最好発部位で, 第2指間や, 反対側に症状を伴うこともある. 第1指間に発生することはきわめて稀である. 水仕事が多いなどの湿潤環境に置かれている例, 特に肥満を伴い指間間隙が狭い人に発生することが多い.

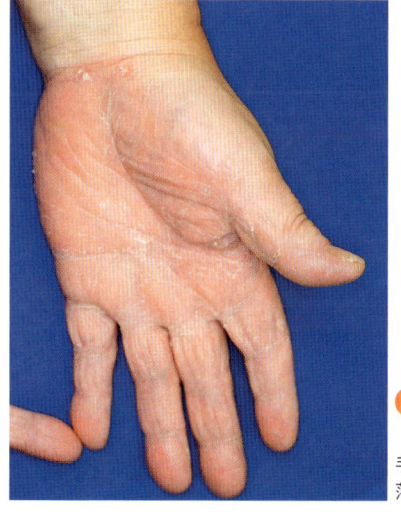

図1 角質増殖型の手白癬
手掌全体に発赤と過角化, 落屑がみられる.

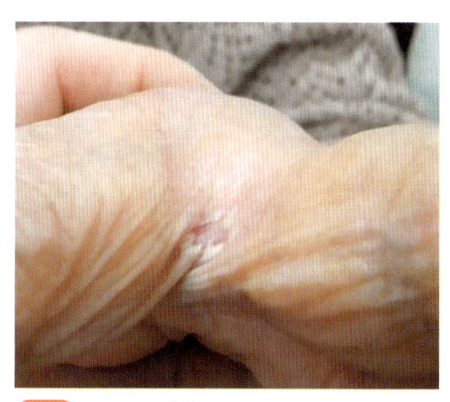

図2 カンジダ性指間びらん症
指間に湿潤した鱗屑を伴うびらんと紅斑がみられる.

カンジダ性爪囲爪郭炎では，後爪郭，時に側爪郭の発赤，腫脹がみられ（カンジダ性爪囲炎），それに連続して爪甲の着色，爪甲表面の凹凸不整，横溝形成などを伴う（カンジダ性爪炎）．時に少量の白色膿を伴うことはあるが，細菌性爪囲炎に比べて痛みは軽度で膿が少ない．爪の横溝の混濁をKOH直接鏡検で観察すると，酵母様真菌の集塊が確認できることがある．

3 治療法
基本は抗真菌薬の外用

手白癬では，通常の抗真菌薬の外用を行うが，角質増殖が強く難治な場合には，サリチル酸ワセリンや尿素含有軟膏の併用や，抗真菌薬の内服を併用する場合もある．

カンジダ性指間びらん症の場合は，アゾール系抗真菌薬の外用を行うが，浸軟が強い場合には，クリーム基剤の外用剤ではかえって炎症を助長することがあるため，軟膏基剤のものを使用する．時にびらんの乾燥化を図るため，亜鉛華軟膏の外用を併用することもある．通常短期間の外用で治癒するが，生活習慣を改善しないと容易に再発する．

カンジダ性爪囲爪郭炎の場合にも同様にアゾール系抗真菌薬の外用を行うが，症状によりクリーム剤や液剤を使用する．この疾患は比較的難治で，容易に再発する．

4 専門医からのアドバイス
診断にはKOH直接鏡検が必要

足白癬と同様，手白癬と診断するためには，KOH直接鏡検による真菌要素の証明が必須である．

カンジダ性指間びらん症の場合には臨床症状から診断することは比較的容易であるが，治療には生活指導が必須である．

カンジダ性爪囲爪郭炎は，その診断が困難なこともある．細菌性爪囲炎として治療し，難治な場合には，この疾患の可能性も考慮に入れる必要がある．

5 専門医紹介のポイント
抗真菌薬で治らなければ専門医に

通常の抗真菌薬外用にて1カ月以上治癒しない場合，専門医を紹介する必要がある．

6 患者説明のポイント
生活指導が大事

手白癬の場合，基本的に足白癬を伴うことがほとんどなので，そちらの有無を確認して，もしあれば同時に治療する必要がある．麻痺した手に出現した場合，特に夏期には，発汗で湿潤しないように気をつけるよう説明する．

カンジダ性指間びらん症の場合，日常生活上，指間が濡れることが原因となるため，水仕事のあとは，指間まで丁寧に水分を拭き取る必要があることを説明する．

カンジダ性爪囲爪郭炎も，水仕事などに伴う湿潤が発症要因として重要であることを説明する．カット絆などを貼付することにより湿潤環境が形成されてしまうので，これを禁止するように説明する．

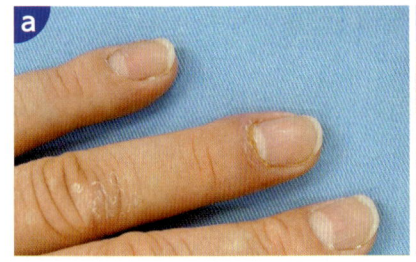

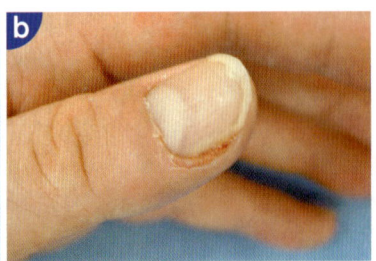

図3 カンジダ性爪囲爪郭炎
a 各指の爪囲に鱗屑とびらんを伴う発赤および腫脹がある．b 軽度の爪甲の変形を伴う．

§8 手足の皮疹をみたら

緊急度 ★★★☆☆
頻度 ★★★☆☆

5. 抗癌剤による手足症候群
hand-foot syndrome induced by anticancer drug

安齋眞一

1 疾患概要
特定の抗癌剤治療をしている患者に出る手足の副作用

1974年Zuelkeによって Palmo-Plantar erythrodysesthesia としてはじめ報告された疾患で，抗癌剤によって引き起こされる皮膚の有害事象の代表的なものとされている．その原因としては，5-FUやカペシタビンなどのフッ化ピリミジン系が有名であるが，その他ドキソルビシン，シタラビン，ドセタキセルなどの薬剤で出現することが知られている．近年これらの薬剤に加えてソラフェニブやスニチニブといった分子標的薬によって起こる症例が増加している．

2 診断のポイント
薬剤使用歴が重要

手掌や足底および爪が好発部位であり，これらの部位に紅斑や色素沈着が出現する．症状が高度になると，疼痛とともに腫脹，発赤，水疱やびらんあるいは皮膚潰瘍を形成することもある．また，過角化や落屑，亀裂を形成すると疼痛が強く，手足の機能に障害をきたすこともある（図1）．また，ソラフェニブなどの多キナーゼ阻害薬によるものでは，足底の斑状発赤で発症し，荷重部位や外的刺激を受ける部位に限局して過角化，水疱形成，疼痛を伴うことが多い（図2）．重症化すると膿疱様発疹

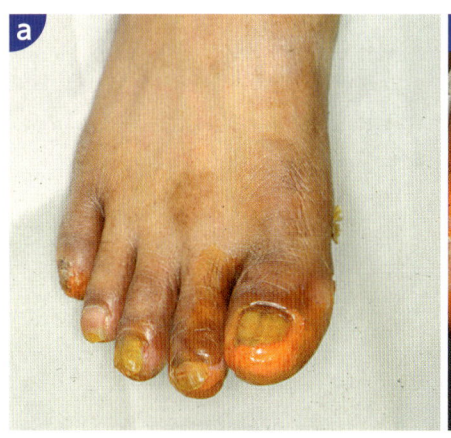

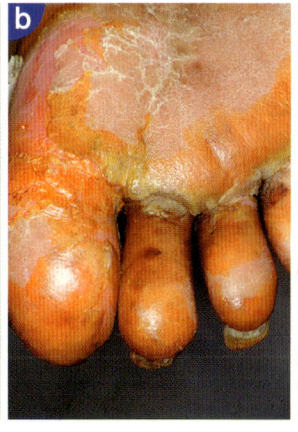

図1 5-FUによる手足症候群
足底に疼痛を伴う過角化と紅斑，亀裂がみられる．5-FUなどのフッ化ピリミジン系抗癌剤による手足症候群の場合，黒色から茶褐色の色素沈着を伴うことが特徴である（図では，ポビドンヨードが塗布されている）．

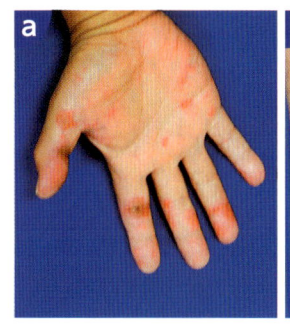

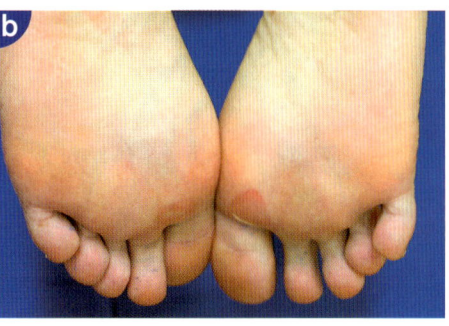

図2 ソラフェニブ(a)およびスニチニブ(b)による手足症候群
手掌や足底に，紅斑，過角化，亀裂，水疱形成後の皮膚潰瘍がみられる．

を形成することもある．フッ化ピリミジン系抗癌剤によるものよりも症状が比較的軽いことが多い．
NCI-CTCAE（Version3.0）による手足皮膚反応の重症度分類により症状を評価することで治療の方針が決定されることが多い（表1）．

3 治療法
安静と対症療法

◆ 休薬

痛みを伴う皮疹を生じた場合，重症度分類では，grade 2以上と判定される．この場合少なくともgrade 0から1となるまでは休薬する．grade 3の症状を呈した場合には，休薬後再開する際には減量する必要がある．

◆ 安静と保護

手足の機械的刺激あるいは荷重を避けできるだけ安静を保つことが重要である．足の腫脹の強い場合には，下肢挙上や手足の熱感のある場合のcoolingも有効な手段である．

◆ 局所治療

基本的には症状に合わせた対症療法を行う．つまり，皮膚潰瘍や亀裂に対しては，ワセリンなどの保護剤を用い，角化が強い部位に対しては，ヘパリン類似物質製剤や，尿素軟膏，サリチル酸ワセリンなどで角質軟化を図る．炎症症状に対しては，strong rank以上の抗炎症作用をもつステロイドを外用する．

◆ 全身療法

分子標的薬以外の古典的抗癌剤による手足症候群に対しては，ステロイドの内服前投薬が有効とされている．5-FU，ドセタキセル，エトポシド，ドキソルビシンによって誘発されるものに関しては，ピリドキシン（ビタミンB_6）を100〜300 mg/日内服することによって予防効果や症状緩和効果があるとされているが，それ以外の薬剤については，効果は不定とされている．

4 専門医からのアドバイス
薬剤使用前に発症を想定する

抗癌剤を投与する場合には，手足症候群の出現する可能性のある薬剤であるかどうかを事前に承知し，その場合には必要な前投薬を行ったり，手足の安静を指導したりすることが重要である．また，手足の症状が軽症のうちに皮膚科専門医に受診させ適切な処置を講じることも必要である．

5 専門医紹介のポイント
専門医に治療してもらうのが無難

症状出現時には，皮膚科専門医を紹介することが必要である．

6 患者説明のポイント
事前の説明が不可欠

手足症候群の出現する可能性のある薬剤を投与する前には，十分その発症の可能性を説明し，できる限り手足の安静を保つように説明する．症状出現時には，すぐに主治医に連絡する，あるいは皮膚科専門医を受診することを指導する．

表1 NCI-CTCAE（Version3.0）による手足皮膚反応の重症度分類

grade 0	症状なし
grade 1	皮膚の軽微な変化または皮膚炎（例 紅斑），疼痛なし
grade 2	皮膚の変化（例 剥皮，水疱，出血，浮腫）または疼痛；機能に影響なし
grade 3	痛みを伴う潰瘍性皮膚炎または皮膚の変化で，機能に影響

§9 手足の凍瘡様紅斑をみたら

1. 凍瘡（しもやけ）
chilblain

山田朋子

緊急度 ★★☆☆☆
頻度 ★★★☆☆

1 疾患概要
冬季に生じる顔面・指趾末端の紅斑・腫脹

凍瘡はいわゆる「しもやけ」と呼ばれるもので，寒冷刺激により発症する．冬季に多く，鼻部，頬部，耳介，指趾末端に好発する．小児に多く，また女性にやや多いとされる．手指，足趾全体が腫脹するタイプ（樽柿型）と，暗紫紅色紅斑が散在するタイプ（多形紅斑型）がある．これに対し凍傷は，皮膚が直接冷却されて，血管の運動障害による末梢の循環不全が起こり，さらに組織が凍結することにより生じる．

2 診断のポイント
冷感，痒みを伴う紅斑

病変部には通常，境界不明瞭な紅斑があり，浮腫状に腫脹している（図1～4）．また，著明な冷感を伴っている．暖まるとしばしば痒みを生じる．この痒みのため搔破し，表面に湿疹を合併していることもある．時に，水疱・びらん・痂皮をきたすこともある（図5）．成人例では凍瘡状エリテマトーデス（§9-4参照），全身性エリテマトーデス（SLE），Sjögren（§3-4参照）症候群などの膠原病が鑑別診断となる．時に甲状腺機能低下症などの合併もあることから，必要に応じて血液検査を行う．

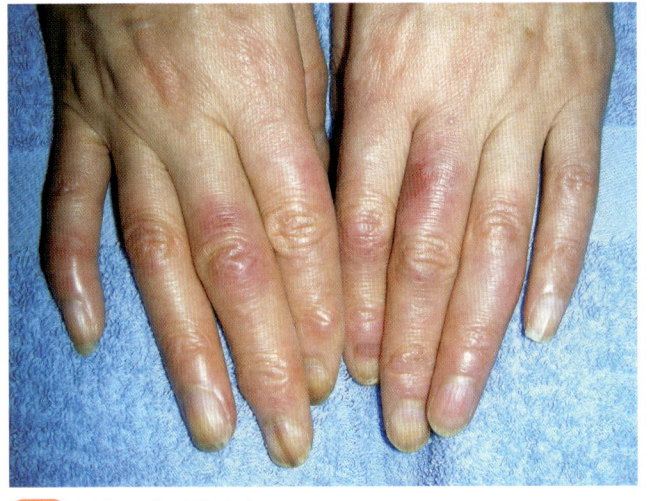

図1 手指の典型的凍瘡
手指は全体的に腫脹し，浮腫性の紅斑が目立つ．

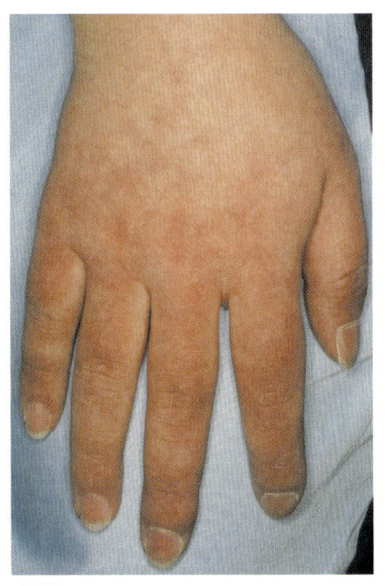

図2 小児の凍瘡
手指が腫脹し，ごく淡い紅斑がみられる．冷感が著明である．

3 治療法
保温, ビタミン剤, ステロイド外用

冷やさないように努める. 手袋, 靴下, 耳当てなどの防寒具を着用する. ビタミンEの内服, 外用を行い, また, 炎症症状が強い場合にはステロイドの外用を行う.

4 専門医からのアドバイス
予防, 対症療法

根治療法は難しいため, 予防と対症療法が主となる. 冬季以外に遷延する成人例では膠原病の可能性も疑う.

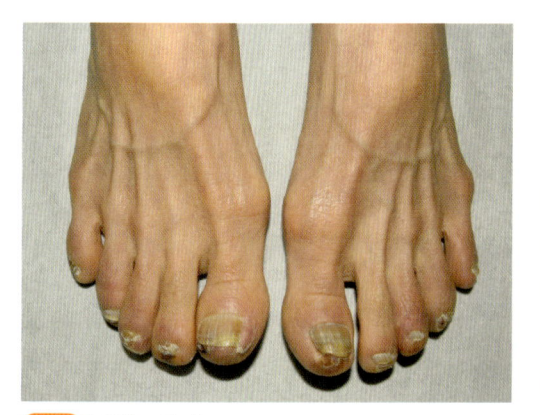

図3 足趾の凍瘡
足趾の腫脹と紅斑, 一部鱗屑・痂皮もみられる.

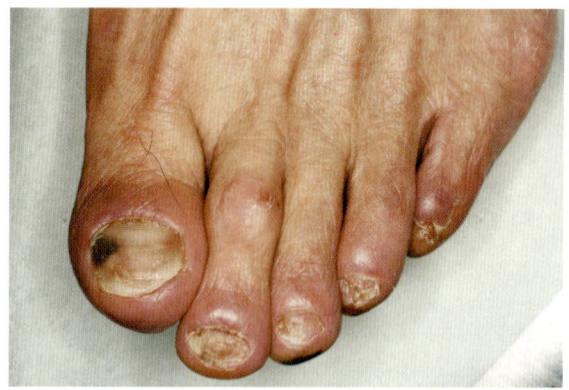

図4 足趾の凍瘡
足趾の腫脹, 紅斑がみられる.

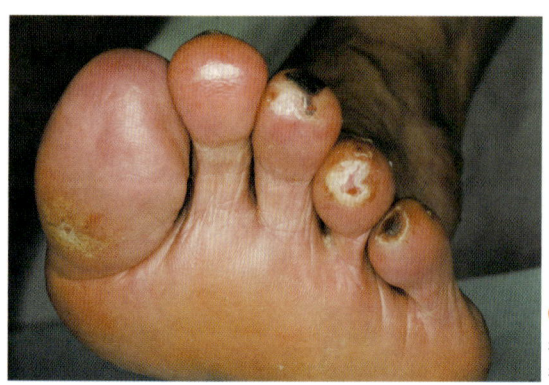

図5 痂皮・鱗屑を伴う凍瘡
症状が激しい場合には, 水疱, びらんを形成することもある. この症例では水疱が治癒し, 黒色の痂皮と鱗屑を付着している.

文献
1) 林 伸和：凍瘡.「最新皮膚科学大系 16」(玉置邦彦 編), p222-223, 中山書店, 2003
2) 石川 治：pernio と chilblin lupus. MB Derma, 57：p17-22, 2002

§9 手足の凍瘡様紅斑をみたら

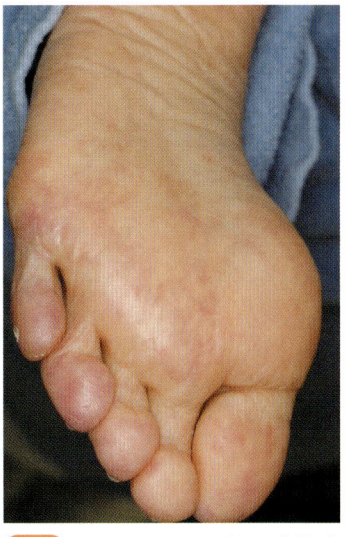

緊急度 ★★★★★
頻度 ★★☆☆☆

2. コレステロール結晶塞栓症
cholesterol embolism, blue toe syndrome

山田朋子

1 疾患概要
血管内操作後の下肢末端の塞栓症

　コレステロール結晶塞栓症とは，大動脈の粥状硬化病変部のコレステロール結晶が崩壊し，全身に播種されて，末梢血管に完全，不完全に塞栓を生じ，多臓器障害を生じる病態である．抗凝固療法，血管造影などの血管内操作後に生じることが多い．皮膚以外には腎臓，眼に症状を呈する．皮膚では，足趾に境界明瞭なチアノーゼ，壊死，虚血性壊疽を生じ，blue toe syndromeと呼ばれる．

2 診断のポイント
下肢末端の紫色斑（blue toe）と病歴聴取

　血管内操作の直後から数週後の間に，突然，足趾や踵などに疼痛を伴う暗紫色の網目状の皮疹（網状皮斑, livedo reticularis）を生じる（図1〜3）．後に壊疽，チアノーゼ，潰瘍，結節，紫斑，水疱などを呈する（図4，5）．病理組織所見では，真皮下層から皮下組織にかけて，コレステロール塞栓が血管腔内に針状の裂隙として観察される（図6）．

3 検査データのポイント
腎機能に注意

　コレステロール結晶塞栓症では腎機能障害を伴うことが多く，予後を左右するため，腎機能検査は必須である．急激な腎障害がみられた場合，内科医にコンサルテーションする．

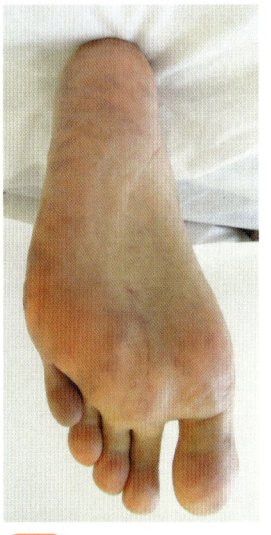

図1 コレステロール結晶塞栓症の網状皮斑
足底全体に紫紅色の網状皮斑がみられる．

図2 コレステロール結晶塞栓症の網状皮斑
足趾，足底に網目状の網状皮斑がみられる．

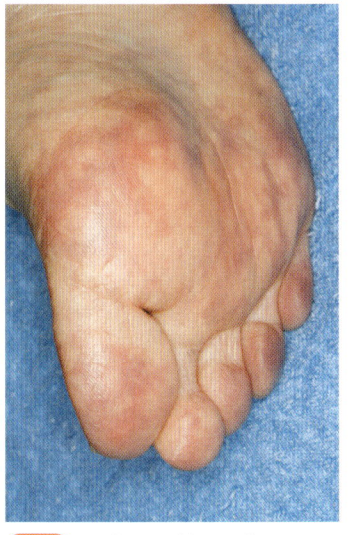

図3 発症より数カ月経過したコレステロール結晶塞栓症
疼痛は軽快しているが，網状皮斑の皮斑は残存し，入浴時などに目立つ．

4 治療法
確立したものはない

　心疾患などの原疾患の状態にもよるが，誘因となる抗凝固療法やカテーテル検査をなるべく避ける．下肢皮膚の潰瘍には，アルプロスタジルアルファデクス（プロスタンディン®軟膏）などの潰瘍治療薬を外用し，難治例では植皮，切断も検討する．全身療法としては，ステロイドの内服，LDL（Low-density lipoprotein）アフェレーシス，血漿交換，HMG-CoA還元酵素阻害薬，プロスタグランジンE_1製剤の静注，硬膜外ブロック，腰部交感神経節ブロックなどが行われる．

5 専門医からのアドバイス
他科との連携が必要

　本症では多くの場合，基礎疾患にすでに心疾患や糖尿病があり，さらに腎機能障害も加わることがあるため，内科的治療が中心となることが多い．皮膚科では，下肢潰瘍の感染予防に努め，場合に応じて整形外科にも治療を依頼する．

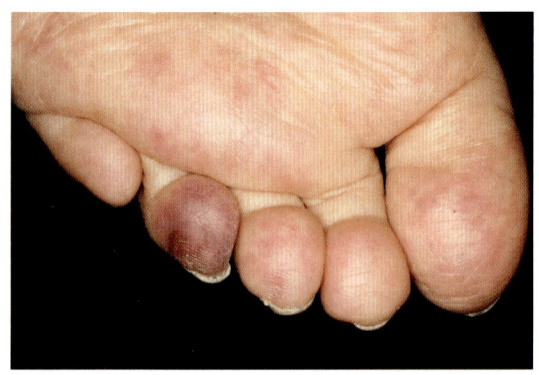

図4 チアノーゼを呈したコレステロール結晶塞栓症
足趾末端が紫紅色調を呈している．

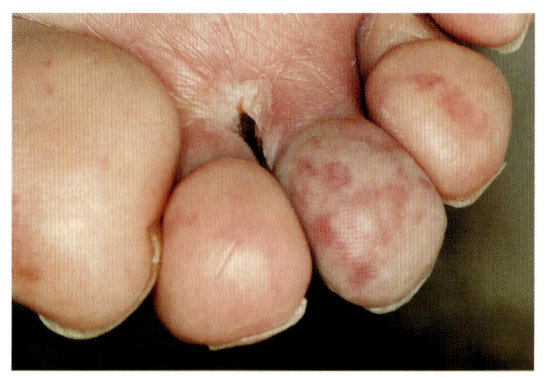

図5 水疱を形成したコレステロール結晶塞栓症
浮腫と炎症が強く，足趾に水疱を形成している．

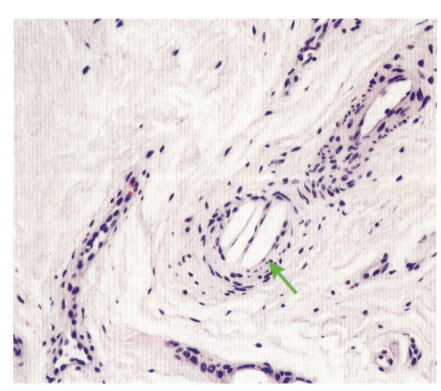

図6 コレステロール結晶塞栓症の病理組織像
血管腔内にコレステロール塞栓が針状の裂隙（→）として観察される．

文献

1) 今山修平：コレステロール結晶塞栓症．「最新皮膚科学大系4」（玉置邦彦 編），p223-224，中山書店，2003
2) 落合豊子：コレステロール結晶塞栓症によるblue toe syndromeの治療．臨皮，60（5）増刊号：p98-102，2006
3) 小寺雅也：抗リン脂質抗体症候群（blue toe syndromeも含めて）/クリオグロブリン血症．MB Derma，176：p47-55，2011

§9 手足の凍瘡様紅斑をみたら

緊急度 ★★★★☆
頻度 ★☆☆☆☆

3. クリオグロブリン血症
cryoglobulinemia

山田朋子

1 疾患概要
血漿中クリオグロブリンの血管沈着による多彩な症状

　クリオグロブリン血症とは，37℃以下の低温下で沈殿し，加温によって再溶解する性質をもった免疫グロブリンおよび免疫複合体が血中に増加し，小〜中血管に沈着して血管炎を惹起し，各種臓器障害をきたす病的状態である．モノクローナル型（Ⅰ型），ポリクローナル型（Ⅱ型，Ⅲ型）に分類され，Ⅱ型はモノクローナル免疫グロブリンとポリクローナル免疫グロブリンの混合タイプで，Ⅲ型はポリクローナル免疫グロブリンで構成されている．Ⅰ型は形質細胞腫などのリンパ増殖性疾患，Ⅱ型はC型肝炎ウイルスに関連するものが多く，Ⅲ型は膠原病にみられるものが多い．

2 診断のポイント
多彩な皮膚症状

　皮膚症状は初発症状であることが多く，ほぼ全例にみられる．紫斑，出血性丘疹，色素沈着，潰瘍，下腿浮腫，肢端紫藍症（図1），網状皮斑（livedo reticularis，図2），出血性痂皮，瘢痕（図3，4），壊死・壊疽（図5，6）などがみられる．全身症状では，全身倦怠感，悪寒，発熱，呼吸困難，下痢，関節痛，蛋白尿，肝脾腫がみられるが，寒冷による症状の出現は1/3程度で，その他は無症状といわれる．生検所見ではⅠ型では真皮から皮下組織にかけての血管に無構造物質による閉塞像がみられる．Ⅱ型，Ⅲ型では，真皮の血管にフィブリンの析出と好中球の浸潤，核破砕を伴う壊死性血管炎の像がみられる．血管壁にIgG，IgM，補体C3などの沈着がみられる．

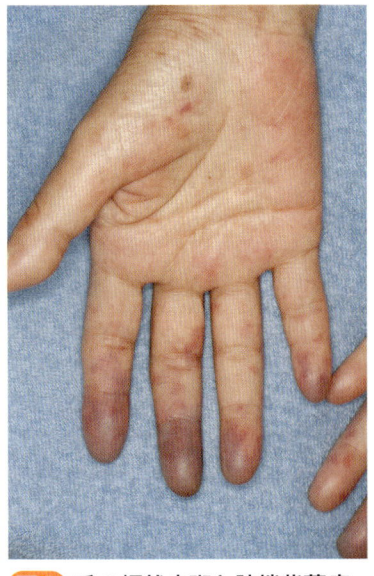

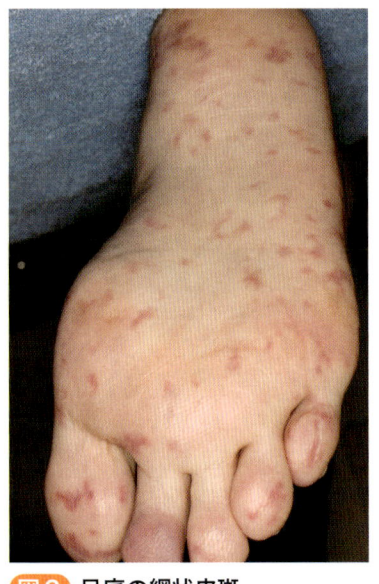

図1 手の網状皮斑と肢端紫藍症
手掌・手指に網状皮斑がみられ，手指先端は紫紅色調に変化している．

図2 足底の網状皮斑
足底全体・足趾に網状皮斑がみられ，2趾先端は紫紅色調となっている．

3 治療法
寒冷を避けることと原疾患の治療

寒冷曝露や長時間起立を避ける．潰瘍が生じた場合は対症療法をする．リンパ増殖性疾患やC型肝炎，膠原病などが基礎疾患としてある場合はその治療をする．ステロイド内服，免疫抑制薬内服，血漿交換，γ-グロブリン大量療法なども行われる．

4 専門医からのアドバイス
疑うことが重要

寒冷によって増悪する下腿の紫斑，潰瘍をみた場合，本症の可能性も考える．腎障害が予後を左右するため，内科医との連携が必要である．

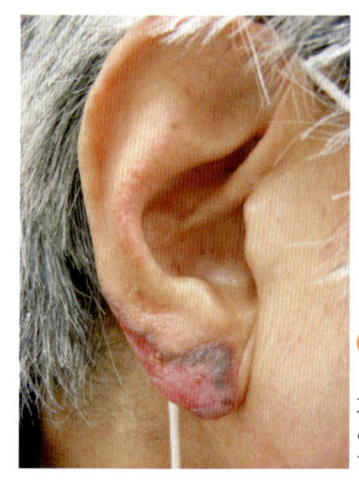

図3 耳介の紅斑, 瘢痕
耳介に凍瘡様の紅斑がみられ，瘢痕になりつつある．

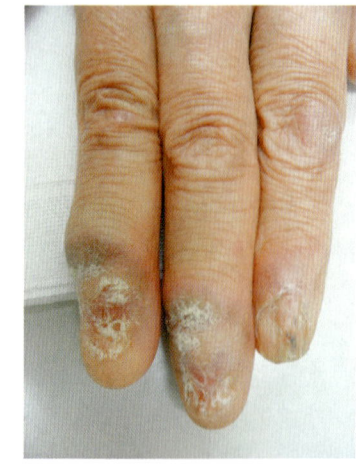

図4 手指の紅斑と爪甲脱落
図3と同一症例．手指先端に紅斑があり，爪甲は脱落して角化している．

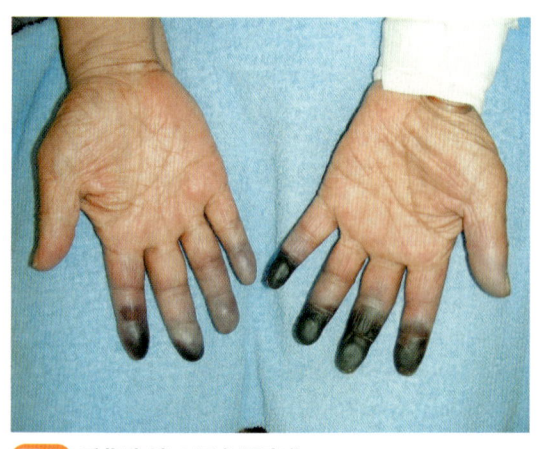

図5 手指先端の黒色調変化
急激に手指先端が黒色調となり，壊死となっている．

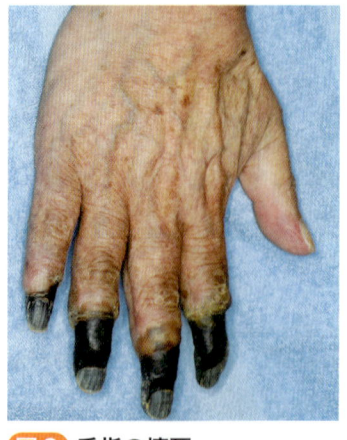

図6 手指の壊死
図5と同一症例．手指先端は完全に壊死の状態になっている．

文献
1) 柳原　誠：クリオグロブリン血症．「最新皮膚科学大系10」（玉置邦彦 編），p201-202，中山書店，2003
2) 橋本喜大，飯塚　一：クリオグロブリン血症，クリオフィブリノーゲン血症．MB Derma, 57：p29-35, 2002
3) 小寺雅也：抗リン脂質抗体症候群（blue toe syndromeも含めて）/クリオグロブリン血症．MB Derma, 176：p47-55, 2011

§9 手足の凍瘡様紅斑をみたら

緊急度 ★★★☆☆
頻度 ★☆☆☆☆

4. 凍瘡状エリテマトーデス
chilblain lupus

山田朋子

1 疾患概要
エリテマトーデスの特殊型

　凍瘡状エリテマトーデスとは，凍瘡様の症状を呈するエリテマトーデスの特殊型の一型である．円板状エリテマトーデス（DLE）と同じく，エリテマトーデス（LE）の慢性型皮疹の一型であるが，DLEが露光部に発症するのに対し，凍瘡状エリテマトーデスは寒冷刺激を受けやすい部位に生じる．全身性エリテマトーデス（SLE）やSjögren症候群にも凍瘡様の紅斑がみられるが，本症はSLEに合併することは比較的稀である．欧米ではSLEに合併する凍瘡様紅斑と本症を区別しない傾向にある．

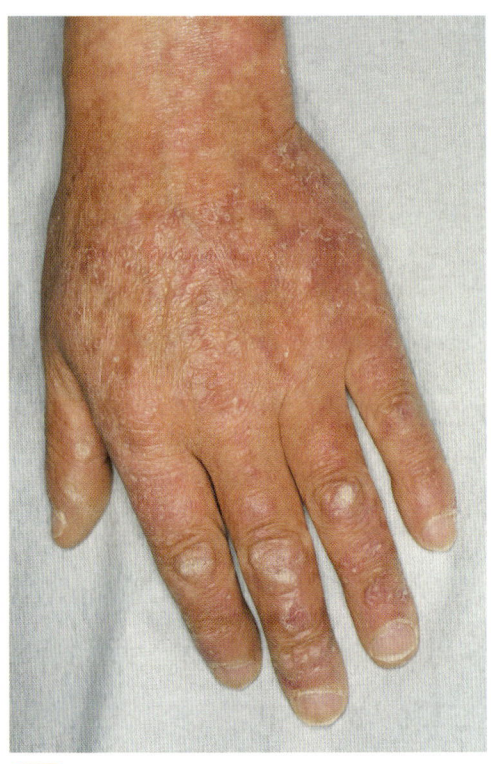

図1 手背・手指の凍瘡状エリテマトーデス
紅斑，鱗屑，関節背面の角化がみられる．

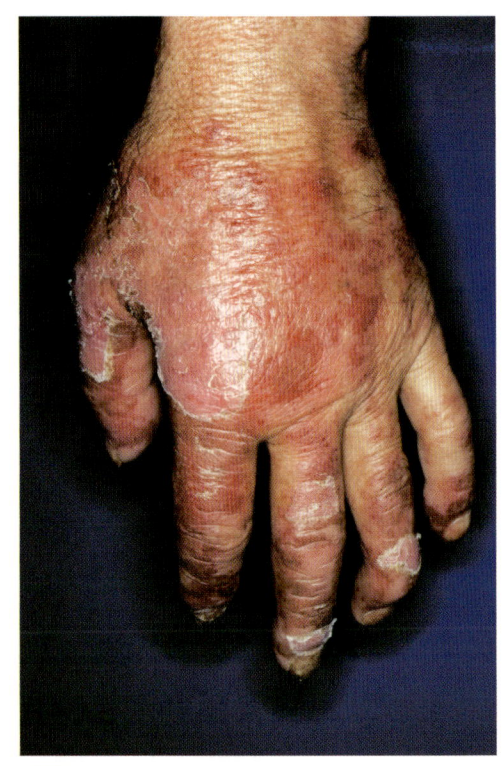

図2 手背・手指の凍瘡状エリテマトーデス
暗紫色調の紅斑と鱗屑がみられる．

2 診断のポイント
難治の凍瘡様皮疹

凍瘡の好発部位である，手背・手指・手掌（図1～5），足趾（図6），足底（図7），耳介，鼻尖部などの顔面（図8）に多く出現する．浮腫を伴う暗赤色紅斑で，角化を伴い，難治性のびらんとなることがある．抗核抗体はしばしば陰性である．病理組織学的には角質増生，表皮萎縮，基底層の液状変性がみられ，DLEと類似する．鑑別診断は凍瘡，SLEやSjögren症候群にみられる凍瘡様紅斑（図10～13）であるが，皮膚生検で上記のDLE様の所見を呈することにより診断する．また蛍光抗体直接法で真皮表皮境界部にIgG，IgA，IgMなどの免疫グロブリンや補体を沈着することにより，凍瘡とは鑑別可能である（図9）．

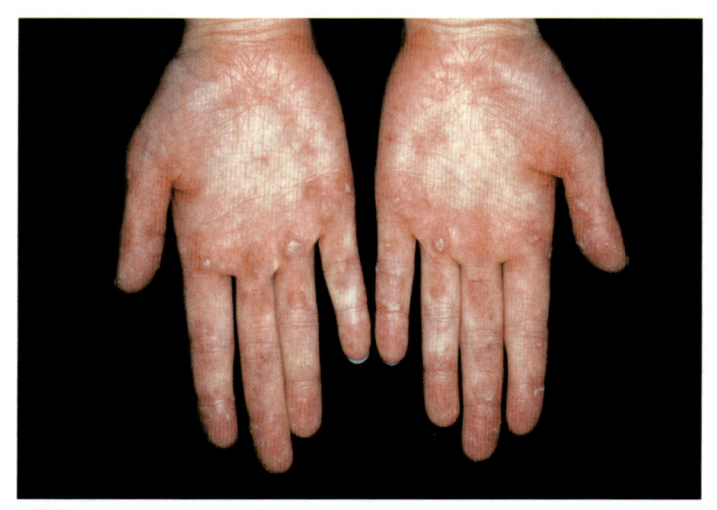

図3 手掌・手指の凍瘡状エリテマトーデス
角化・鱗屑を伴う紅斑が散在している．

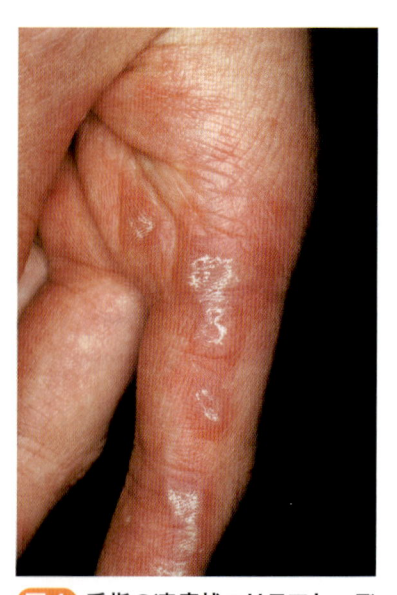

図4 手指の凍瘡状エリテマトーデス
図3と同一症例．手指の角化を伴う紅斑．

図5 手指の凍瘡状エリテマトーデス
鱗屑を伴う境界明瞭な紅斑がみられる．

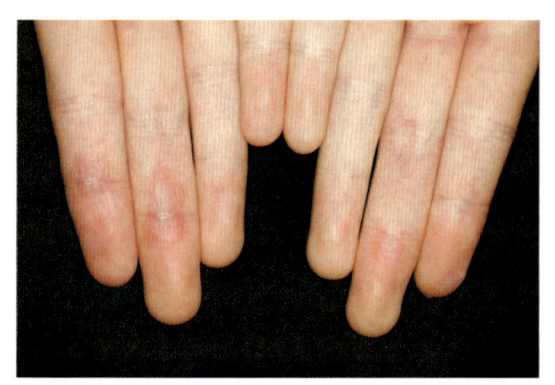

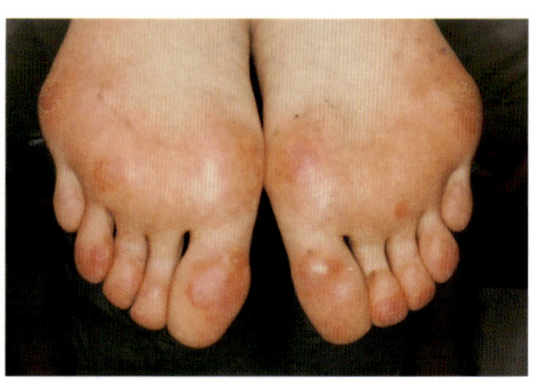

図6 足趾の凍瘡状エリテマトーデス
角化を伴う紅斑がみられる．

3 治療法
保温，ステロイド外用，末梢循環改善

急激な温度変化を避け，保温に努める．ビタミンE，抗血小板薬，プロスタグランジン製剤の内服，ステロイドの外用が行われる．SLEに合併する場合は原疾患のコントロールをする．

4 専門医からのアドバイス
SLEの合併に注意

冬季を過ぎても遷延する凍瘡をみた場合は，本症を疑う．SLEに合併することは比較的稀であるが，経過中にSLEを発症することもあり，注意が必要である．

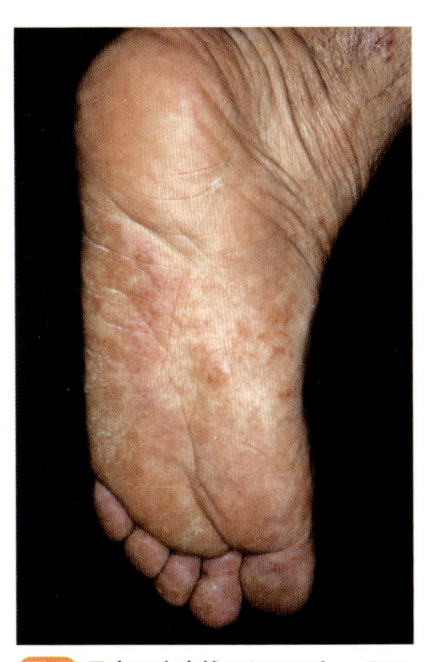

図7 足底の凍瘡状エリテマトーデス
図2と同一症例．足底全体に紅斑と一部角化がみられる．

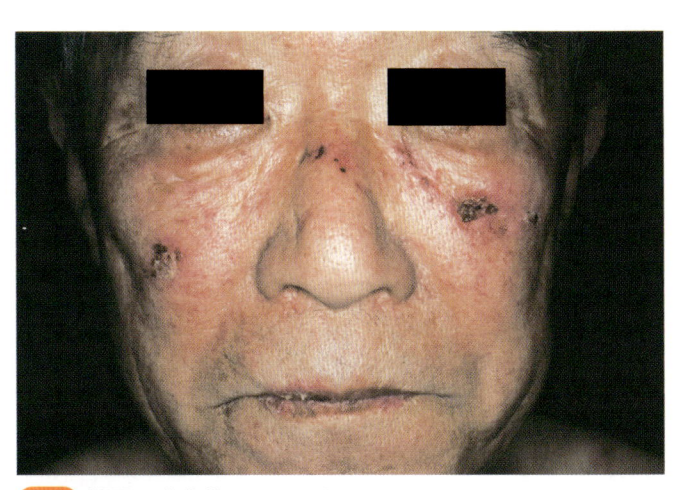

図8 顔面の凍瘡状エリテマトーデス
図2，7と同一症例．両頬部にも角化を伴う紅斑がみられる．

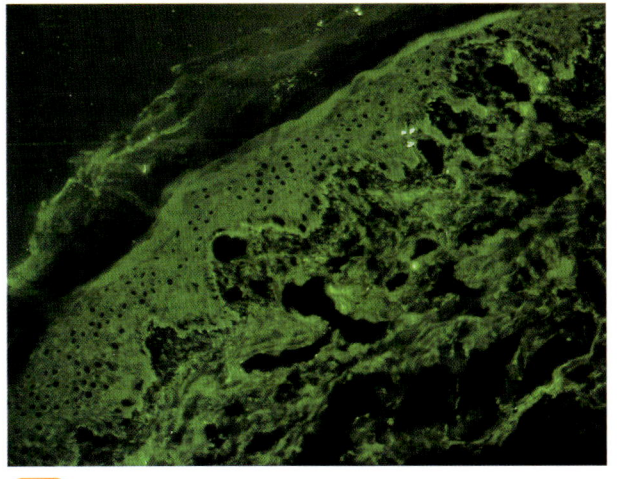

図9 凍瘡状エリテマトーデスの蛍光抗体直接法
真皮表皮境界部にIgMの沈着が顆粒状にみられる．

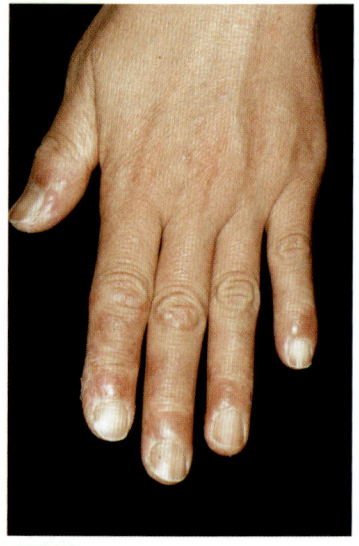

図10 鑑別疾患：SLEの凍瘡様紅斑
手指爪囲に紅斑，角化がみられる．

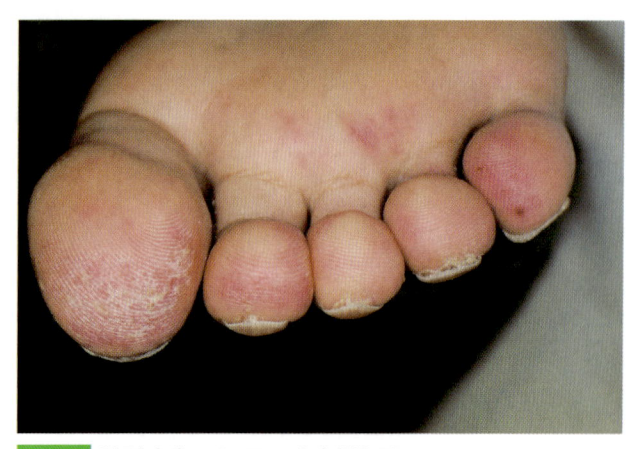

図11 鑑別疾患：SLEの凍瘡様紅斑
足趾先端に紅斑がみられる．

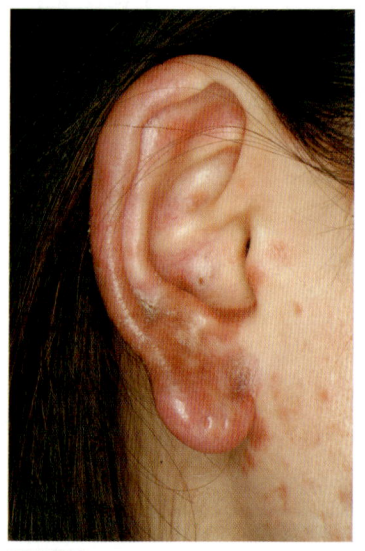

図12 鑑別疾患：SLEの凍瘡様紅斑
耳介にも暗紅色紅斑，色素沈着がみられる．

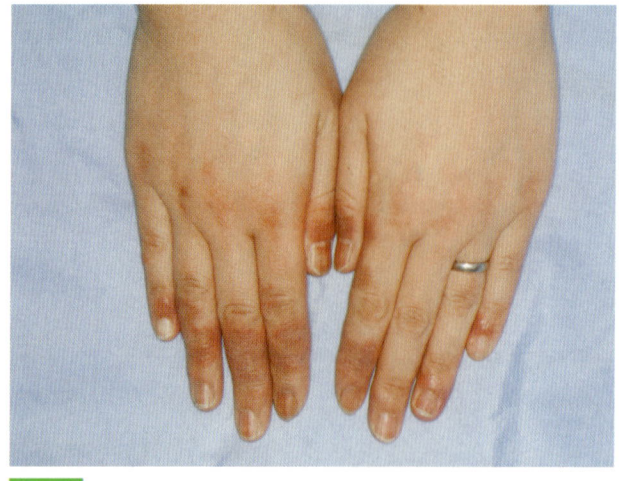

図13 鑑別疾患：Sjögren症候群の凍瘡様紅斑
手指に浮腫性の紅斑がみられる．

文献

1) 衛藤 光：凍瘡様ループス．「最新皮膚科学大系 9」(玉置邦彦 編)，p80-82，中山書店，2002
2) 石川 治：pernioとchilblin lupus．MB Derma, 57：p17-22, 2002
3) 土田哲也：全身性エリテマトーデスの皮疹のみかた．MB Derma, 136：7-13, 2008

§9 手足の凍瘡様紅斑をみたら

緊急度 ★★★★★
頻度 ★★★☆☆

5. 閉塞性動脈硬化症
arteriosclerosis obliterans

山田朋子

1 疾患概要
動脈硬化による血管の閉塞

閉塞性動脈硬化症（ASO）は，動脈硬化により血管が閉塞し，血流不全によって，皮膚の壊死，しびれ，間欠性跛行，疼痛，冷感などの症状を呈する疾患である．皮膚科を受診するASOは下肢末梢の血流障害による末梢動脈疾患（PAD）と呼ばれる病態であることが多い．しばしば重篤となり，予後を左右する．下肢，特に浅大腿動脈の閉塞が最も多い．高齢者に多い．

2 診断のポイント
血管閉塞による冷感，壊死・壊疽

虚血の徴候は肢端に最も強く現れる（図1）．患肢は健側と比較して冷感が強くなり，しびれ感を生じる．チアノーゼとその後の反応性充血もみられる．重症化すると安静時にも疼痛を生じる．皮膚科を受診するASOでは，すでに潰瘍，壊疽となっている場合も多い．虚血性の潰瘍は，足背，足趾（図2，3），外踝などに多く，境界明瞭で，表面に壊死組織を付着し，疼痛も強い．急速，あるいは緩徐

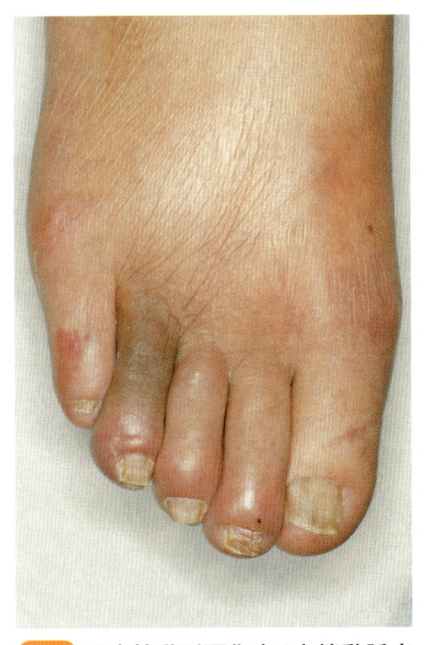

図1 閉塞性動脈硬化症/末梢動脈疾患の初期像
4趾が黒色調に変化しているが，潰瘍はまだ形成していない．冷感・疼痛などの症状がみられる．Fontaine分類Ⅲ度．

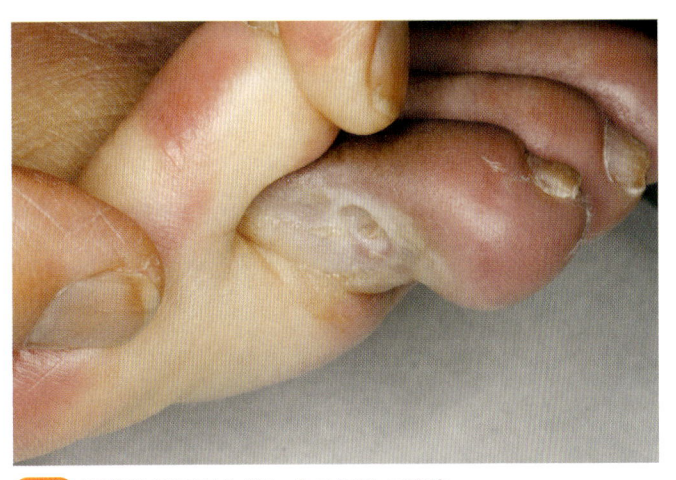

図2 閉塞性動脈硬化症による足趾の潰瘍
足趾に小さいが境界明瞭で深い潰瘍を形成している．Fontaine分類Ⅳ度．

に進行し，黒色調の壊疽となる（図4〜7）．鑑別疾患は糖尿病性潰瘍（図8〜10）だが，両者が合併していることも多い．ASOのない糖尿病性潰瘍では，熱感や紅斑などの炎症所見を伴い，末梢神経障害のため，疼痛を訴えないことが多く，潰瘍部には細菌感染をしばしば伴う．また静脈うっ滞性の潰瘍は，進行は比較的緩徐な浅い潰瘍で，周囲に色素沈着や紫斑があり，静脈瘤や浮腫を合併していることが多い．その他，血管炎，腫瘍などによる難治性潰瘍を鑑別する．

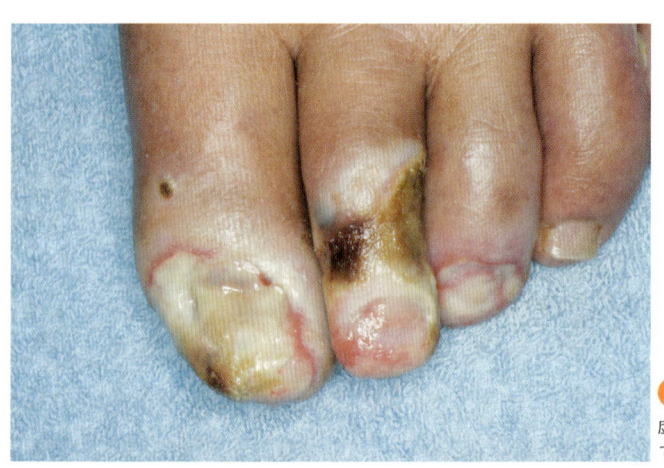

図3 閉塞性動脈硬化症による足趾の潰瘍
虚血が徐々に進行し，爪甲が脱落し，皮膚が壊死となっている．Fontaine分類Ⅳ度．

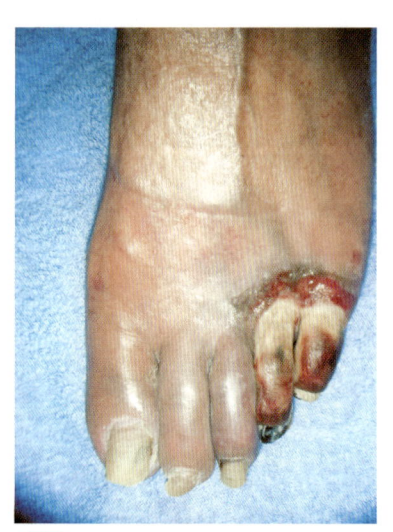

図4 閉塞性動脈硬化症による足趾の潰瘍
足趾が全体的に壊疽に陥っている．1〜3趾も紫色調となり，阻血の状態．Fontaine分類Ⅳ度．

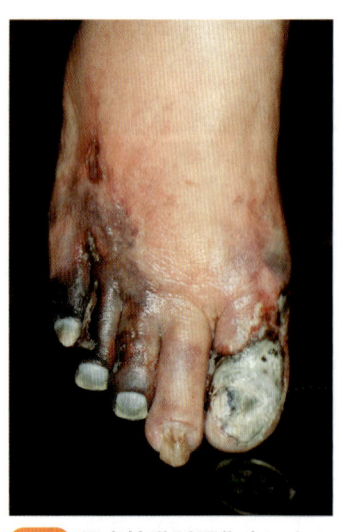

図5 閉塞性動脈硬化症による足趾の潰瘍
足趾から足背に紅斑，壊疽がみられる．Fontaine分類Ⅳ度．

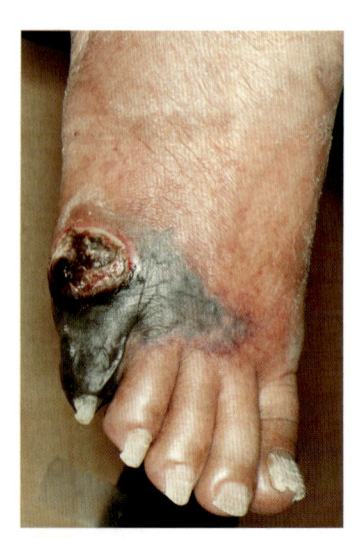

図6 閉塞性動脈硬化症による足趾の潰瘍
足趾から足背にかけての壊疽，潰瘍を認める．Fontaine分類Ⅳ度．

3 検査データのポイント
足関節上腕血圧比（ABI），皮膚灌流圧（SPP）の測定

　画像診断としては，血管造影，CTA（CT Angio），MRA（MRI Angio）などがある．画像診断は閉塞部位を知るために有用な検査であるが，非侵襲的な血流評価法としては足関節上腕血圧比（ankle brachial pressure index：ABI）があり，スクリーニングとして行われる．1.0以上が正常であり，0.9以下では動脈の閉塞性病変の存在が疑われる．0.7以下では間欠性跛行が，0.3以下では安静時疼痛が出現する．ABIは足関節より末梢の血流評価には適しておらず，血管の石灰化を伴う患者ではABIの値が上昇するため，皮膚灌流圧（skin perfusion pressure：SPP）の測定も行われる．SPPは皮膚微小循環の指標であり，どのくらいの圧で微小循環が灌流しているかを表している．通常，SPPが30mmHg未満では潰瘍治癒が困難であるとされているため，30mmHg未満では，血行再建を検討する．

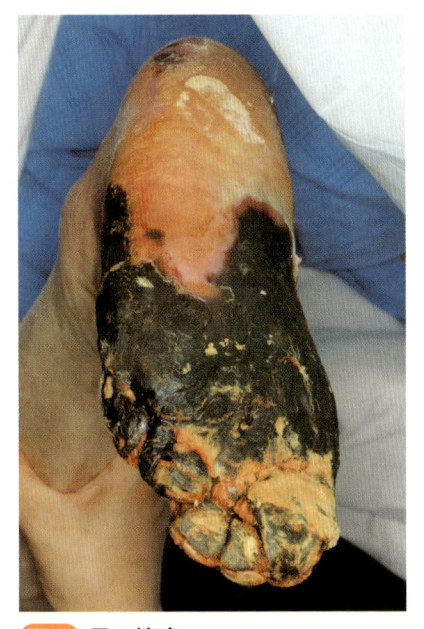

図7　足の壊疽
足趾から足にかけての広範な壊疽を認める．

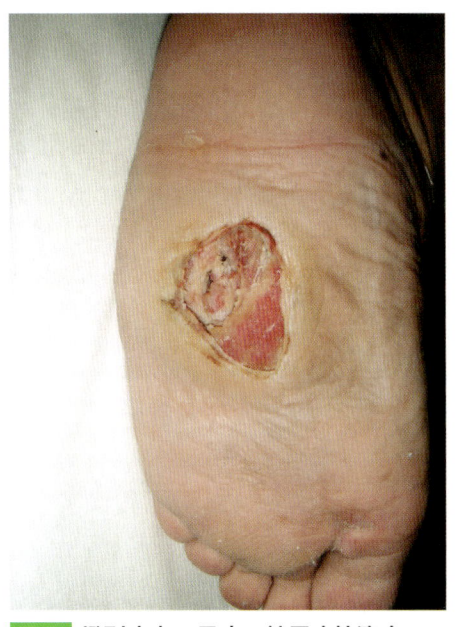

図8　鑑別疾患：足底の糖尿病性潰瘍
足底に深い潰瘍を形成している．表面は白色調に角化している．

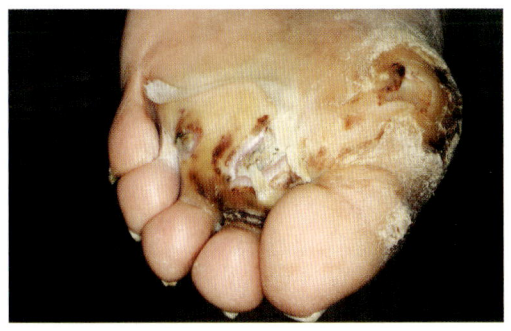

図9　鑑別疾患：足底の糖尿病性潰瘍
皮膚は白色調に浸軟し，中央に潰瘍がみられる．

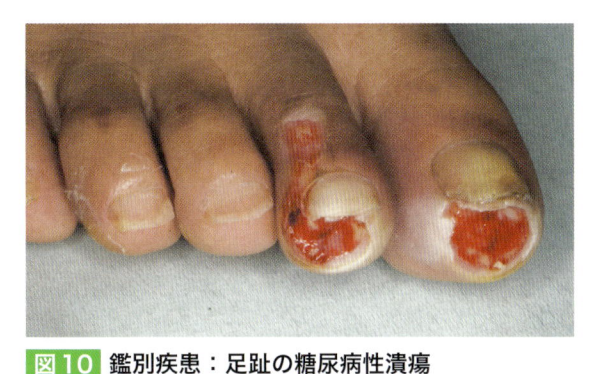

図10　鑑別疾患：足趾の糖尿病性潰瘍
糖尿病性水疱が足趾先端に形成され，破れて潰瘍となっている．糖尿病では知覚低下があり，微細な外傷や熱傷に気づかれないことがある．

4 治療法
血行再建，薬物療法，局所・疼痛管理

　ASOが疑われた場合，上記のような検査の他，全身状態の評価を行う．安静時疼痛，潰瘍のある症例では血行再建の可能性を血管外科にコンサルトする．血行再建には閉塞した動脈を除去して，患者自身の静脈や人工血管で再建するバイパス手術や，カテーテルを用いたPTA (percutaneous transluminal angioplasty)，レーザー，アテレクトミー，ステントなどの血管内治療がある．しかし，下肢虚血が重症の場合や，閉塞性病変が多発していた場合，虚血性心疾患や腎不全を合併した場合はしばしば困難であり，生命予後も含めて検討すべきである．重症下肢虚血では1年後の生存率は20%とされる．血行再建が困難で，感染を併発した場合などはやむをえず肢切断に至る場合も多い．保存的治療としては，進行防止や血行再建後の再発予防として抗血小板薬，血管拡張薬などの薬物療法が行われる．局所治療では潰瘍，壊死部には感染予防，創傷治癒を目的とした外用薬を使用する．また，疼痛が激しい場合には適宜，鎮痛薬を使用する．不用意な外科的デブリードマンは機械的な微小血管網の破壊により正常組織の血行不全を生じ，壊死が進行・悪化するため禁忌とされる[5]．

5 専門医からのアドバイス
細菌感染予防が重要

　下肢の潰瘍をみた場合には，まず局所治療を行うことが多いが，難治であると判断された場合は，すみやかに鑑別診断を行い，ASOの要素があるかどうかを判定する．皮膚に症状を呈するASOでは，すでに内科的に重篤な疾患を有している場合が多く，血行再建を行うか保存的治療の方針にするのか，外科・内科の医師や患者本人・家族とよく検討する．細菌感染は糖尿病性潰瘍に比べて少ないとされるが，いったん起こってしまうと，感染をコントロールするのが困難で，肢切断を余儀なくされる場合が多いため，この点も含めてよく相談する．

文　献
1) 伊崎誠一：閉塞性動脈硬化症．「最新皮膚科学大系4」(玉置邦彦 編)，p198-200，中山書店，2003
2) 窪田泰夫，野田路子：閉塞性動脈硬化症．皮臨，46 (10) 特：44，1468-1472，2004
3) 重松　宏：血管外科医からみた下腿潰瘍のマネージメント．皮臨，49 (3)，255-267，2007
4) 河合幹雄 ほか：皮膚灌流圧測定による虚血性下腿潰瘍の評価法．臨皮，61 (5) 増，p67-70，2007
5) 上村哲司 ほか：重症下肢虚血・壊疽の病態と治療．医学のあゆみ，vol.237 No.1 p79-83，2011

§10 陰部の皮疹をみたら

緊急度 ★★★☆☆
頻度 ★★★★★

1. 陰嚢湿疹と外陰部慢性湿疹
eczema chronicum

成田多恵

1 疾患概要
生理的間擦部に生じる湿疹病変

　湿疹は皮膚科の日常診療のうえで最も頻繁に遭遇する疾患である．臨床的には急性期には瘙痒や発赤，落屑，漿液性丘疹を呈し，**湿疹三角**（図1）と呼ばれる一定の炎症性皮膚反応の経過をたどる．慢性期には急性期の症状を一部残しつつ，**皮膚の肥厚**や**苔癬化**，**色素沈着**，**色素脱失**を伴うことが多い．生理的間擦部である陰股部ないし陰嚢皮膚は衣服，あるいは尿や便による刺激で湿疹が生じやすい．慢性湿疹の一型であるVidal苔癬は，中年女性の項部や腋窩に類円型の苔癬化局面を形成したものである．衣服による摩擦などの弱い刺激とそれに対する搔破行為を長年続けることによって生じる．

2 診断のポイント
瘙痒を伴う苔癬化病変，色素沈着を伴う

　発症から1週間以上経過している，色素沈着のある，やや硬くごわごわとした**苔癬化病変**で**瘙痒**を伴う（図2）．ところどころに落屑，発赤，漿液性丘疹などの急性湿疹の症状や脱色素斑を伴うこともある．**KOH直接鏡検で真菌陰性を確認しておく**．

　鑑別診断はありふれたものでは股部白癬（図3），陰部の皮膚カンジダ症（図4），間擦部の乾癬，おむつをしている乳幼児や老人では便や尿あるいはおむつによる刺激のため生じたおむつ皮膚炎（図5）があげられる．稀なものでは陰嚢白癬（図6），家族性良性天疱瘡（Hailey-Hailey病），乳房外Paget病（図7，§10-4も参照）があげられる．
・股部白癬（いんきんたむし）は成年男子の陰股部，臀部に生じ，紅色小丘疹として初発し次第に遠心性に拡大する．中心治癒傾向があり，全体として環状の病変を形成する．中心部は軽度の色素沈着を残して軽快し，周辺は堤防状に隆起して丘疹や小水疱，鱗屑などが認められる（図3）．

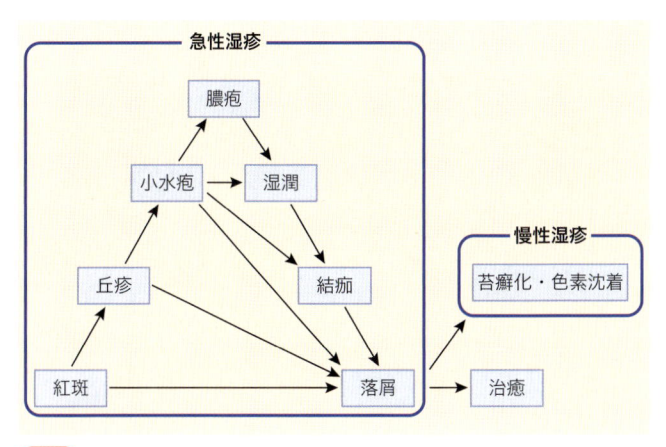

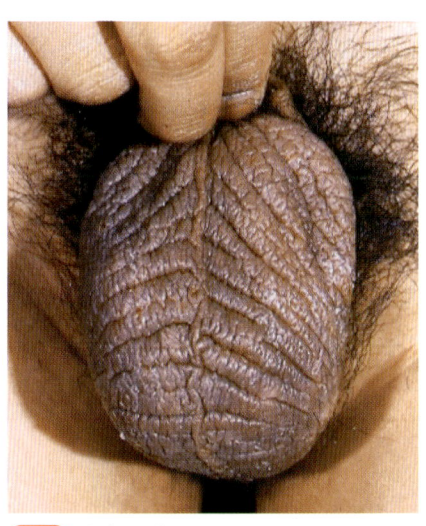

図1 湿疹三角

図2 陰嚢湿疹
落屑，色素沈着を伴うごわごわとした苔癬化病変．

- 陰嚢白癬は炎症所見は軽微であり，境界不鮮明なびまん性落屑性紅斑を呈することが多く（図4），中心治癒傾向に乏しく，痒みのある例もない例もある．ステロイド誤用例に多い．起因菌となる真菌の菌種により，股部白癬（*Trichophyton rubrum* が多い）と陰嚢白癬（*Epidermophyton floccosum* が多い）の臨床症状に若干の差が出てくるようである．
- 乳房外Paget病は前医にて主に慢性湿疹あるいは真菌症として加療されていることが多い．時には皮膚科専門医でも見逃すことがある．臨床的に表皮の軽度の肥厚と紅斑が主体である（図7）．さらに点状のびらんや，色素沈着・色素脱失なども不規則に伴う．

3 治療法

ステロイドの外用

　局所外用療法として，ステロイドを単純塗擦する．びらんがあるときは，亜鉛華軟膏を厚めに重層し，尿や下痢便から局所を保護する．全身療法として，激しい瘙痒に対して抗ヒスタミン薬などの内服が行われる．生活指導として，入浴や清拭による局所の清潔を保つことや，過度の運動による摩擦，寒冷下または過度の暖房下での生活を回避するよう指導する．

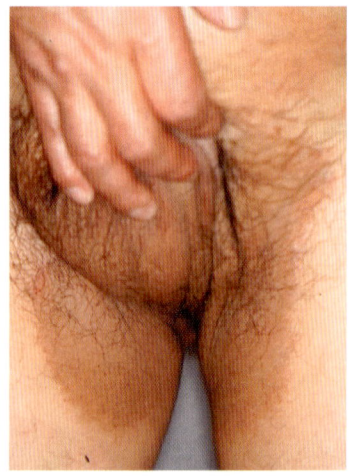

図3　鑑別疾患：股部白癬
中心部は色素沈着を残し，遠心性に拡大する紅斑，鱗屑．辺縁部は堤防状に隆起することが多い．

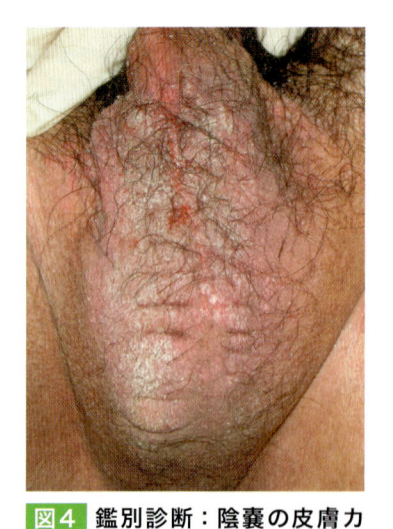

図4　鑑別診断：陰嚢の皮膚カンジダ症
びらんがあり，KOH直接鏡検で浸軟した鱗屑に多数の真菌要素が確認できた．

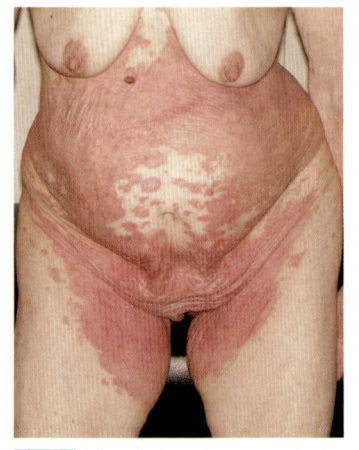

図5　鑑別疾患：おむつ皮膚炎
おむつの当たる部位に紅斑として始まり，徐々に拡大，鱗屑が付着する．

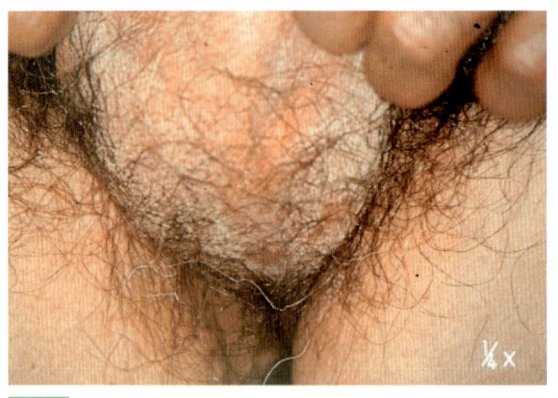

図6　鑑別疾患：*Epidermophyton floccosum* による陰嚢白癬
発赤をほとんど伴わず，粃糠様の鱗屑が著明．KOH直接鏡検では鱗屑中にきわめて豊富な真菌要素がみられた．（文献1 p.1349，図1より転載）

4 専門医からのアドバイス
乳房外Paget病の合併に注意

　　外陰部病変でKOH直接鏡検にて真菌の存在が否定され，ステロイド外用薬で臨床症状が改善すれば本症を考える．しかしやっかいなことに，**本症に乳房外Paget病を合併していることが時にある**．このような場合には，ステロイド外用薬である程度の改善は得られるが，乳房外Paget病は治癒しない．しかし恥ずかしい部位の病変のため，患者にとってはある程度改善すれば安心してそのまま漫然と外用を続けたり，放置して病院を受診しなくなる．あるいは診察時に外用薬だけ希望して病変をみせてくれないことが多い．本症においてステロイド外用薬を処方したら必ず数週間後に受診してもらい，改善の有無を実際に目でみて確かめるべきである．非皮膚科専門医が外陰部病変を診るときには，**乳房外Paget病を常に念頭において診察する必要がある**．

5 専門医紹介のポイント
ステロイド外用で治らないとき

　　2週間程度strong rankのステロイド外用薬を使用してみて，悪化する場合は真菌症やステロイド外用薬による接触皮膚炎を考え，完全に治癒しない場合は**乳房外Paget病を考え専門医に紹介する**．

6 患者説明のポイント
治らない場合は必ず受診するよう指導

　　陰部はもともとこすれて刺激を受けやすい部位のため湿疹になりやすい．原因になっていると考えられる刺激を取り除き，適切な塗り薬を用いることによって治癒するが，治らない場合には診断が違うかもしれないので必ず受診するよう伝える．

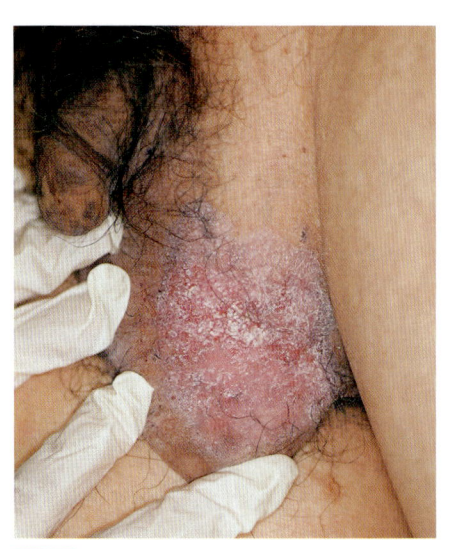

図7　鑑別疾患：乳房外Paget病
陰嚢部の鱗屑を伴う不均一な紅斑局面．

文献
1）播摩奈津子 ほか：Epidermophyton floccosumによる陰嚢白癬の1例．皮膚科の臨床，46：1349-1351，2004

§10 陰部の皮疹をみたら

緊急度 ★★☆☆☆
頻度 ★★★★★

2. 皮膚カンジダ症
genital candidasis

成田多恵

1 疾患概要
間擦部に生じやすい

　カンジダ症は酵母様真菌のCandida属によって引き起こされる感染症である．皮膚カンジダ症のほとんどは皮膚の表層に菌が寄生する浅在型であり，深在性カンジダ症は稀である．皮膚カンジダ症は臨床像や発症部位などから種々の病型に分類されているが，基本的に皮膚と皮膚のこすれ合う部位に生じやすい．間擦部は人体の皮膚のなかで，高温・多湿というCandidaが繁殖するのに最も適している部位である．Candidaは健常人の口腔，糞便，膣に常在しているため，健常人は清潔・乾燥に努めていればCandidaが繁殖することはあまりない．しかし，肥満や長期臥床による間擦部の湿潤，湿潤性の皮膚病変やステロイドの外用など局所の発症要因以外に糖尿病，種々の免疫不全，抗癌剤や免疫抑制薬，ステロイドの全身投与など全身的な発症要因も本症の誘因となる．

2 診断のポイント
紅斑と薄い鱗屑，周囲の小膿疱などの衛星病巣

　皮膚と皮膚のこすれ合う間擦部（陰股部，臀裂部，頸項部，腋窩，乳房下部など）に生ずる．初発疹は皮膚の襞の溝の部分の紅斑と浸出液で，紅斑周辺にはしばしば小水疱や膿疱形成，時に膿疱が集簇して生ずる．小水疱や膿疱は容易に破れて**湿性，びらん性の潮紅面**となる．潮紅面の辺縁には**オブラート状の薄い鱗屑**が付着し，ピンセット等で容易にむける．小紅斑は遠心状に拡大し，隣接する皮疹と融合し，地図状の比較的境界鮮明な紅斑局面を形成する（図1）．紅斑局面の周辺に小紅斑，小水疱または膿疱などの**衛星病巣**が散在性に生ずる（図2）．自覚的にはヒリヒリ感，軽い瘙痒がある．

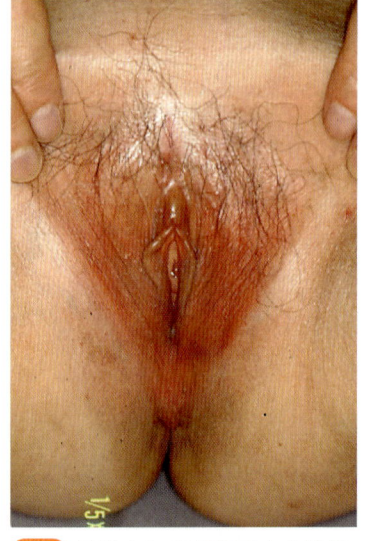

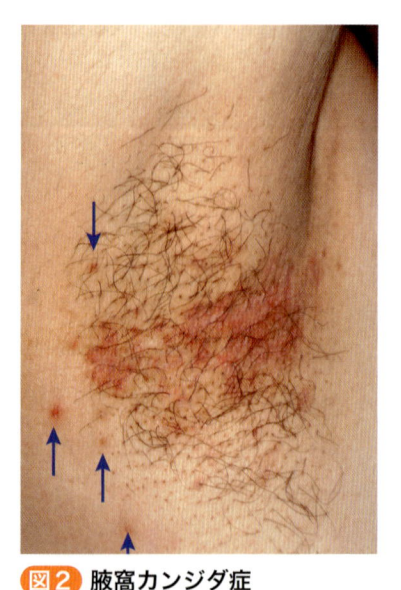

図1 外陰カンジダ症成人女性例
びらん性の潮紅面．（秋田大学皮膚科 津田昌明先生 提供）

図2 腋窩カンジダ症
紅斑と周囲の衛星病巣（→）．膿疱もみられる．

乳児に生じるカンジダ性間擦疹は寄生菌乳児性紅斑と呼ぶ（図3）．陰股部のほか，腋窩，肘窩など間擦部に生じる．

主婦や水仕事従事者の指間に生じるカンジダ症をカンジダ性指間びらん症と呼ぶ．指間に生じた紅斑は，徐々に拡大，中心が紅色びらん面となり，周囲の白色の浸軟表皮が囲む（図4）．軽度の疼痛や瘙痒を伴うことがある．

診断はKOH直接鏡検により真菌を確認する．膜状の角質，鱗屑あるいは膿疱をメスかはさみで採取し，スライドグラスにのせ，KOH（ズーム®）液を摘下し，カバーグラスをかぶせて顕微鏡で観察する．多数の球形の胞子と糸状の仮性菌糸が確認できる（図5）．

鑑別診断は，ありふれたものとしては，股部白癬，脂漏性皮膚炎（§3-1参照），細菌性間擦疹，湿疹，間擦部の乾癬がある．乳幼児のおむつ皮膚炎では皮膚の襞の溝の部分は侵されない（図6）．稀なものでは，紅色陰癬，乳房外Paget病（§10-4参照）があげられる．時に乳房外Paget病にカンジダ症が合併していることがある．

3 治療法
抗真菌薬の外用

抗真菌薬を外用する．トルナフタート（ハイアラージン®），リラナフタート（ゼフナート®）は無効で，イミダゾール系のクリームが適する．代表的なものはビホナゾール（マイコスポール®），ケト

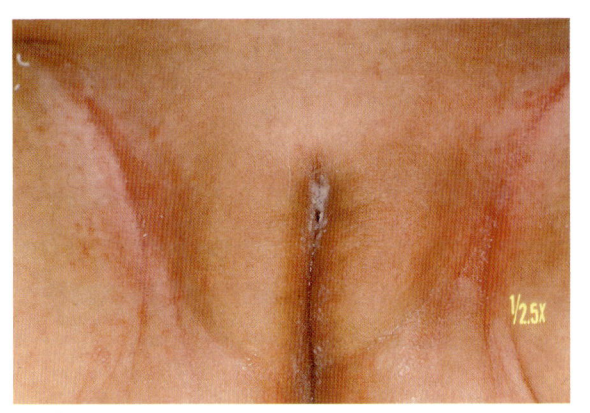

図3 寄生菌乳児性紅斑（おむつ部皮膚カンジダ症）2歳，女児
落屑を伴う紅斑，びらん．辺縁に膿疱が散在．

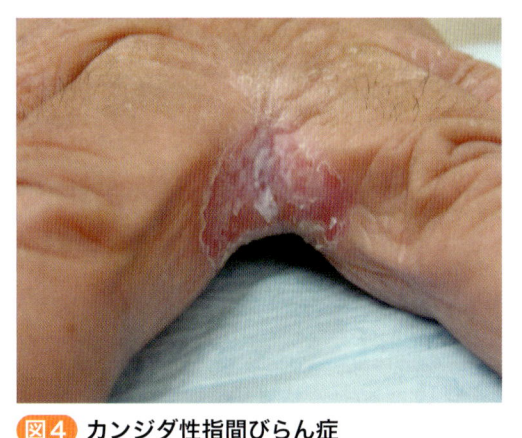

図4 カンジダ性指間びらん症
指間の白色浸軟を伴う紅色びらん面．周囲を白色の浸軟表皮が囲む．

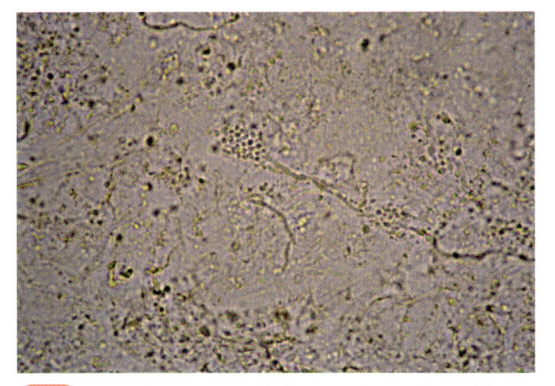

図5 鱗屑内のカンジダ（KOH直接鏡検写真）
多数の球形の胞子と糸状の仮性菌糸．

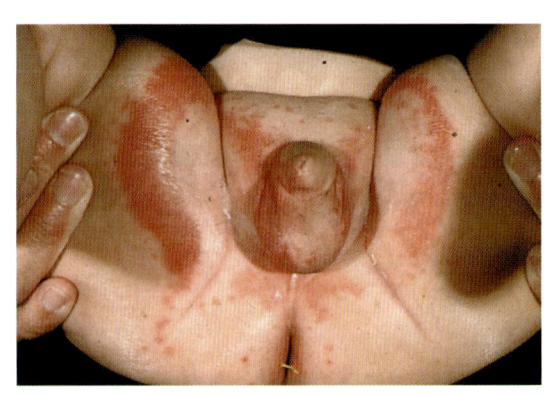

図6 鑑別疾患：おむつ皮膚炎
おむつの当たる部位に紅斑，腫脹，丘疹がみられる．襞の溝の部分は侵されない．

コナゾール（ニゾラール®），ネチコナゾール塩酸塩（アトラント®），ラノコナゾール（アスタット®），ルリコナゾール（ルリコン®）などである．さらにテルビナフィン塩酸塩（ラミシール®）やアモロルフィン塩酸塩(ペキロン®)も有効である．皮膚の襞形成のために密着している部分にはガーゼなどを挿入すると乾燥させやすい．入浴，清拭は非常に有用である．

4 専門医からのアドバイス
刺激性皮膚炎，乳房外Paget病の合併に注意

　*Candida*は常在菌であるため，単に真菌培養陽性では必ずしも病原性のあるカンジダ症とは診断できない．鱗屑などをKOH直接鏡検してカンジダが観察される程度に増殖していることを証明する必要がある．KOH直接鏡検の検体採取に関して，摂子が使いにくい，あるいは乳幼児が泣き暴れて検体が採取しにくいときには，幅1cm程度の両面テープをスライドグラスに貼り付け，病変部の辺縁にペタペタと接着したものに通常の方法と同様にKOH液を滴下し観察すると比較的容易に鏡検できる（爪・足白癬の場合，この方法では趾間鱗屑や肥厚した角質は採取し難い）．

　湿潤性病変では抗真菌薬外用の刺激により一時的に増悪することがある．このようなときには抗真菌薬を中止しmedium～strong rankのステロイド外用薬を1～2週間程度使用する．皮膚炎が治まってからKOH直接鏡検を再度行い，カンジダ陽性の場合には抗真菌薬の外用を再開する．

　成人例では前項（§10-2参照）と同様，本症に乳房外Paget病を合併していることが時にある．このような場合には抗真菌薬外用である程度改善は得られるが，乳房外Paget病は治癒しない．皮膚カンジダ症に適応のあるイミダゾール系のビホナゾール（マイコスポール®），ケトコナゾール（ニゾラール®），ネチコナゾール塩酸塩（アトラント®），ラノコナゾール（アスタット®），ルリコナゾール（ルリコン®），アリルアミン系のテルビナフィン塩酸塩（ラミシール®），モルホリン系のアモロルフィン塩酸塩(ペキロン®)などの抗真菌薬を処方したら必ず数週間後に受診してもらい，改善の有無を目で確かめる．

5 専門医紹介のポイント
抗真菌薬外用で治らないとき

　典型的な症状を呈して外用を行ったにもかかわらず，2週間で完全に治癒しない場合には，ステロイドと抗真菌薬の外用をくり返すのではなく，専門医に紹介する．

6 患者説明のポイント
抗真菌薬の外用と洗浄・清潔

　*Candida*はカビの一種で，湿った場所に好んで増える．人間の皮膚によく寄生している常在菌の一種で，健康な皮膚では症状がないことが多い．適切な塗り薬で治るが，治らない場合には診断が異なっているかもしれないので，必ず再受診するよう伝える．なるべく入浴を行い，体を清潔に保つよう指導するのも大切である．

§10 陰部の皮疹をみたら

緊急度 ★★★☆☆
頻度 ★★★☆☆

3. 毛じらみ症と陰嚢部疥癬
pediculosis pubis and scabies

成田多恵

1 疾患概要
毛じらみ，ヒトヒゼンダニによる皮膚感染症

◆ 毛じらみ症（図1）

　毛じらみ（*Pthirus pubis* あるいは *Phthirus pubis*）（図2，3）の人体寄生により引き起こされる皮膚疾患であり，主に陰毛に寄生が生じるので**性感染症**（sexually transmitted disease：**STD**）の1つと考えられている．毛じらみは体長約1 mmのカニに似た形状でcrub louseと呼ばれる．さらに，pubic louseとも呼ばれるように主に陰毛を寄生場所とし性交で陰毛が触れあったときに宿主を移動する．毛じらみ症例のほとんどは性交ないしそれに類似した濃厚な接触で感染する．また，人体から離れてもある程度の期間生存可能とされ，家族内での感染や集団生活の場での感染に留意する必要がある．

◆ 陰嚢部疥癬（図4）

　ヒトヒゼンダニ（*Sarcoptes scabiei var hominis*）（図5）が皮膚の角質層に寄生して起きる皮膚感染症である．STDの一種とされ体の密着により直接感染するが，衣類・寝具を介することも多い．栄養不良・非衛生生活者に多発し，老人・介護者施設，寄宿舎，病院での集団感染報告も多い．潜伏期間は約1カ月である．病型には通常の疥癬と免疫抑制状態にある患者に発症する病型として**重症型の角化型疥癬（ノルウェー疥癬）**の2つがある．通常疥癬に寄生する疥癬虫は数匹といわれるが，角化型疥癬では潜伏期は短く4〜5日で発症することもあり，その場合疥癬虫は数万匹にも及び，万全な感染対策が必要である．

2 診断のポイント
陰毛部の毛じらみ，手指の疥癬トンネルを探す

◆ 毛じらみ症

　陰毛部に吸血による猛烈な痒みを訴えて来院することが多い．ただし，瘙痒を欠く場合もあるとされている．陰毛を動き回る虫体を観察できる．陰毛の根本に虫体を半分潜り込ませて吸血している毛じらみをみることもある（図1）．またほとんどの例で，陰毛に虫卵が固着しているのをみる．虫体を捕まえて顕微鏡で観察すれば，毛じらみは体長が約1 mm，カニのような形をしており，脚で毛をしっ

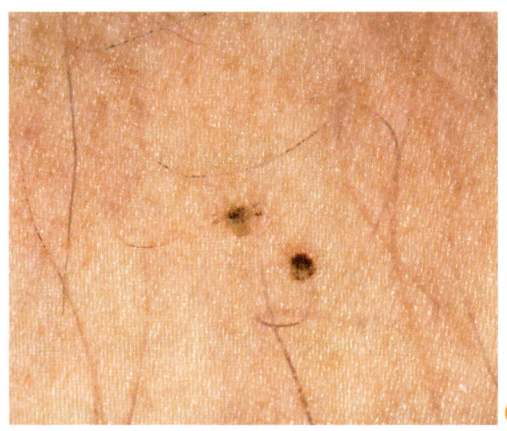

図1 毛じらみ症臨床写真

かり握っている（図2，3）．患者が毛じらみを袋や容器に集めて持ってくることもある．刺咬部位に一致して点状紅斑や掻破による二次感染，湿疹病変をみることが多い．

鑑別診断の頭じらみ症では，頭じらみの虫体は毛じらみの約3倍の体長があるため容易に鑑別可能である．

◆ 陰囊部疥癬

指間，下腹部，外陰部，腋窩，関節屈側等の皮膚の柔らかい部位に小さい淡紅色丘疹ないし漿液性丘疹が多発し，小水疱・小膿疱を混じる．一般に瘙痒が激しく，夜間の痒みのため不眠を訴えることも多い．陰部，腋窩，肘頭などではしばしば**小結節**となる（図4）．結節は，ヒゼンダニが治療により死滅し他の疥癬の症状が軽快しても数カ月残存し，瘙痒が続くことがある．診断のポイントは指間，手掌，手関節屈側に好発する**疥癬トンネル**の被覆表皮から鱗屑を採取してKOH直接鏡検し，虫体，虫卵を同定することである（図5，6）．**疥癬トンネル**（図7）は細くわずかに盛り上がり，曲がりくねった数mmの線状の皮疹で，トンネルの先端では小水疱がみられる．雌ヒゼンダニが皮膚の角質層の中をトンネル状に掘り進みながら卵を産み付けており，そこをめがけて鏡検すると虫卵，小水疱の部位では産卵中の雌虫体を検出しやすい．

鑑別診断は，陰囊部に多発する結節性病変として陰囊部多発性表皮囊腫および陰囊石灰沈着症があるが，疥癬のように激しい瘙痒は伴わない．結節性痒疹および多形慢性痒疹（§16-2参照）は強い瘙痒を伴う．掌蹠膿疱症（§8-2参照）は掌蹠に疥癬に類似した小水疱・小膿疱を生じる．

3 治療法
主に剃毛（毛じらみ症），イベルメクチン内服（陰囊部疥癬）

◆**毛じらみ症** 陰毛を肛門周囲の毛も含めて剃毛することが最も簡単な方法である．他には陰毛部に

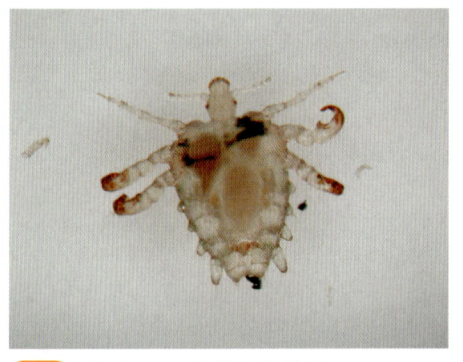

図2 毛じらみの実体顕微鏡像
体長約1mm，3対の脚をもつ．第2，第3脚が第1脚に比して大きく先端は鉤状を呈する．

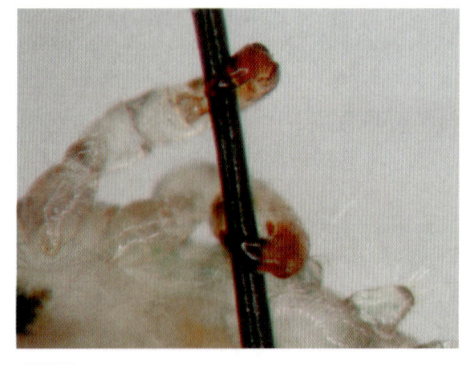

図3 毛じらみの実体顕微鏡像
第2脚，第3脚で毛を握っている．

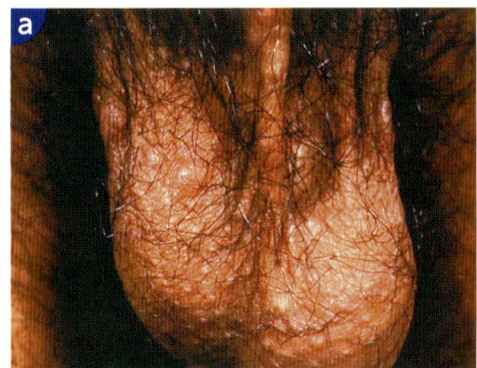

図4 陰部の疥癬
a 特徴的な陰囊の小結節．　b 亀頭部の紅色結節．

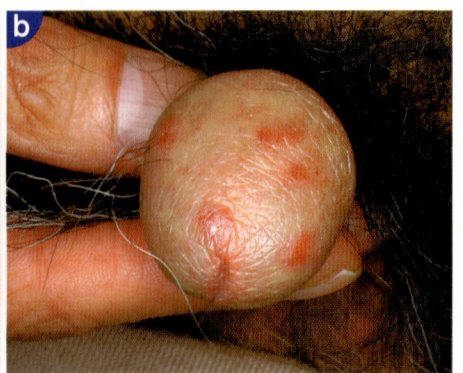

スミスリン®Lシャンプータイプをシャンプーして5分間放置し洗い流すか，スミスリン®パウダーを散布して1時間後に石鹸で洗い流す．

◆**陰囊部疥癬**　保険適応となっている治療は**イベルメクチン（ストロメクトール®）の内服薬**（表1）と硫黄外用薬のみである．イベルメクチンは約半数の症例で1回の投与で完治するが，初回投与1週間後に新たな皮疹が出現したり，虫卵や虫体が検出された場合には2回目の投与を検討する．硫黄外用薬は刺激性が強いため現在あまり使われていない．10%クロタミトン軟膏（オイラックス®）は非保険適応ながら，広く使われている．他に安息香酸ベンジル，γ-BHCは効果が高いが毒性の問題がある．

4 専門医からのアドバイス
他のSTDの精査（毛じらみ症），瘙痒の長期化も（陰囊部疥癬）

◆ **毛じらみ症**
　　診断がつけば，他のSTDの重複感染がある可能性を考えて詳細な病歴聴取，検査を進める．他に家族内感染の場合では，小児では睫毛，眉毛，頭髪に感染することが知られている．

◆ **陰囊部疥癬**
　　感染対策，治療の詳細は日本皮膚科学会の疥癬診療ガイドラインを参照にされたい．**ヒゼンダニ死滅後も全身の瘙痒が持続することがあり**，特に陰囊部の結節は長いと1年近く持続することがあるため，患者は結節にヒゼンダニが潜んでいるのではないかと心配することが多い．陰囊部はヒゼンダニ死滅後もこのような症状が残りやすいことをよく説明し，瘙痒に対して抗ヒスタミン薬，抗アレルギー薬内服を行う．

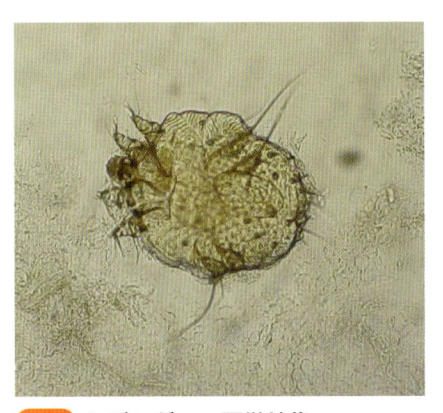

図5 ヒゼンダニの顕微鏡像
成虫雌，腹部に卵をもつ．

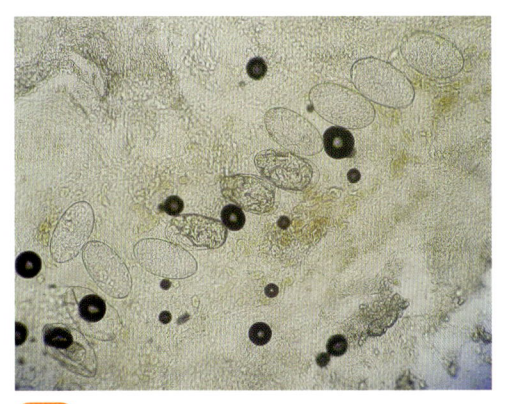

図6 疥癬トンネル内の卵
卵は長円形で雌体長の約半分弱の大きさをもつ．1日2〜3個，トンネル内で産まれた卵は3〜4日で孵化する．

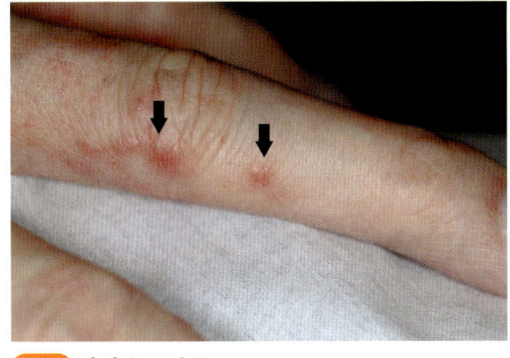

図7 疥癬トンネル
手指の細くわずかに盛り上がり，曲がりくねった数mmの線状の皮疹．

表1 イベルメクチン（ストロメクトール®）の疥癬に対する用法，用量

体重別1回投与量	
体重（kg）	3 mg錠数
15〜24	1錠
25〜35	2錠
36〜50	3錠
51〜65	4錠
66〜79	5錠
≧80	約200μg/kg
体重1kg当たり約200μgを1回経口投与する．	

（マルホ（株）ホームページより引用）

4. 陰部Paget病
genital Paget's disease

成田多恵

1 疾患概要
Paget細胞の表皮内増殖

　乳房および乳房外の皮膚（外陰，腋窩，肛囲に好発）において，組織学的に**Paget細胞**と呼ばれる胞体の明るい大型の異型細胞が，主に表皮内で増殖することを特徴とする悪性腫瘍である．現在では**乳房Paget病**と外陰部などに生じる**乳房外Paget病**に分類されて論じられている．乳房Paget病は乳腺排出管細胞に発した癌，あるいは表皮細胞原発癌かという2説があり，乳房外Paget病はアポクリン汗器官細胞や肛門粘膜胚細胞に発した腺癌，あるいは表皮細胞原発癌とする2説がある．
　乳房Paget病は皮膚の表皮内癌というより，下床の乳腺組織内に乳癌の病巣を伴っていることが多く，乳癌の一特異型として捉えられている．治療は皮膚科よりも乳腺外科で取り扱われることが多い．
　乳房外Paget病は，わが国では60歳以上の男性に多い（女性の約2倍）．発生部位は外陰部が圧倒的に多く，腋窩，肛囲がそれぞれ全体の10％程度の割合でそれに次ぐ．乳房外Paget病は初めは表皮内癌として水平方向に徐々に浸潤するが，いずれは真皮に浸潤し，リンパ節や全身に転移して，腫瘍死することも少なくない．鼠径リンパ節転移を伴うものは5年生存率0％といわれている[1]．表皮内癌の段階で診断治療できれば予後は良いため，陰部の皮疹をみたら乳房外Paget病の可能性を念頭においておき診察するべきである．

2 診断のポイント
湿疹様紅色丘疹

　乳房外Paget病はやや盛り上がった紅斑で，瘙痒を伴うことが多い．病変の境界は明瞭なことが多

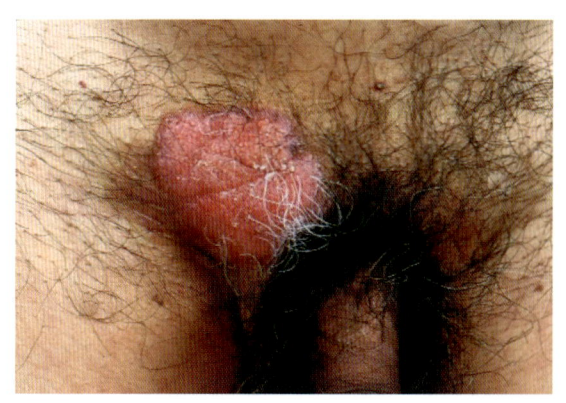

図1 男性の乳房外Paget病
やや盛り上がった境界明瞭な紅斑．

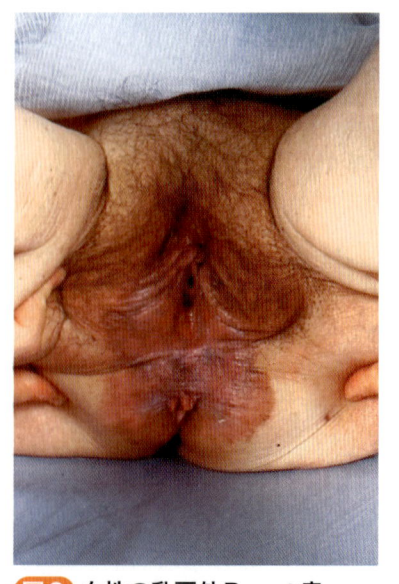

図2 女性の乳房外Paget病
外陰部〜肛囲の紅斑，色素沈着．粘膜側は境界が不明瞭．

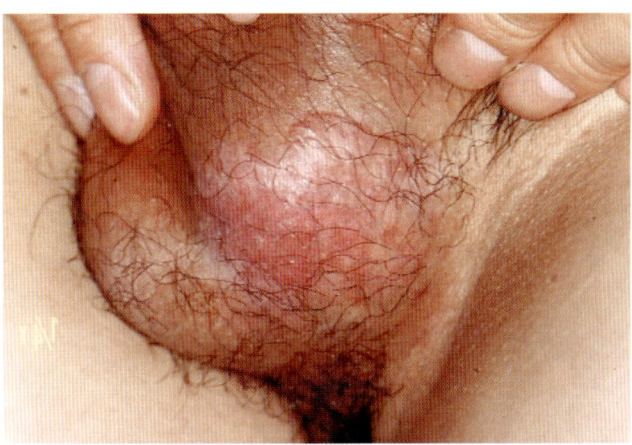

図3 乳房外Paget病の初期症状
陰囊の境界不明瞭な紅斑. 38歳, 男性例.

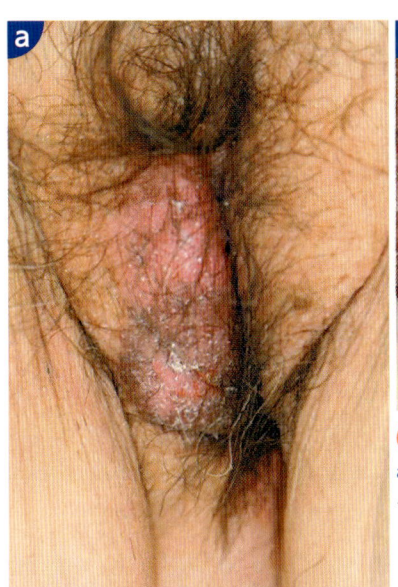

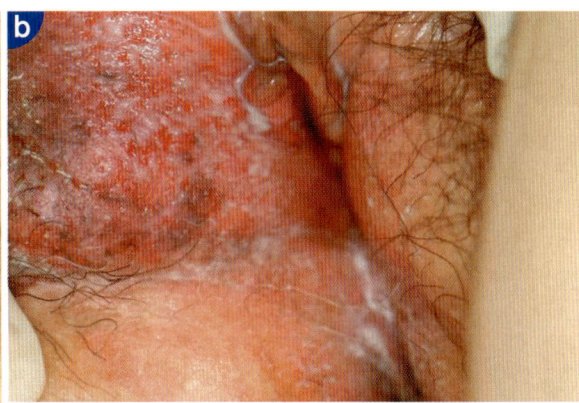

図4 乳房外Paget病
a 右大陰唇に浸潤のある紅斑と結節がみられる. b 接写像：一部はびらんを呈している.

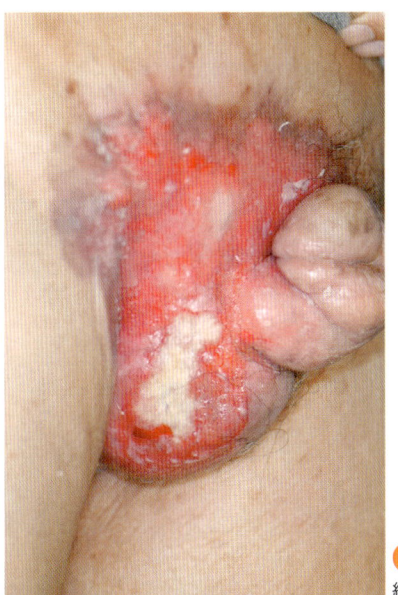

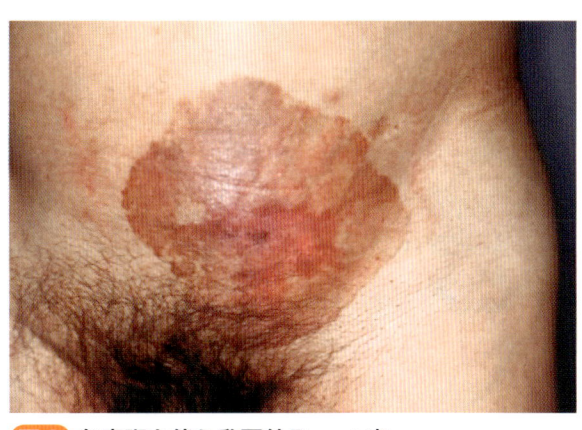

図6 色素斑を伴う乳房外Paget病
下腹部～恥丘部に境界明瞭な色素斑を伴う紅斑.

図5 乳房外Paget癌進行例
紅斑が隆起し結節, 潰瘍を形成している.

いが（図1），陰嚢，肛囲や女性例の粘膜側では境界不明瞭なことが多い（図2～4）．進行して浸潤癌（乳房外Paget癌）になると，紅斑の一部ないし全体が隆起し次第に結節を触れるようになる（図5）．病変の周囲に色素斑，脱色素斑を伴うこともある（図6，7）．乳房Paget病は早期は乳頭・乳輪部の境界鮮明な紅色びらん面だが，次第に遠心性に拡大し，乳輪を越え乳房皮膚全体に及ぶこともある（図8）．

鑑別診断は湿疹（§10-1参照），陰部カンジダ症（§10-2参照），陰部白癬，Bowen病，Hailey-Hailey病などである．確定診断および真皮への浸潤の度合いを測るために病変の一部から生検を行い，病理組織検査でPaget細胞を証明する（図9）．

3 病理組織所見
Paget細胞の証明

表皮内に**Paget細胞**と呼ばれる大型で胞体の明るい腫瘍細胞が，散在性ないし胞巣を形成しながら増殖する（図9）．進行すると，表皮から真皮に浸潤し，浸潤癌（Paget癌）となる．表皮内Paget細胞は酸性および中性ムコ多糖を有し，PAS染色陽性，またCEA（carcinoembryonic antigen：癌胎児性抗原）染色陽性である．

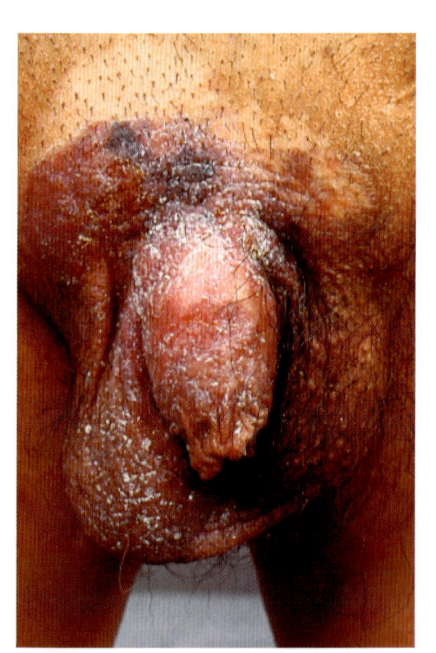

図7 脱色素斑を伴う乳房外Paget病
恥丘部に脱色素斑．陰茎基部に色素沈着．陰茎基部〜陰茎，陰嚢に境界不明瞭な紅斑．

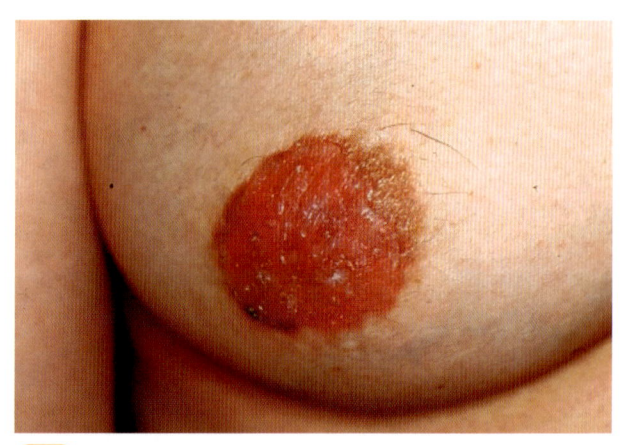

図8 乳房Paget病
乳頭部を越え，乳輪部に及ぶ境界鮮明な浸潤性紅斑．乳頭が消失している．

4 治療法
外科的な広範囲切除

　乳房外Paget病の治療の基本は広範囲切除である．表皮内癌であれば肉眼的辺縁部から約3cm離して切除する．切除範囲が3cmと広めなのは，辺縁の肉眼的無疹部にもPaget細胞が存在することがあるからである．特に女性例や肛囲Paget病では粘膜病変の境界が正常粘膜と区別しにくいため，術前に肉眼的辺縁から2〜3cm離れた部位で腫瘍細胞がないと思われる部分を生検（マッピング・バイオプシー）し，安全域（セーフティー・マージン）を確定しておく．

5 専門医からのアドバイス
陰部紅斑は本症の可能性を念頭におく

　陰部紅斑において，湿疹や真菌症病変として通常の外用療法に反応しない場合には本症も鑑別診断として常に頭の片隅に留めておくべきである．

6 専門医紹介のポイント
外用治療で治らないとき

　KOH直接鏡検で陰部カンジダ症や陰部白癬などの真菌症の可能性が否定され，なおかつ湿疹を考えステロイド外用薬を1〜2週間使用しても治らないときは，本症を疑い専門医へ紹介する．

7 患者説明のポイント
早期診断が重要

　これまでにいろいろな治療を行っているのにもかかわらず治りにくい陰部の症状は，これまでの診断とは異なる可能性がある．特にPaget病という陰部に生じやすい皮膚癌はなるべく早めに診断して手術を行えば，少ない手術範囲で完治が望める皮膚癌である．Paget病かどうか，皮膚生検を行って早期診断することが重要である．

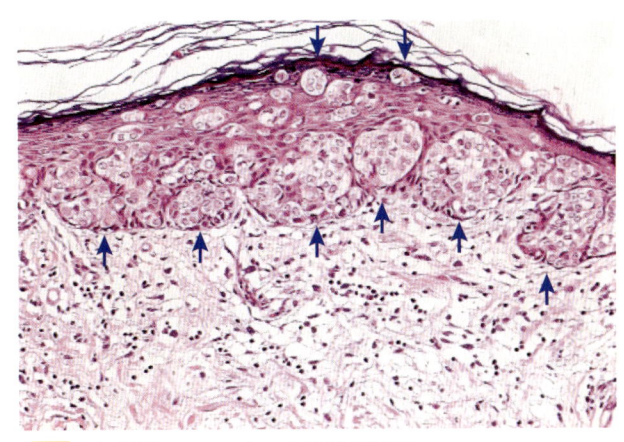

図9　乳房外Paget病の病理組織所見
Paget細胞（→）の表皮内胞巣形成．

文献
1) Cancers of the Skin. Cancer：Principles and Practice of Oncology（De Vita VTJ, Hellman S, Rosenberg SA.), pp. 1565-1566, Lippincott-Raven, New York, 1997
2) Demitsu T, et al.：Extramammary Paget's disease in two siblings. Br J Dermatol, Nov;141（5）:951-952, 1999

§11 難治性口内炎をみたら

緊急度 ★★★★☆
頻度 ★★☆☆☆

1. 天疱瘡, 類天疱瘡
pemphigus, pemphigoid

神部芳則

1 疾患概要
水疱やびらん形成

　自己免疫性水疱症は抗表皮細胞膜抗体を示し, 上皮内水疱を形成する天疱瘡群と, 抗表皮基底膜部抗体を示し上皮下水疱を形成する類天疱瘡群の2群に大別される. 自己免疫性水疱症は口腔粘膜に生じる頻度が高く, 疾患によっては粘膜病変が診断に結び付くことがある.

2 診断のポイント
上皮剥離, Nikolsky 現象

　①尋常性天疱瘡は口腔粘膜病変のみを示す粘膜優位型と, 口腔粘膜病変と皮膚病変を示す粘膜皮膚型とに分類され, 粘膜優位型では抗体はデスモグレイン (Dsg) 3 のみに, 粘膜皮膚型では Dsg 3 と Dsg 1 の両方に反応する. 口腔粘膜では水疱をみることはほとんどなく, びらんが主症状である. びらん面は発赤が強く, 形態は不規則で広範囲にわたり Nikolsky 現象を認める (図1〜3). すなわち, びらん周囲の一見健康と思われる粘膜に小綿球を当ててこするか, あるいはエアーシリンジでエアーをかけると上皮が剥離する. 粘膜生検による病理組織学的検索, 蛍光抗体法, Dsg 3, Dsg 1 に対する血清抗体価の測定を行う.

　②その他に口腔粘膜に生じる天疱瘡群の疾患として, 増殖性天疱瘡, 腫瘍随伴性天疱瘡, IgA 天疱

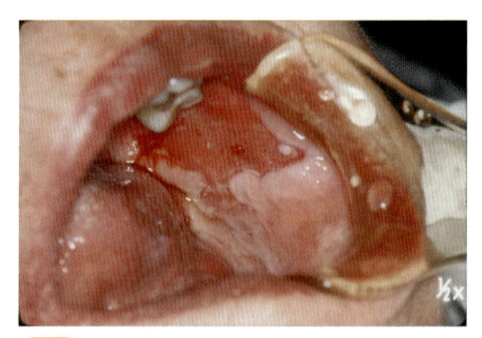

図1 尋常性天疱瘡
頬粘膜に大きなびらんを認める.

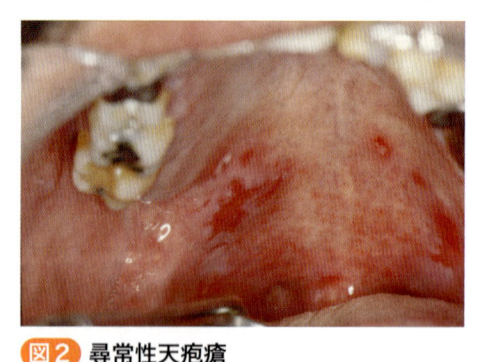

図2 尋常性天疱瘡
口蓋に多発した不整形のびらんを認める.

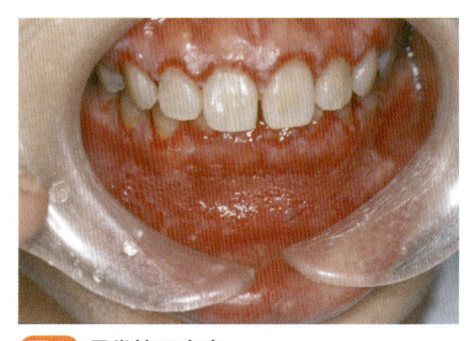

図3 尋常性天疱瘡
歯肉の上皮が剥離し発赤が著明である.

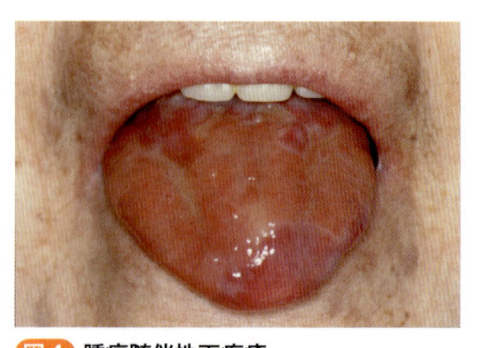

図4 腫瘍随伴性天疱瘡
リンパ腫に合併した腫瘍随伴性天疱瘡. 口腔粘膜の全域がびらんを呈している.

瘡，薬剤誘発性天疱瘡がある．特に腫瘍随伴性天疱瘡では口腔粘膜病変が必発である（図4）．

③水疱性類天疱瘡は皮膚症状が主体であり，口腔粘膜には限局した潰瘍や小水疱を生じる（図5）．

④粘膜類天疱瘡は抗原の種類により抗BP180型と抗ラミニン332型に分けられる．両型ともに口腔粘膜病変は比較的境界明瞭なびらん，小水疱を生じる（図6〜8）．抗BP180型が軽症で，抗ラミニン332型では眼症状や咽頭粘膜にもびらんを生じる．診断的には病理組織学的所見，蛍光抗体法，抗BP180NC16aに対する血清抗体価の測定が必要である．

⑤その他に線状IgA水疱性皮膚症，後天性表皮水疱症，妊娠性疱疹でも口腔粘膜に病変を生じることがある．

3 治療
ステロイド内服が基本，口腔ケアも重要

尋常性天疱瘡，水疱性類天疱瘡はステロイド内服が中心であるが，難治性の場合は血漿交換療法，免疫抑制薬，大量ガンマグロブリン静注療法などがある．口腔粘膜病変にはステロイド軟膏を用いる．粘膜類天疱瘡ではステロイド軟膏のみで改善することがある．また，テトラサイクリンとニコチン酸アミドの併用もしばしば行われる．

一般に接触痛が強く通常の歯ブラシは困難であるため，口腔内が不潔になりやすい．口腔内にプラーク（歯垢）が付着すると非特異的炎症が増悪し，それに伴い粘膜における免疫反応も増強すると考えられる．したがって，歯科医あるいは歯科衛生士による口腔ケアが特に重要である．

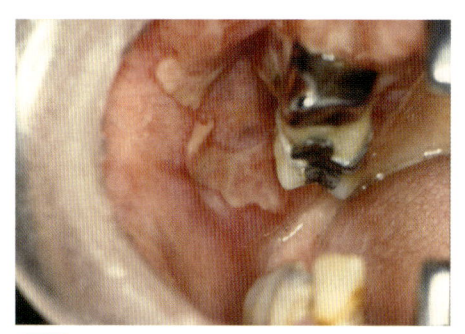

図5 水疱性類天疱瘡
頬粘膜に厚い偽膜におおわれた潰瘍を認める．

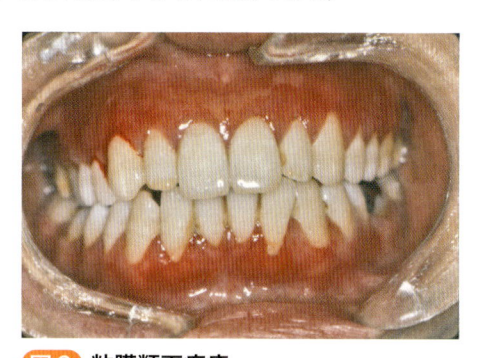

図6 粘膜類天疱瘡
歯肉の発赤が強く，一部上皮が剥離している．

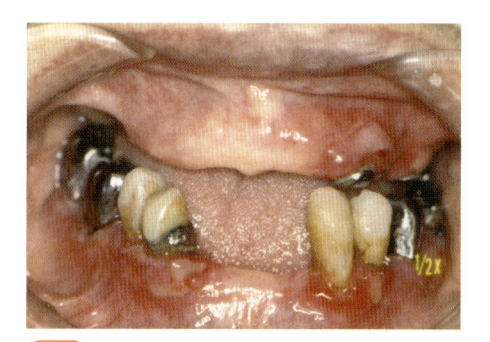

図7 粘膜類天疱瘡
歯肉の発赤と不整形のびらんを認める．

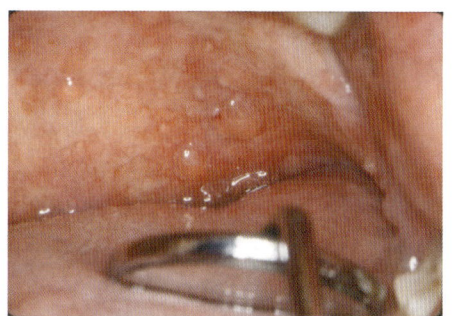

図8 粘膜類天疱瘡
軟口蓋に多発した小水疱を認める．

Column びらんと潰瘍

びらんは粘膜の浅い欠損で，欠損が上皮内にとどまるものであり，潰瘍は欠損が上皮のみでなく上皮下の結合組織にまで及ぶものと定義されている．特に口腔粘膜では口腔常在菌の感染などで表面の性状が修飾されやすく，臨床的に区別するのが困難なことが多い．

§11 難治性口内炎をみたら

緊急度 ★★☆☆☆
頻度 ★★★★★

2. アフタ性口内炎
stomatitis aphthosa

神部芳則

1 疾患概要
円形あるいは類円形の浅い潰瘍

アフタとは米粒大または大豆大の円形あるいは類円形の浅い潰瘍のことであり，潰瘍面は白色または灰白色の偽膜でおおわれ，周囲は紅暈で囲まれている（図1）．「アフタ性口内炎」という用語はアフタが口腔内に多発して，口内炎の状態を示す症状名である．原因については古くからウイルス説，アレルギー説，ホルモン説，自律神経異常説などがあるが，明確な発症原因は不明である．

2 診断のポイント
全身性疾患に関連することがある

アフタは口腔粘膜のいたるところに発生する．発生年齢は幅広く，女性に多い傾向がある．最初に小さな紅斑を生じ，このとき軽度の違和感や疼痛を自覚することもある．次いで典型的な潰瘍を形成し，接触痛が強い．1～2週間で上皮化し治癒する．潰瘍の周囲には硬結は伴わない．硬結を触知するときは他の病変を考える．

1～2個のアフタの発生のみで，周辺の発症所見を欠くものを孤立性アフタという．1～数個のアフタが周期的に同一部位，またはその近辺に反復して出現するものを再発性アフタという（図2）．アフタ性口内炎は広範にアフタが多発し，口腔粘膜のカタル性炎症を示すときに用いられる．また，直径5 mm程度の最も一般的なものを小アフタ型という．直径10mm以上のものを大アフタ型といい，形や深さもさまざまで疼痛が強く，治癒まで2～3週間を要する（図3）．ヘルペス性口内炎に似た直径1～2 mmのアフタが多数発症し，ヘルペスウイルスの感染ではないものを疱疹状潰瘍型といい，ウイルス感染症との鑑別が特に重要である．

全身性疾患との関連では特にBehçet病が重要で，Behçet病では口腔粘膜の再発性アフタはほぼ必発の症状である（図4）．その他，Reiter病，周期性好中球減少症，周期性血小板減少症，Crohn病，潰瘍性大腸炎，セリアック病，過敏性腸症候群などがある．消化器疾患に関連する場合は，消化器疾

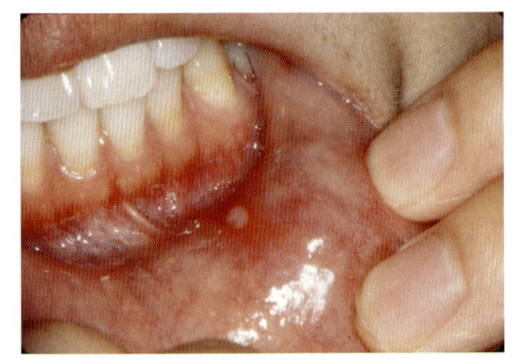

図1 下唇に生じた孤立性アフタ
典型的な小アフタ型．

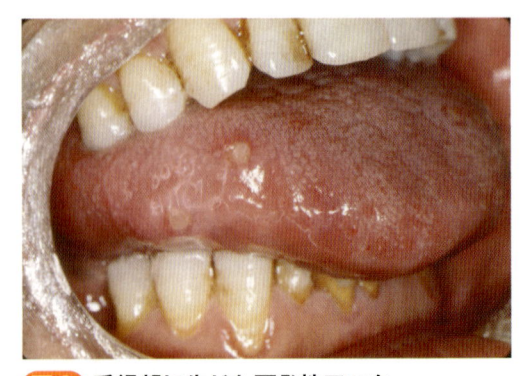

図2 舌縁部に生じた再発性アフタ
周期的にアフタの発生を繰り返している．舌縁部に2個のアフタを認める．

患の増悪時にアフタが多発しやすい（図5）．また，手足口病などのウイルス感染では小水疱が多発するが，小水疱は破れてびらん状になる（図6）．多発性にアフタ様の病変が生じることもあり，しばしばこれらは癒合して不整形となる（図7）．

3 治療法
ステロイド軟膏による対症療法

　ステロイド軟膏を用いた対症療法が基本である．再発性アフタの発生を確実に予防する方法はないが，複合ビタミン薬やセファランチン®の内服で発生頻度や症状が改善することがある．漢方薬も個人差があり確実でない．全身性疾患との関連が疑われるときは，内科的な検査が必要となる．ウイルス感染が疑われるときは必要に応じて抗ウイルス薬を使用する．

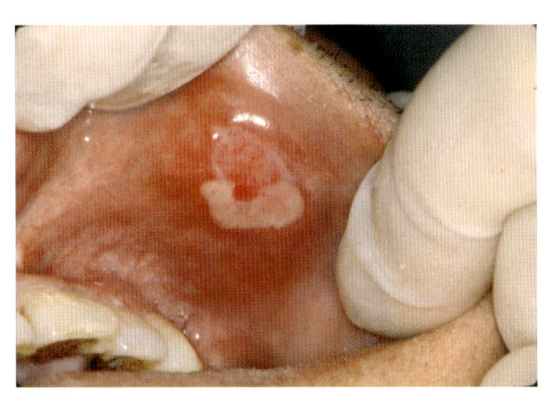

図3　上唇に生じたアフタ（大アフタ型）
通常のアフタより大きく，形も不整形である．

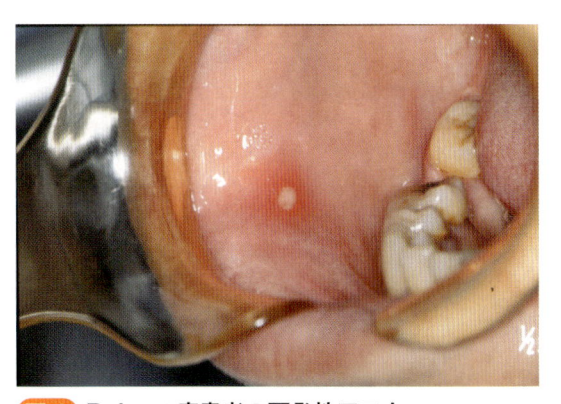

図4　Behçet病患者の再発性アフタ
Behçet病で生じる再発性アフタと通常のアフタは，臨床的にも病理組織学的にも鑑別は困難である．

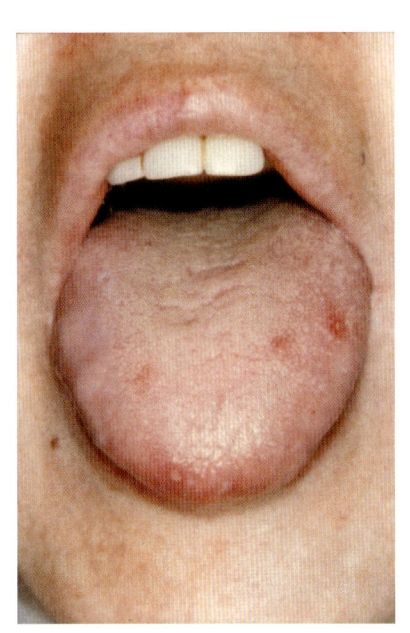

図5　セリアック病に生じた多発性アフタ
舌背に通常よりも小型のアフタが多発している．

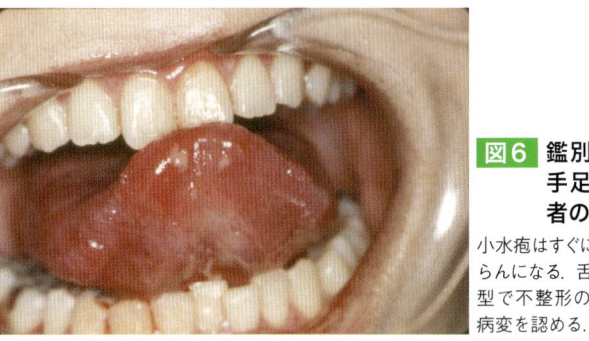

図6　鑑別疾患：手足口病患者の舌病変
小水疱はすぐに破れてびらんになる．舌尖部に小型で不整形のアフタ様病変を認める．

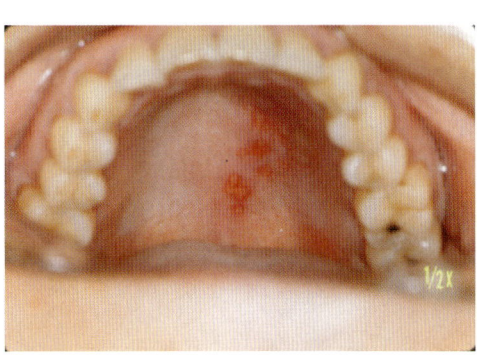

図7　鑑別疾患：ヘルペス性口内炎
口蓋に小さなアフタ様病変が多発し癒合している．

§11 難治性口内炎をみたら

緊急度 ★★☆☆☆
頻度　 ★★★★☆

3. 口腔カンジダ症
oral candidiases

神部芳則

1 疾患概要
ぬぐいとることができる乳白色の苔状偽膜

　口腔カンジダ症は，口腔常在菌叢を構成する*Candida*による日和見感染であり，主に*C.albicans*が関与する．抗菌薬やステロイドの長期投与や宿主の防御能の低下などがその発症要因となる．灼熱感，ヒリヒリ感，苦みや味覚異常，疼痛などを訴える．病態としては偽膜性カンジダ症，肥厚性カンジダ症，萎縮（紅斑）性カンジダ症がある．

2 診断のポイント
種々の臨床像

　偽膜性カンジダ症は最も一般的な病型で，乳白色の点状，斑状の偽膜が粘膜表面にみられる（図1，2）．偽膜は容易にぬぐいとることができ，ぬぐいとった後は粘膜の発赤を認める．肥厚性カンジダ症はカンジダ性白板症ともいわれ，白色の肥厚性病変を示し周囲に紅斑を伴うことが多い（図3）．偽膜性カンジダ症と異なり白色病変はぬぐいとることができない．萎縮（紅斑）性カンジダ症は口腔粘膜の発赤が特徴で，特に義歯を使用している場合は義歯床下粘膜に点状，斑状の発赤を生じやすい（図4，5）．口角炎や口角亀裂を生じることも多い．

　KOH直接鏡検が皮膚科領域では行われるが，口腔粘膜は角化が弱いのでKOH直接鏡検は必要ない．ぬぐって得た検体をプレパラートに塗抹し火炎固定した後，グラム染色あるいはPAS染色を行う．カンジダ菌は酵母か仮性菌糸として認められる．培養検査はサブロー寒天培地，クロモアガー培地を用いて集落の形成をみる．クロモアガー培地ではカンジダ菌の種類により集落の色が異なり，カンジダ菌種の同定が可能である．肥厚性カンジダ症の場合は，口腔白板症や口腔扁平苔癬（§11-4参照）との鑑別が必要となるため生検を行うことが多い．

3 治療法
抗真菌薬の外用あるいは内服

　アゾール系抗真菌薬（ミコナゾールゲル）やアムホテリシンBシロップを使用する．病変が広範囲の場合，咽頭まで広がっている場合や肥厚性カンジダ症ではイトラコナゾールの内服を行う．義歯を

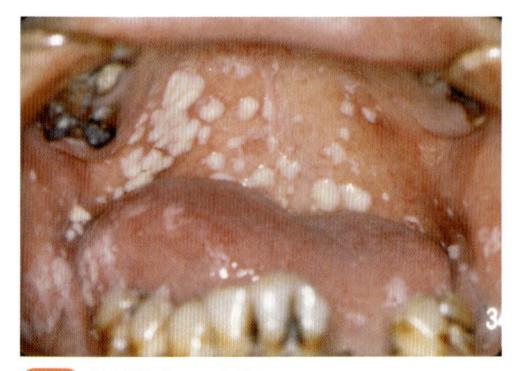

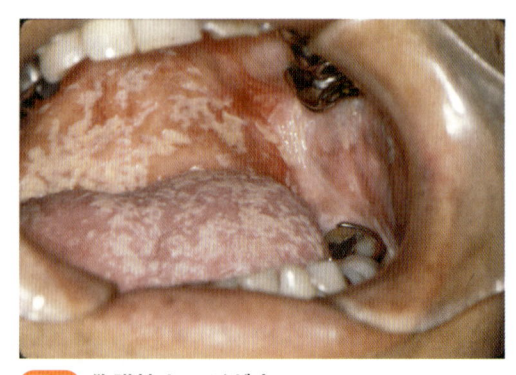

図1 偽膜性カンジダ症
乳白色の斑状の偽膜を多数認める．

図2 偽膜性カンジダ症
口蓋，舌背，頬粘膜と広範囲に乳白色の偽膜形成を認める．

使用している場合は，義歯の材料であるレジンに対してカンジダは親和性が高いといわれているため義歯の洗浄にも注意する．なお，義歯の洗浄については通常市販されている義歯洗浄剤で十分である．

4 最近のトピックス
多くの疾患への関与が示唆されている

口腔カンジダ症とエイズの関係は以前から指摘されている．最近は「いきなりエイズ」といわれる病態が報告されている．この場合も口腔カンジダ症はほとんどの患者に発症している．

以前は形成異常と考えられていた正中菱形舌炎も，最近はカンジダとの関連が報告されている（図6）．ステロイドや抗菌薬を長期服用中の患者や，糖尿病患者にみられる黒毛舌の発症にもカンジダの関与が示唆されている（図7）．

近年，患者が急増している口腔乾燥症（ドライマウス）や舌痛症の患者でも，しばしば抗真菌薬の投与により口腔粘膜の痛みが改善することがあり，やはりカンジダの関与が示唆される．

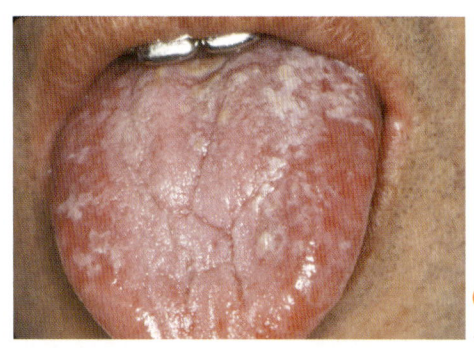

図3 肥厚性カンジダ症
上皮が白色に肥厚し，周囲には発赤を伴う．

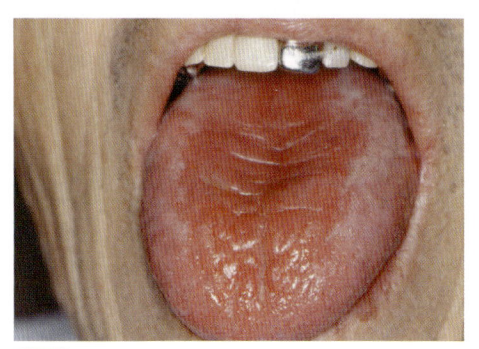

図4 萎縮（紅斑）性カンジダ症
舌乳頭は萎縮し，発赤が顕著である．

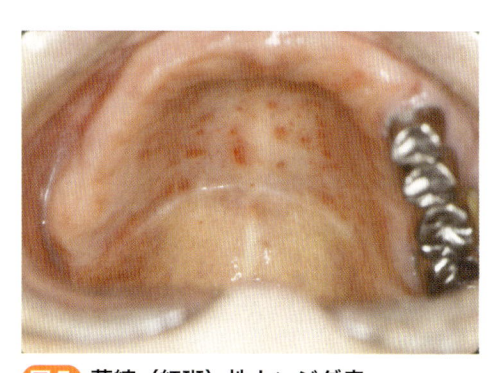

図5 萎縮（紅斑）性カンジダ症
上顎の義歯を外したところ，義歯におおわれる口蓋粘膜に多数の点状，斑状の発赤を認める．

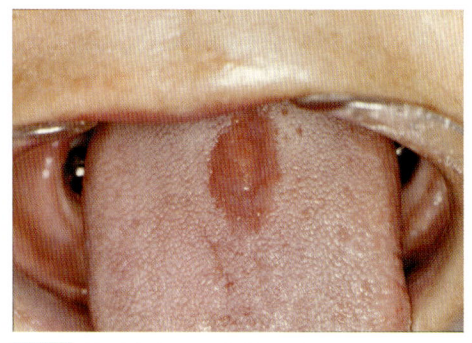

図6 鑑別疾患：正中菱形舌炎
舌背後方に舌乳頭の萎縮を認める．

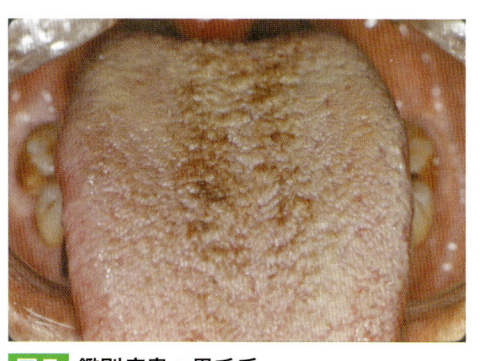

図7 鑑別疾患：黒毛舌
糸状乳頭が伸長し，黒褐色の着色を認める．

§11 難治性口内炎をみたら

緊急度 ★★★☆☆
頻度 ★★★★☆

4. 口腔扁平苔癬
oral lichen planus (OLP)

神部芳則

1 疾患概要
頬粘膜にみられるレース状白斑

　口腔扁平苔癬は口腔粘膜に生じる慢性の炎症性角化症であり，口腔粘膜病変のなかでも頻度が高く，特徴的な臨床像と病理組織像を呈する．病理組織学的に，上皮下にTリンパ球の帯状浸潤を特徴とすることから，自己免疫疾患である可能性が高いものの，その原因や抗原は不明である．口腔扁平苔癬に類似した病変が，薬物や金属アレルギー，慢性移植片対宿主病（graft versus host disease：GVHD），膠原病などに関連して生じる．その場合は扁平苔癬様病変（oral lichenoid lesion：OLL）といい，口腔扁平苔癬（oral lichen planus：OLP）とは区別する．

2 診断のポイント
実際は多様な症状を示す

　中年以降の女性に多い．典型例は両側の頬粘膜に対称性に生じるレース状，網状を呈する白色病変である（図1）．白斑の周囲に発赤，紅斑，さらにびらんを伴うことが多く，臨床型として網状型，萎

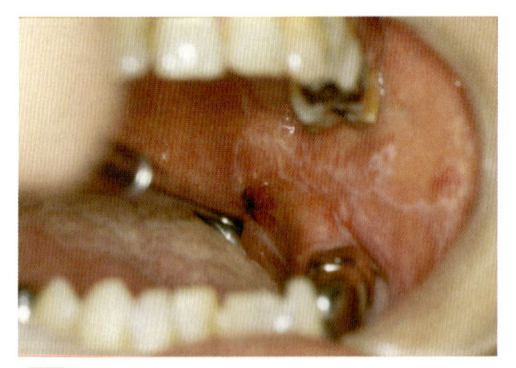

図1 網状型口腔扁平苔癬
頬粘膜に白色のレース状（網状）白斑を認める．

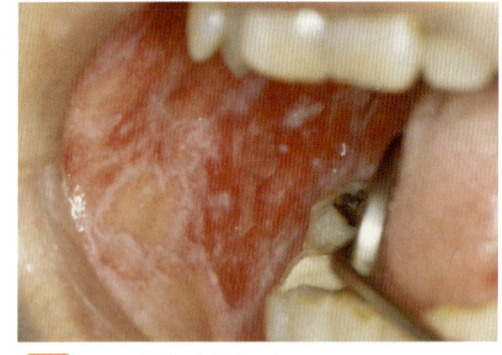

図2 びらん型口腔扁平苔癬
頬粘膜に広範囲に発赤と中心部にはびらんを認め，周囲にはレース状（網状）の白斑を伴っている．

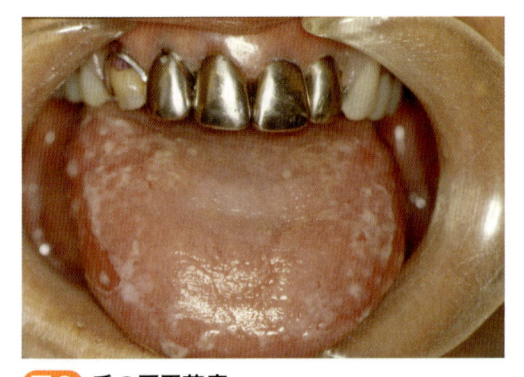

図3 舌の扁平苔癬
舌背の場合には斑状の白斑を生じる．

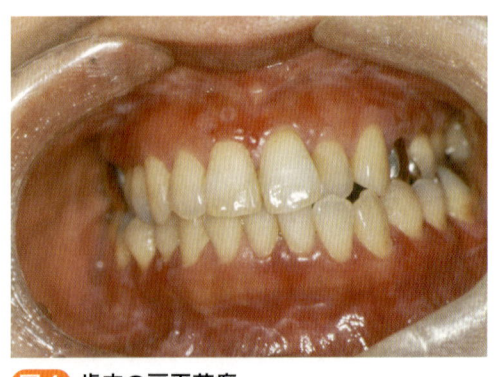

図4 歯肉の扁平苔癬
歯肉の場合には発赤が主症状である．

縮型，びらん型などに分類されるが，実際には混在していることが多い（図2）．

網状型では特に症状を訴えないこともあるが，萎縮型やびらん型ではヒリヒリ感や食事時に接触痛を訴える．頬粘膜の他に口唇，口蓋，舌，歯肉などあらゆるところに生じるが，舌背や歯肉では特徴的なレース状，網状の白斑は生じない．舌背では主に斑状の白斑，歯肉では発赤が主体である（図3〜5）．典型例であっても確定診断のため生検を行う必要がある．病理組織学的には上皮下結合組織に帯状にリンパ球が浸潤し，基底細胞は融解から消失まで種々の程度に障害される．上皮突起は不規則な鋸歯状となり，表層では角化が亢進する．

本症と肝炎ウイルスとの関連が報告されているが，現在明らかでない．通常の血液検査で異常はみられない．病変が口腔内の金属（充填物や補綴物）に接している場合は，金属アレルギーの可能性を疑う（図6）．薬を服用している場合には，薬による苔癬型反応の可能性を疑う（図7）．その他，既

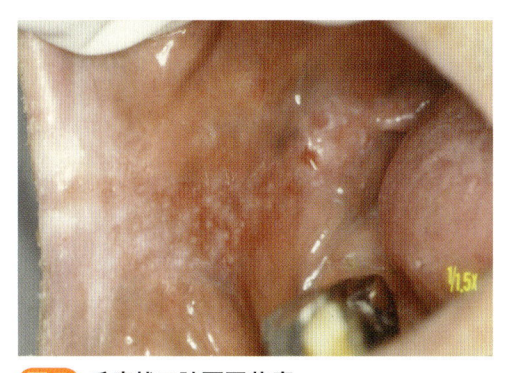

図5　丘疹状口腔扁平苔癬
わずかに隆起した点状の白斑，その周囲に軽度の発赤を伴う．

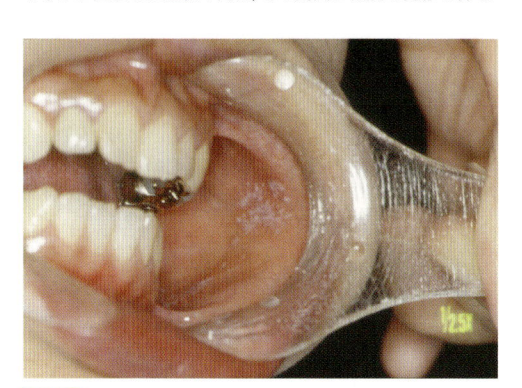

図6　鑑別疾患：金属アレルギー
上顎臼歯のクラウンに接する頬粘膜に生じた白色病変．

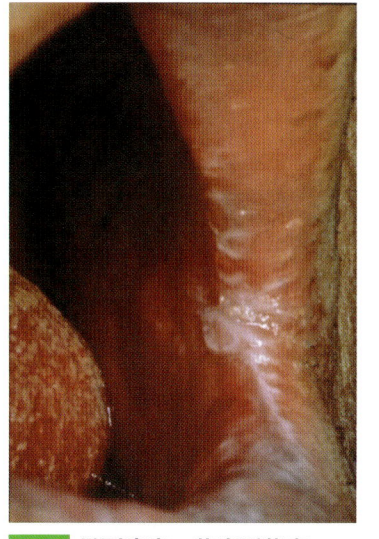

図7　鑑別疾患：苔癬型薬疹
口角部に生じた網状の白色病変．

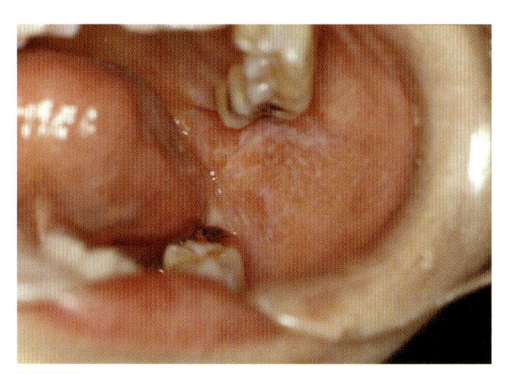

図8　鑑別疾患：慢性移植片対宿主病
頬粘膜に生じた網状の白色病変．

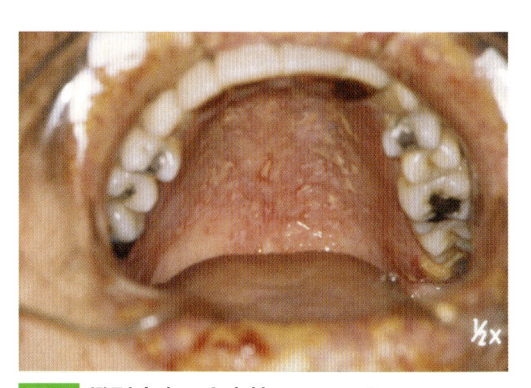

図9　鑑別疾患：全身性エリテマトーデス
口蓋に生じた白斑，発赤，びらんが混在した病変．

往歴や他の症状から慢性GVHD，全身性エリテマトーデス（SLE）などの膠原病に関連した病変と鑑別する（図8，9）.

口唇，特に下唇にびらんを生じる疾患として，開口部プラズマ細胞症がある．この場合，周囲に薄い白斑を伴ったびらんを赤唇，口唇粘膜移行部に生じるがOLPとの鑑別診断が困難なことがあり，やはり生検を行う．

3 治療法
ステロイド軟膏が基本

難治性であること，稀に悪性化する場合があることを説明する．そして長期にわたる治療，経過観察が重要であることを理解させる．網状型で自覚症状に乏しい場合は，定期的に経過観察を行う．紅斑型やびらん型ではステロイド軟膏を用いる．また，セファランチン®の内服が効果的な場合がある．その他にビタミンA，免疫抑制薬なども用いられているが，慢性に経過し，しばしば再燃することもある．

4 専門医紹介のポイント
鑑別診断が困難なとき

OLPは臨床像が多彩であり，カンジダ症，白板症，紅板症，扁平上皮癌などとの鑑別が困難なことが多い．その場合には口腔外科専門医による診断と治療が必要である（図10～12）.

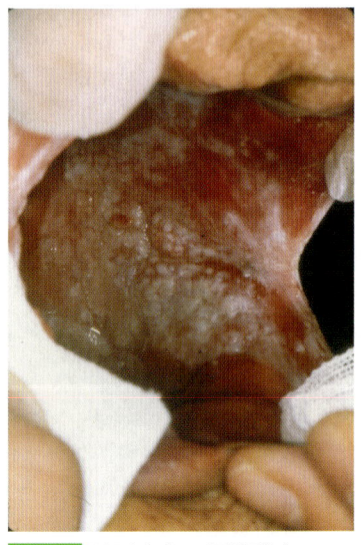

図10 鑑別疾患：頬粘膜癌
表面が粗造で顆粒状に増殖した白色病変．一部は溝状に発赤が混在している．白板症の癌化が疑われる．

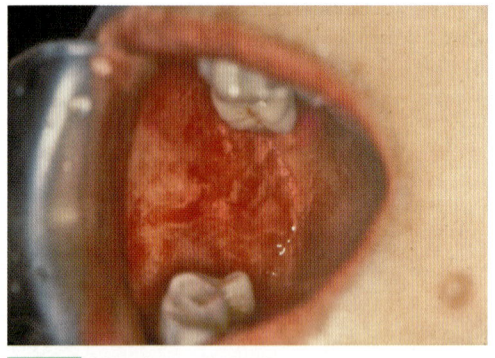

図11 鑑別疾患：紅板症
表面がビロード状でやや硬い紅斑，周囲には線状の白斑を伴う．病理組織学的には早期浸潤癌．

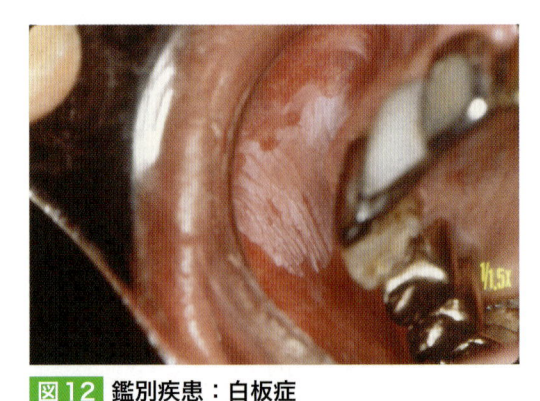

図12 鑑別疾患：白板症
表面が一部皺状と平坦な部分からなる．わずかに隆起した白色病変．

§12 足底の黒色斑をみたら

緊急度 ★★☆☆☆
頻度 ★★★★★

1. 色素性母斑(足の裏のホクロ)

nevus pigmentosus, melanocytic nevus

飯田絵理

1 疾患概要
足の裏のホクロ

足底にできる色素性母斑で,いわゆる足の裏のホクロである.

2 診断のポイント
ダーモスコピーで悪性黒色腫と鑑別

足底の色素性母斑は比較的小型の円形〜楕円形の扁平な黒褐色斑である(図1,図3).中央は濃い色調で辺縁に向かうにつれ色調が薄くなる.辺縁がやや不規則で不鮮明なこともある.色素性母斑の診断には近年,**ダーモスコピー所見**(図2,4,6,8,10)が重要視される.足底には皮膚紋理があり,**皮溝**と**皮丘**からできている.足底の色素性母斑では皮溝部の表皮突起でメラノサイトが増殖するため皮溝に優位な色素沈着を示す**皮溝平行パターン(parallel furrow pattern)**(図2)を呈する.その他,皮溝優位の色素沈着に加え,皮溝と直行するような色素沈着が格子状を呈する**格子状パターン(lattice-like pattern)**,皮溝・皮丘を斜めに横切るように刷毛で刷いたような線維状色素沈着を呈する**線維状パターン(fibrillar pattern)**(図4)を示すこともある.

一方顔面の色素性母斑(図5)では皮溝・皮丘構造はなく,毛包上皮が白く丸く抜けてみえるため,毛包開口部が淡褐色になりそれ以外が黒色調の均一な網目状となる**定型的偽ネットワーク(typical pseudonetwork)**(図6)がみられる.

足底は日本人において悪性黒色腫の発生頻度の高い部位であるため,足底の色素性母斑で診断上最も重要なのは悪性黒色腫と鑑別することである.足底の色素性母斑のダーモスコピー所見は皮溝平行パターンを呈するのに対し,悪性黒色腫では**不規則皮丘平行パターン**となる(§12-3参照).ただ

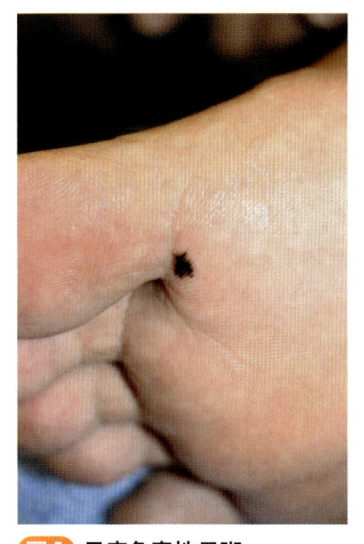

図1 足底色素性母斑
やや辺縁不整な黒褐色調色素斑である.

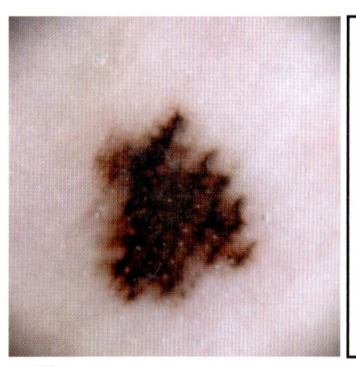

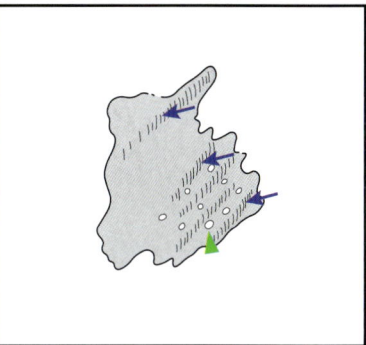

図2 図1のダーモスコピー像
皮溝平行パターン(parallel furrow pattern)を呈する.皮溝に優位な色素沈着(皮溝平行パターン parallel furrow pattern,→),丸く抜けてみえるのは皮丘のエクリン腺開孔部(▶).

し，足底の荷重部の色素性母斑では皮溝平行パターンも皮丘平行パターンもみられず線維状パターンのみがみられることもある．

3 治療法
経過観察または切除

臨床所見とダーモスコピー所見から，色素性母斑であると診断できれば経過観察でよい．悪性黒色腫との鑑別が困難な場合には，生検を行う．斎田[1]は足底の色素斑について，ダーモスコピーで皮丘優位パターンを呈する場合は大きさにかかわらず皮膚生検し，最大径が7 mmを超えていたとしても単調

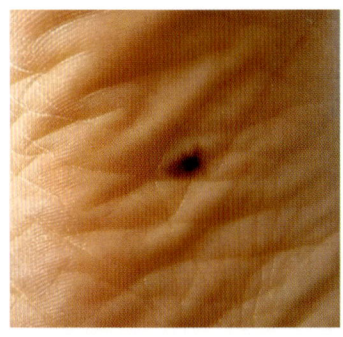

図3 足底色素性母斑
中央は濃い色調で辺縁に向かうにつれ色調が薄くなっている．

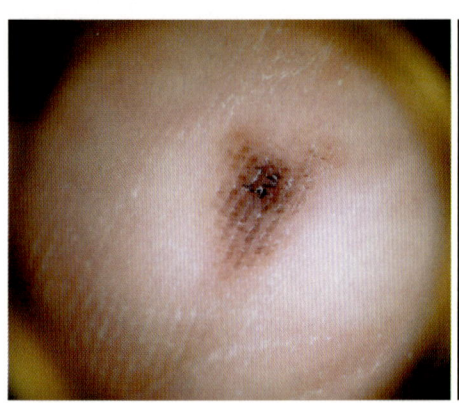

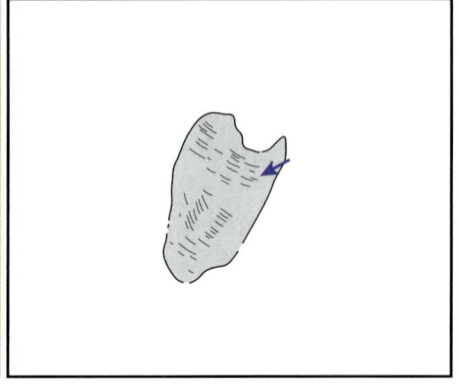

図4 図3のダーモスコピー像
線維状パターン（fibrillar pattern）がみられる．刷毛で掃いたような線維状の色素沈着（線維状パターン fibrillar pattern，→）．

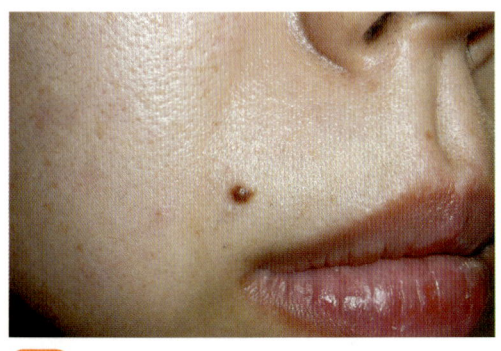

図5 顔面の色素性母斑
褐色調でドーム状に隆起する．

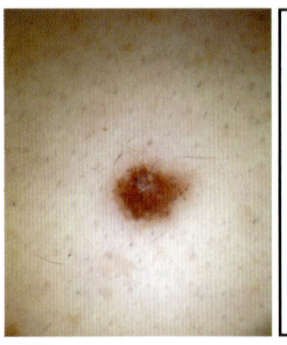

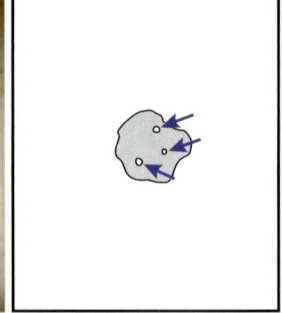

図6 図5のダーモスコピー像
定型的偽ネットワーク（typical pseudonetwork）がみられる．毛包一致性の規則的な多発性色素脱失（定型的偽ネットワーク typical pseudonetwork，→）．

な皮溝平行パターンまたは格子状パターンを呈する場合は慎重に経過観察することを推奨している．

4 専門医からのアドバイス
鑑別疾患も念頭に

　色素性母斑の鑑別で，悪性黒色腫以外に鑑別となる疾患にブラックヒール（§12-2参照），青色母斑（図7，8），外傷性刺青（図9），Bowen病（図10）などがある．

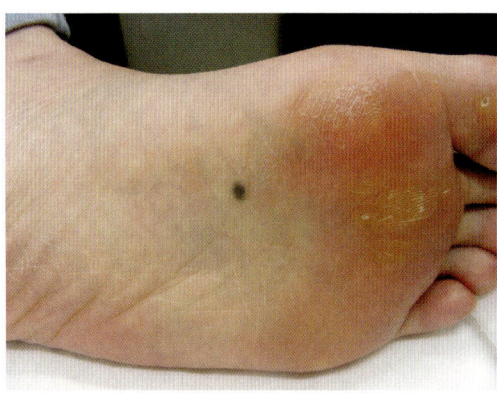

図7 鑑別疾患：青色母斑
色素性母斑と比較し，やや青みがかった均一な色調である．

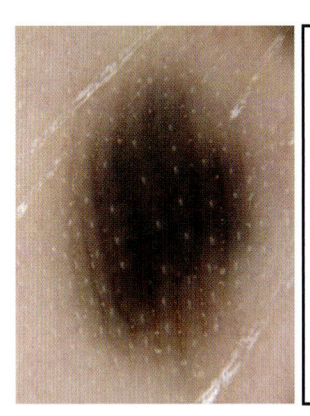

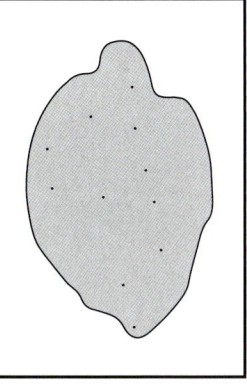

図8 鑑別疾患：図7のダーモスコピー像
均一な青い色調（homogeneous blue pigmentation）である．pigment network, dots/globules はない．

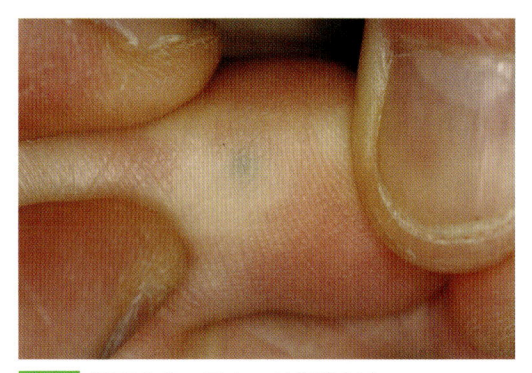

図9 鑑別疾患：足底の外傷性刺青
淡い青色調に透見される．生検組織より外傷性刺青と診断したが原因は不明であった．

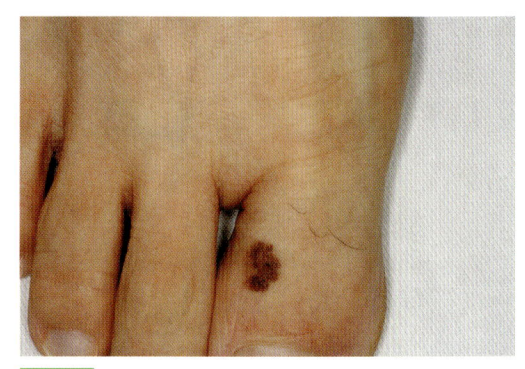

図10 鑑別疾患：Bowen病
不規則で濃淡差のある褐色斑．一部鱗屑を伴う．

文　献
1）斎田俊明：悪性黒色腫．皮膚臨床，45：1387-1395, 2003

§12 足底の黒色斑をみたら

緊急度 ★☆☆☆☆
頻度 ★★★☆☆

2. ブラックヒール
black heel

飯田絵理

1 疾患概要
踵にみられる小出血斑

運動を行う人の足底，特に踵部にみられる小出血斑（図1）．急激な停止により踵の皮膚が押されて出血し，これが角層に出たもの．

2 診断のポイント
ダーモスコピーで鑑別

悪性黒色腫との鑑別が問題となることがあるが，**ダーモスコピー**が鑑別に有用である．出血性病変のダーモスコピー像は，赤色調を帯びた黒色均一領域が基本である．ブラックヒールでは，皮丘部に小球状の赤黒色の玉石状色素沈着が並ぶ（図2，3）．これは出血性病変の診断根拠である赤黒色均一領域の一型である．これらの玉石状病変がつながると，掌蹠の悪性黒色腫の皮丘平行パターン（§12-3，図2

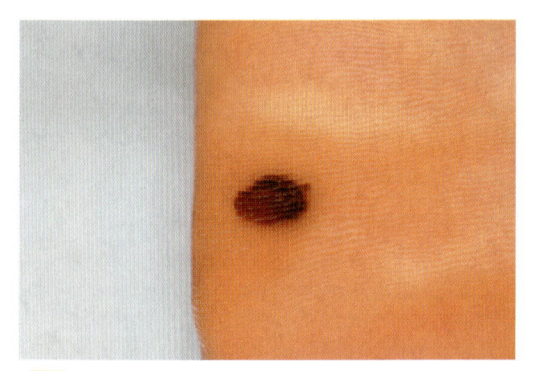

図1 踵部のブラックヒール

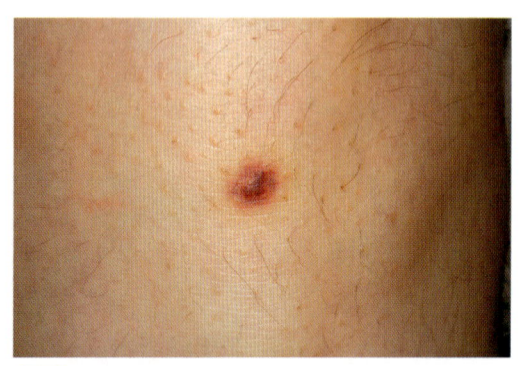

図2 ブラックヒールと同様の病態で，膝関節部に生じた出血斑
雑巾がけの際によく膝をつくとのこと．

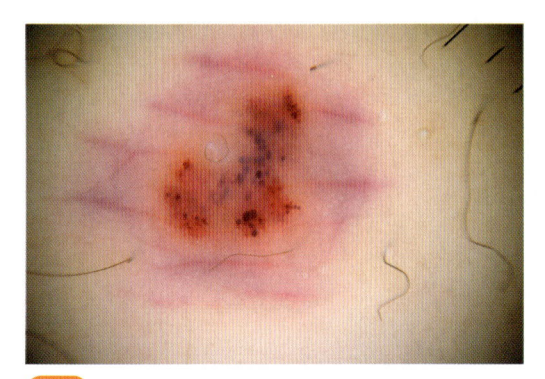

図3 図2のダーモスコピー像
均一な紅色調領域上に赤黒色の玉石状色素沈着がみられる．

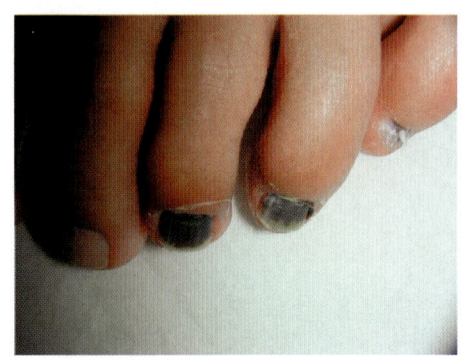

図4 鑑別疾患：左3，4趾にみられた爪下出血
黒色，均一な領域の両側辺縁に赤色調の部分がみえる．

参照）に似るが，周囲に衛星病変として赤黒色玉石状色素沈着がみられることが鑑別点となる．

　同じく出血性の病変で，爪下の悪性黒色腫と鑑別を要する疾患に**爪下出血**がある（図4～7）．ダーモスコピー像では爪下に赤色調を帯びる黒色均一領域がみられる（図8）．均一な塊状の色素沈着が主体で，一部線状にみえる部分があってもメラノサイト系病変でみられる黒褐色線状沈着の集合としての黒色線条はみられない．

3 治療法
経過観察のみ

　自然消退するため特に治療の必要はない．

4 専門医からのアドバイス
悪性黒色腫との鑑別が重要

　患者自身が悪性黒色腫を心配して受診することがあり，実際に一見悪性黒色腫と鑑別しにくいことがある．診断に自信がない場合には皮膚科を紹介する．

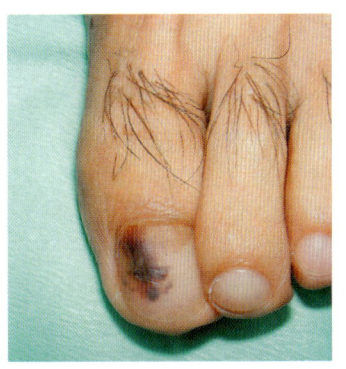

図5 類似疾患：左1趾の爪下出血
濃淡差はあるが，出血を示す赤みを帯びた色調が基本である．

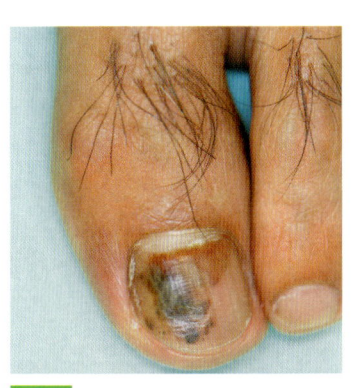

図6 類似疾患：図5の2週間後
出血斑が末梢側に若干移動しているのが分かる．

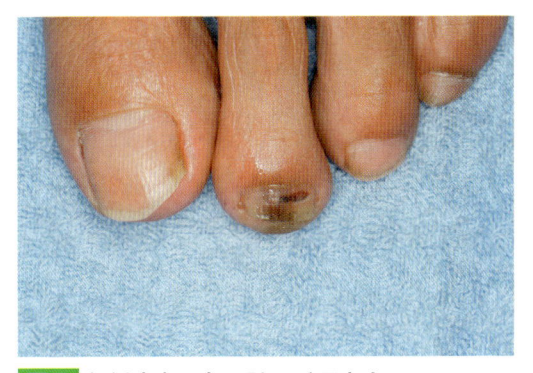

図7 類似疾患：左3趾の爪下出血

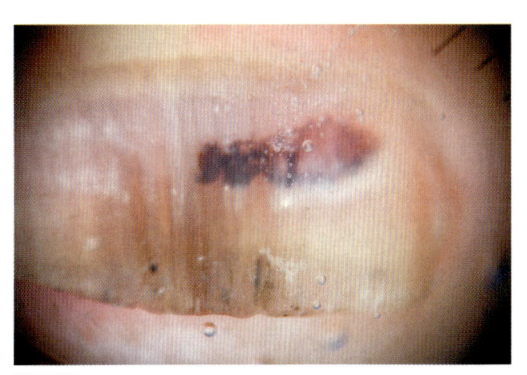

図8 類似疾患：図7のダーモスコピー像
赤色～黒色調の無構造領域は爪下出血である．

文　献
1）土田哲也 ほか：すぐに役立つダーモスコピー診断のコツ．MB Derma, 149：59-64, 2009

§12 足底の黒色斑をみたら　　緊急度 ★★★★★　頻度 ★★☆☆☆

3. 末端黒子型黒色腫
acral lentiginous melanoma

飯田絵理

1 疾患概要
日本人に多いメラノーマ

悪性黒色腫はClark分類で**表在拡大型黒色腫（superficial spreading melanoma）**，**悪性黒子型黒色腫（lentigo maligna melanoma）**，**末端黒子型黒色腫（acral lentiginous melanoma）**，**結節型黒色腫（nodular melanoma）**の4型に分けられる．日本人では末端黒子型が約半数を占め，最も多い．

2 診断のポイント
肉眼所見とダーモスコピー

末端黒子型黒色腫は足底に最も多く発生するが（図1～4），手掌，爪および爪周囲などの無毛部にもみられる（図5，6）．境界不明瞭，不規則形，濃淡差のある黒色斑で，病変内に結節や潰瘍を伴う（図3，図4）．病巣が爪母に存在すると，爪甲色素線条が観察され，爪甲周囲に染み出すような色素沈着が及ぶ（**Hutchinson徴候**）（図5，6）．

足底の末端黒子型黒色腫では**色素性母斑との鑑別**が重要である．悪性黒色腫は，通常の後天性色素性母斑と比べ**表1**のABCDE基準を満たすとされる．

悪性黒色腫の術前診断で最も重要視されるのはダーモスコピー所見である．末端黒子型黒色腫のダーモスコピー像では**表2**に示す所見が診断に役立つ．また，進行期の末端黒子型悪性黒色腫では他の悪性黒色腫と同様に atypical dots/globules や atypical streaks などの所見を呈し，さらに進行すると blue white veil や潰瘍を生じる．

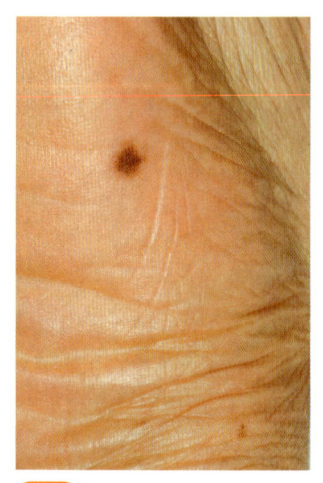

図1 足底 melanoma *in situ* 症例
踵部に軽度辺縁不整，境界不明瞭な褐色斑がみられる．

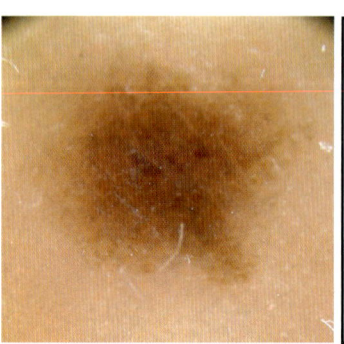

図2 図1のダーモスコピー像
parallel ridge pattern（皮丘平行パターン）を認める．皮丘に優位な色素沈着（皮丘平行パターン parallel ridge pattern, →）．

なお，参考所見として背部の結節型悪性黒色腫の臨床像を示す（図7，8）．

3 治療法
病期により切除範囲と術後化学療法を決定

　治療は切除と術後化学療法が基本であるが，切除範囲と，センチネルリンパ節生検や術後化学療法を行うか否かは病期により異なる．切除マージンは*in situ*病変では3～5 mm, tumor thicknessが2 mm以下の病変では1 cm程度，tumor thicknessが2 mmを超える病変では2 cm程度とされる．化学療法はDAV Feron療法（ダカルバジン，ニムスチン，ビンクリスチン，インターフェロンβ）が基本である．

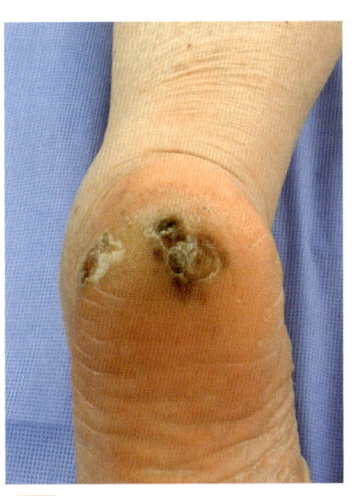

図3 足底の末端黒子型黒色腫
踵部中央に境界不明瞭な黒褐色斑と胼胝様の角化性結節がみられる．踵部の左側にも小型の同様の病変がみられており，衛星病変と考えられる．

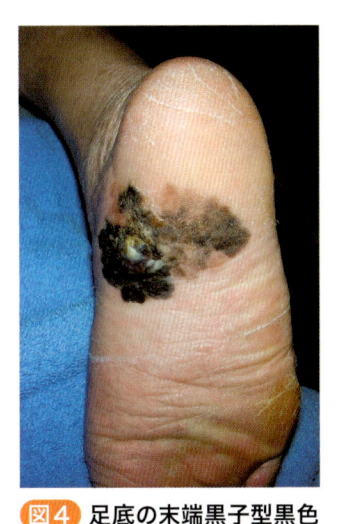

図4 足底の末端黒子型黒色腫
境界不明瞭，濃淡差のある黒褐色斑と結節状に隆起する病変が混在．

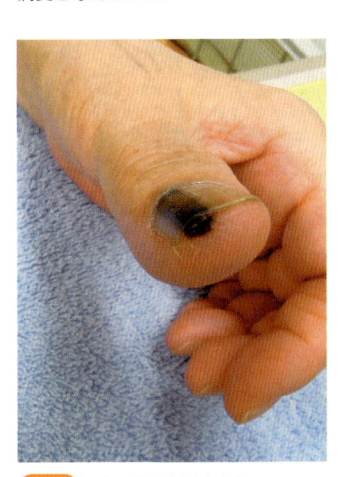

図5 爪の悪性黒色腫
遠位爪郭部にHutchinson徴候を認める．

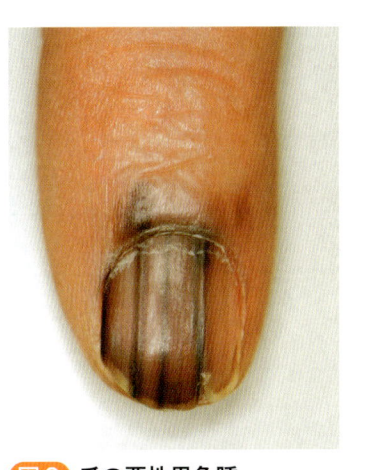

図6 爪の悪性黒色腫
爪甲の不規則な色素線条と近位爪郭部のHutchinson徴候を認める．

4 専門医からのアドバイス
疑ったら即専門医に紹介を

なるべく早期の手術が望ましいため,本症を疑ったら即皮膚科専門医を紹介することが重要である.

表1 悪性黒色腫鑑別のABCDE
- A Asymmetry（非対称性の病変）
- B Border irregularity（不規則な外形）
- C Color variegation（多彩な色調）
- D Diameter enlargement（直径が6 mm超）
- E Evolving lesions（大きさ,形状,色調,表面の性状,自覚症の変化）

表2 末端悪性黒子型黒色腫のダーモスコピー像でみられる所見
① parallel ridge pattern（皮丘平行パターン）
② irregular diffuse pigmentation（不規則びまん性色素沈着）
③ irregular fibrillar pattern（不規則線維状パターン）

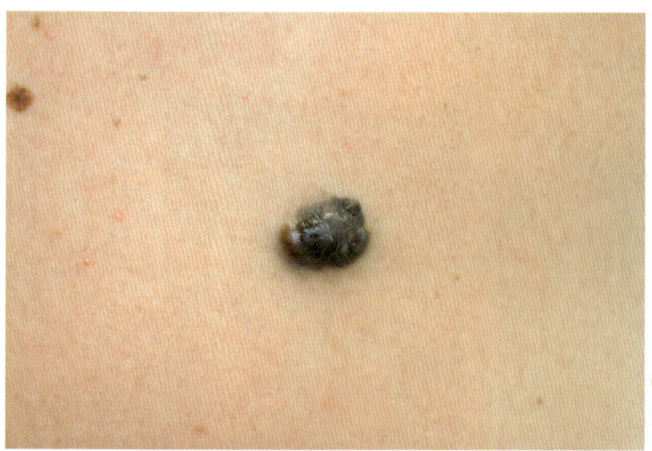

図7 背部の結節型悪性黒色腫
2cm大,形がやや不整で色調の濃淡差があり,ベールがかった黒色調の結節である.

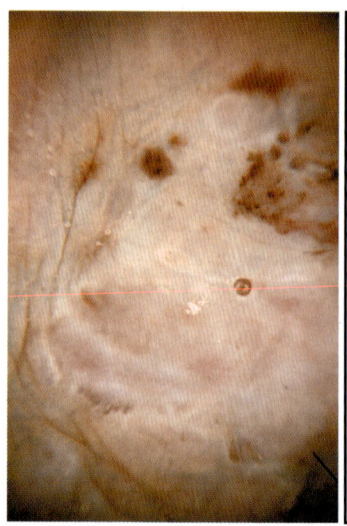

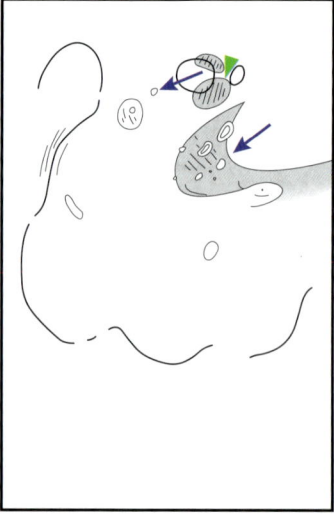

図8 図7のダーモスコピー像
不規則色素小点・色素小球,灰青色の不規則な無構造色素沈着を認める.灰白色の不規則な無構造色素沈着（▶）,不規則色素小点・色素小球（➡）.

§13 下腿の腫脹をみたら

緊急度 ★★★☆☆
頻度 ★★★★★

1. 蜂窩織炎
phlegmone, cellulitis

梅本尚可

1 疾患概要
真皮から皮下組織に及ぶ，主に黄色ブドウ球菌による感染症

　発熱と，下腿の有痛性びまん性で境界不明瞭な発赤と腫脹を認め（図1，2），水疱，紫斑を生じたり（図3），稀に潰瘍化する．血液検査で白血球，CRPの上昇を認める．原因は不明なことも多いが，足白癬の微細な傷からの感染が多いとされる．またリンパ浮腫があると発症しやすい（図4）．

2 診断のポイント
下腿の発赤，腫脹を呈する疾患との鑑別

　下腿の蜂窩織炎は日常的な疾患ゆえに，類似する他の疾患が蜂窩織炎と誤診されている症例にしばしば遭遇する．

　丹毒（§4-1参照）は主に溶血性連鎖球菌による真皮を中心とした炎症で，蜂窩織炎より浅い層のため紅斑の境界が明瞭となる（図5）．突然の高熱で発症し，紅斑は急速に拡大する．蜂窩織炎か丹毒かはっきり区別できない症例も多く，厳密に区別する必要はないが，丹毒では腎炎の併発があり尿検査が必要である．また習慣性丹毒になりくり返し発症する危険性がある．

　皮下血腫の二次感染（図6）も見逃されやすい．打撲の既往がなかったか，触診上嚢腫状に触れないかなど確認する．特に抗凝固薬を服用している患者では注意する．血腫が存在する場合，切開，血腫除去が必要な場合が多い．

　化膿性膝蓋前滑液包炎（図7）も蜂窩織炎と誤診される．治療には穿刺や滑液包内の洗浄を要することもあるので，膝蓋部が嚢腫様に触知される場合には，整形外科に相談する．

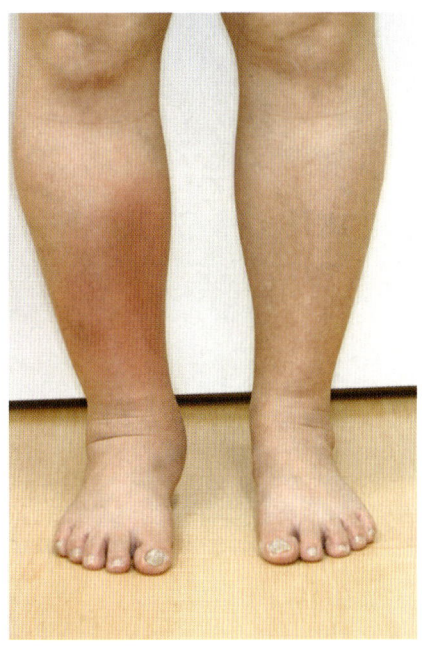

図1 典型的な蜂窩織炎
発赤，腫脹を認める．

その他，うっ滞性脂肪織炎（§13-3参照），結節性紅斑（図8，§13-5参照），深部静脈血栓症（§13-4参照），壊死性筋膜炎（図4，§13-2参照）が鑑別としてあげられる．詳細についてはそれぞれの項で述べる．

3 治療法
抗菌薬の全身投与

黄色ブドウ球菌をターゲットに抗菌薬を選択する．さらに下肢安静挙上が重要である．しっかり治癒させないと，血液検査上の炎症反応は陰性化しても下腿の浮腫が長く続くことがある．

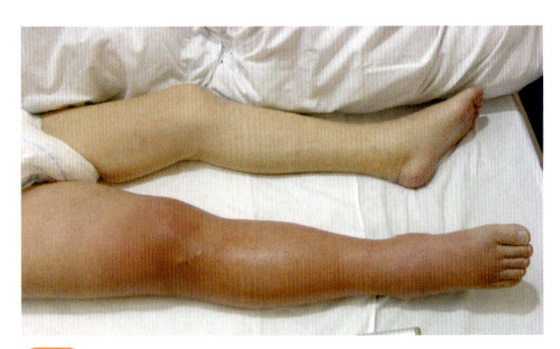

図2 右下肢全体に及ぶ蜂窩織炎

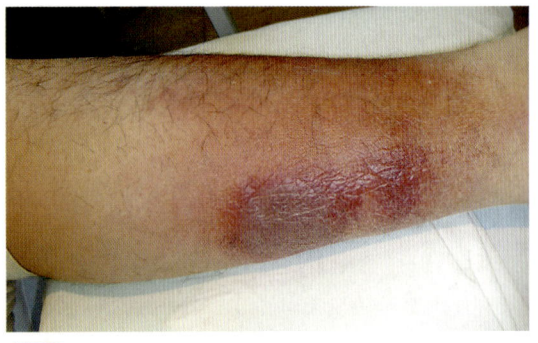

図3 紫斑を混じる蜂窩織炎

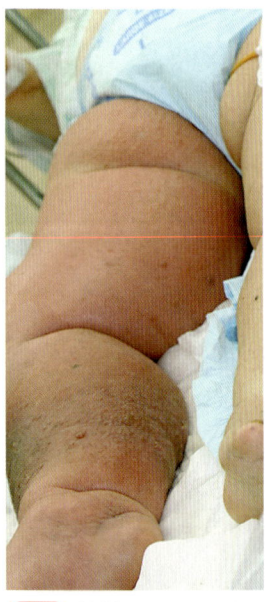

図4 慢性リンパ浮腫の二次感染
壊死性筋膜炎との鑑別が難しかった症例．

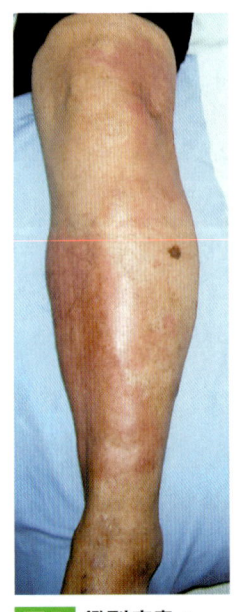

図5 鑑別疾患：丹毒
蜂窩織炎に比べ炎症が浅層にあるため，紅斑の境界が明瞭である．

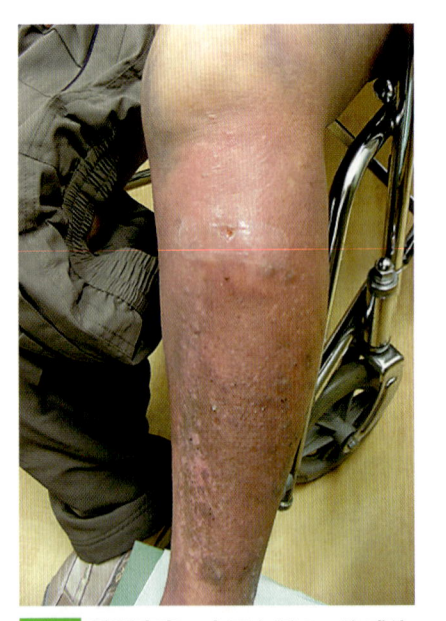

図6 鑑別疾患：皮下血腫の二次感染
大腿には紫斑を認める．切開して凝血塊除去を要する．

4 専門医からのアドバイス
抗菌薬で反応が悪ければ基礎疾患，他疾患を検討する

抗菌薬の反応が悪かったら，下肢挙上ができているか，糖尿病やステロイド内服など免疫力が低下する状況にないか確認し，さらに蜂窩織炎以外の疾患の可能性を考える．特に**壊死性筋膜炎との鑑別は重要である**．

5 患者説明のポイント
下肢挙上！

下腿の急性炎症性疾患全てに共通するが，治療上，下肢挙上はきわめて重要である．患者に「足を挙げてください」と言うと，臥床時に足を高くすることを思い浮かべるようである．椅子に座るときも，向かい側に台をおいて足を挙げることを説明する．

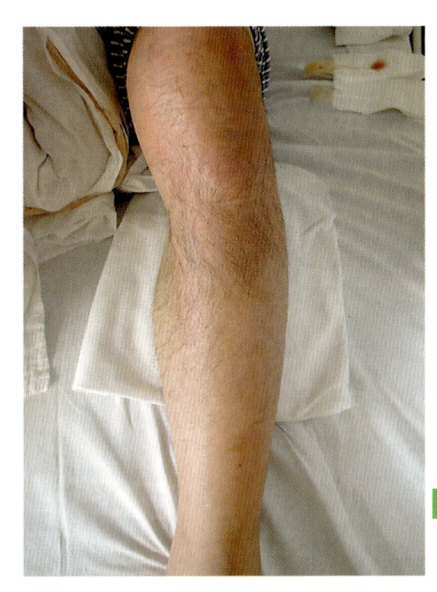

図7 鑑別疾患：蜂窩織炎と診断されていた化膿性膝蓋前滑液包炎

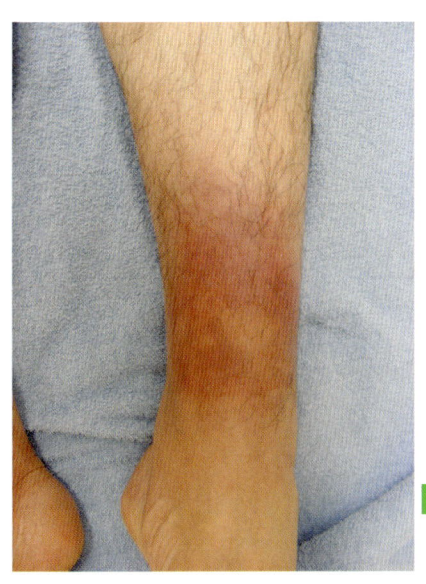

図8 鑑別疾患：蜂窩織炎として治療されていた結節性紅斑

§13 下腿の腫脹をみたら

緊急度 ★★★★★
頻度 ★★☆☆☆

2. 壊死性筋膜炎
necrotizing fasciitis

梅本尚可

1 疾患概要
致死的な皮膚軟部組織感染症

　壊死性筋膜炎は浅在筋膜を含む皮下組織を主体とした重症細菌感染症で，激しい全身症状とともに広範囲の皮膚壊死を伴う．**数時間で急激に進行する劇症型**（図1）がよく知られているが，**数日で進行する急性型**，数日から数週にかけてゆっくりと進行する亜急性型（図2）もある．菌の種類や基礎疾患，宿主の免疫状態が病勢に大きく関与すると推測される．

　好発部位は下肢で，糖尿病，肝機能障害患者に合併した割合が多く，その他悪性腫瘍，外傷や手術を契機に発症する例が報告されている．基礎疾患のない症例でも発症している．

　起炎菌は7割が混合感染，1割が好気性菌単独，2割が嫌気性菌単独といわれる．原因菌として最も多いのはA群溶連菌の*Streptococcus pyogenes*で，ついで*Vibrio vulnificus*, *Staphylococcus aureus*である．弱毒菌であるG群溶連菌やセラチアも原因菌となる．劇症型では*Streptococcus pyogenes*, *Vibrio vulnificus*, *Aeromonas hydrophila*が分離され，亜急性型では腸内細菌や複数菌が分離されることが多い．

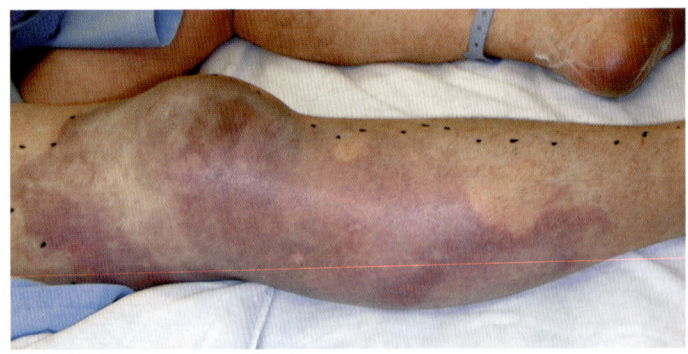

図1 劇症型壊死性筋膜炎
下腿から大腿に紫斑様紅斑，腫脹を認めた．紅斑は急速に体幹へ拡大．受診3日後に永眠．

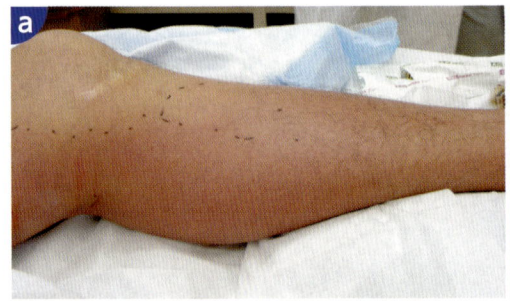

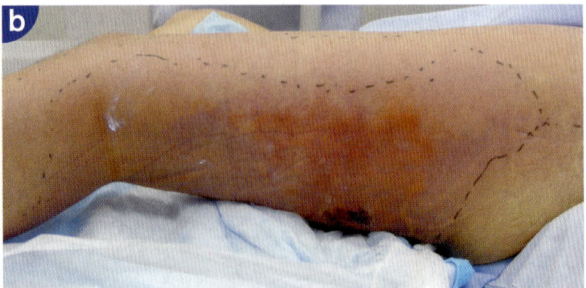

図2 亜急性型壊死性筋膜炎
基礎疾患のない40歳代男性．他院で抗菌薬点滴するも改善なく当院転院．発症から10日後．a 下腿から大腿に紅斑，腫脹を認めた．b 大腿後面には紫斑を認めた．

2 診断のポイント

亜急性型壊死性筋膜炎と蜂窩織炎の鑑別

　壊死性筋膜炎でも初期病変は疼痛を伴うびまん性潮紅，腫脹で蜂窩織炎と類似した所見（図2）である．その後，**水疱，血疱，表皮剝離，紫斑，壊死を生じる**（図3，4）．急速にこれらの症状が出現する劇症型では診断は難しくない．亜急性型では抗菌薬に反応しない蜂窩織炎様症状がしばらく継続した後，突然の悪化，敗血症に至る．この**蜂窩織炎様の症状から壊死性筋膜炎の徴候を見抜き早期診断を行うことが大切**である．また，蜂窩織炎と壊死性筋膜炎と鑑別し難い症例も実際には存在すると考えられる．

　壊死性筋膜炎を疑うべき皮膚所見は，患部の激痛，わずかでも紫斑，水疱，潰瘍，壊死を認めることである．さらに**高熱，重症感，CRPの極端な上昇，白血球増加または減少**，加えて抗菌薬への反応が乏しい場合には壊死性筋膜炎を考えるべきである．壊死性筋膜炎を疑った場合は，**試験的小切開**を行う．壊死性筋膜炎ではしばしば**黄色漿液性の浸出液**が排出される．指や鉗子を切開部から挿入し周囲の脂肪織下層を探る．抵抗なく脂肪織下で裂隙が形成されれば**（フィンガーテスト陽性）**（図5），壊死性筋膜炎の可能性が高い．同時に皮膚から深部の脂肪織を一塊に生検し，病理組織検査，組織や浸出液の細菌検査（培養，塗抹）を行う．

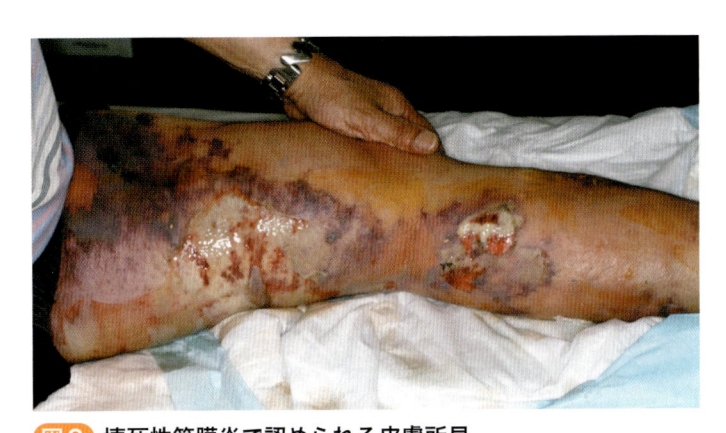

図3 壊死性筋膜炎で認められる皮膚所見
左大腿から下腿に及ぶ広範囲に紅斑，腫脹，紫斑，びらん，白色壊死組織を認める．

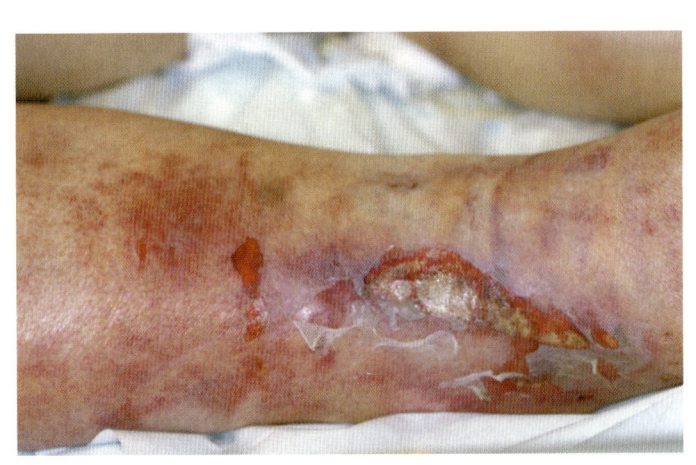

図4 壊死性筋膜炎で認められる皮膚所見
大腿から下腿屈側に紅斑，腫脹，点状紫斑，白色壊死組織を認める．切開排膿にて治癒．

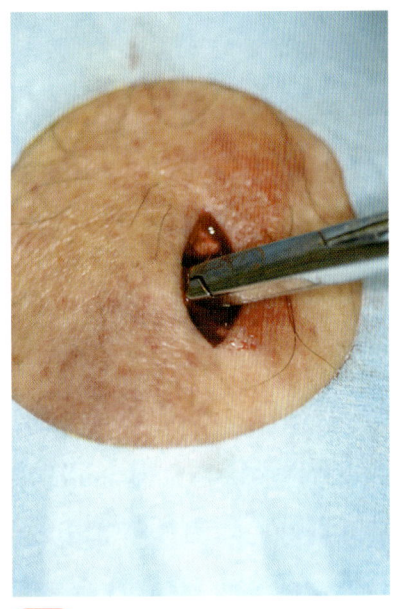

図5 試験的小切開
紡錘型に切開して，採取した組織は病理検査，細菌培養検査に提出．切開した部位から鉗子を挿入して脂肪織下の組織を探る．

3 治療法
抗菌薬の大量投与と外科的デブリードマン

　抗菌薬の選択は，A群連鎖球菌による壊死性筋膜炎は15％にすぎないことを考えると，**最初は嫌気性菌，腸内細菌を含む複数菌を考慮して広域スペクトラムの抗菌薬の併用が必要**であろう．カルバペネム系抗菌薬とクリンダマイシン併用で開始している例が多い．溶連菌ではペニシリンが第一選択となるが，通常の2～3倍量を要する．

　劇症型では外科的デブリードマン（図6）を早急，広範囲に行うことが必要であるが，進行の遅いタイプでは局所麻酔による切開，デブリードマンで治療可能な症例もある．

　糖尿病，肝機能障害など基礎疾患を有する症例が多く，敗血症，DICなども予想されることから，全身管理は不可欠である．

4 専門医からのアドバイス
診断に迷ったら試験的小切開をする

　早期であれば局所麻酔下での切開排膿，小範囲デブリードマンと抗菌薬で炎症を鎮静化できる症例もある．蜂窩織炎様であっても壊死性筋膜炎の可能性を念頭において診察する．

5 検査データのポイント
MRI所見を過信しない

　文献的にはMRIの有用性を強調する報告が多い一方，MRI所見が壊死性筋膜炎と一致しなかったために診断が遅れた例も報告されている．A群溶連菌による筋膜の炎症像はMRIで捉えやすいのに対し，他の菌種による亜急性に進行する壊死性筋膜炎では所見が捉えにくい可能性が指摘されている．壊死性筋膜炎において診断の遅れは致命的である．

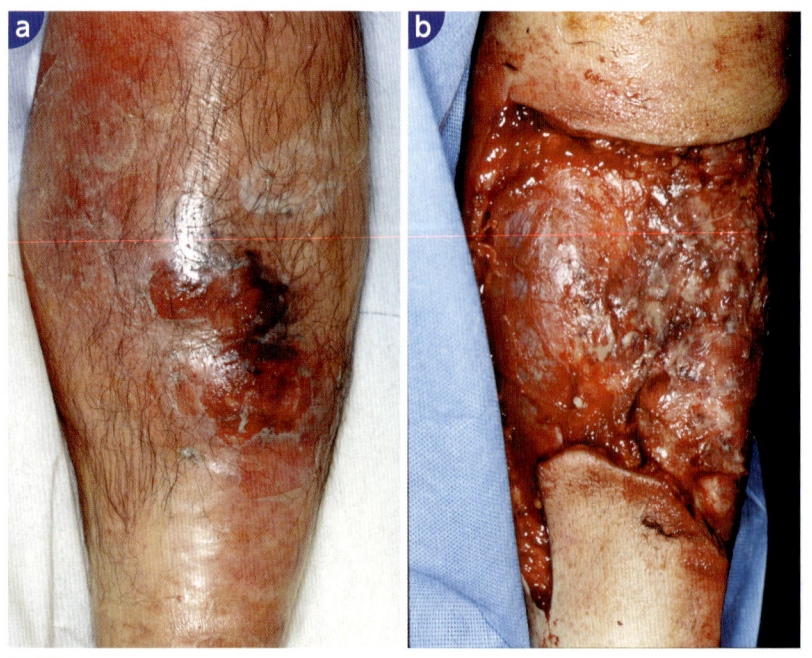

図6　基礎疾患のない壊死性筋膜炎
受診5日前から発熱と下腿の紅斑出現．**a** 下腿の発赤と著明な腫脹，波動感を触知した．**b** 受診当日デブリードマン施行．

§13 下腿の腫脹をみたら

3. うっ滞性脂肪織炎
stasis panniculitis, lipodermatosclerosis, sclerosing panniculitis

梅本尚可

1 疾患概要
立位で働く人の下腿に好発する浮腫，紅斑，硬結

下腿の静脈血流ははじめ表在性に上昇し，交通枝を介して深部静脈へと流入した後，大腿静脈へ流入する．交通枝，深部静脈には逆流を防ぐ静脈弁があるが，長時間の立位などで静脈圧の亢進状態が長く続くと弁の機能不全を生じ血流がうっ滞（うっ血）する．長期のうっ血は静脈性浮腫，脂肪織炎，皮膚炎をもたらす．そのため長時間の立ち仕事を職業とする中年以降の特に女性に好発する．

2 診断のポイント
蜂窩織炎との誤診が多い

うっ滞性脂肪織炎の多くは臨床所見から診断が可能である．**下腿の静脈瘤，静脈の怒張，浮腫などうっ血を示唆する所見に加え，軽い熱感と圧痛を伴う浮腫，紅斑，板状の硬結を認める**（図1，2）．両側性であることも多く，遷延性，再発性である．下腿末梢側から内踝・外踝，あるいは足関節部に至る比較的広い範囲に硬化を生じることが多く，蜂窩織炎（§13-1参照）を疑われることもしばし

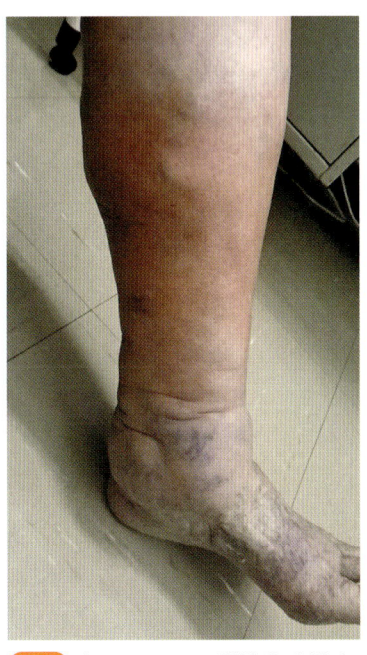

図1 左下腿のうっ滞性脂肪織炎
下腿には静脈瘤，全周性の紅斑，腫脹を認め，足関節より末梢側は小静脈拡張が著明である．

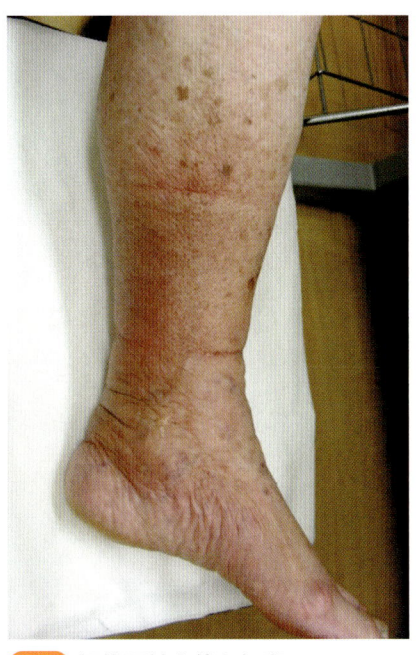

図2 板状硬結を伴う紅斑

ばある．実際，蜂窩織炎を合併する場合も多い．時に炎症が限局し結節が母指頭大ないし小鶏卵大であると，結節性紅斑と鑑別を要することもある（図3）．改善，増悪をくり返しながら病変が長期にわたると，色素沈着は増強し，下腿末梢側は細くふくらはぎが太い逆とっくり型が顕著となる．

　表面の皮膚にうっ滞性皮膚炎を伴うこともある（図4）．鱗屑，色素沈着を伴う湿疹性病変では，掻破によって容易に点状びらん，潰瘍を生じ（図5），しだいに難治性の大きな潰瘍へ進展していく（図6）．

　下腿に慢性浮腫を生じる病態としてリンパ浮腫も鑑別にあがる．リンパ浮腫では一過性の局所熱感，紅斑を伴うことがあるが自然治癒する（図7）．リンパ浮腫は長期間継続しているとしだいに不可逆性となり，象皮病（図8）を呈する．

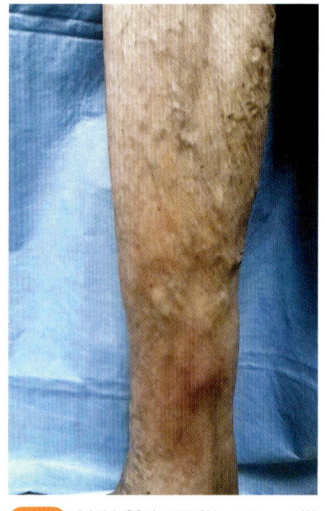

図3 結節性紅斑様のうっ滞性脂肪織炎
著明な静脈瘤と限局した硬結を伴う紅斑を認める．

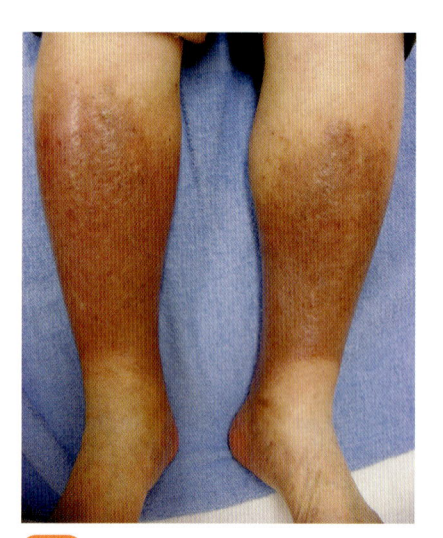

図4 うっ滞性皮膚炎を伴った，うっ滞性脂肪織炎

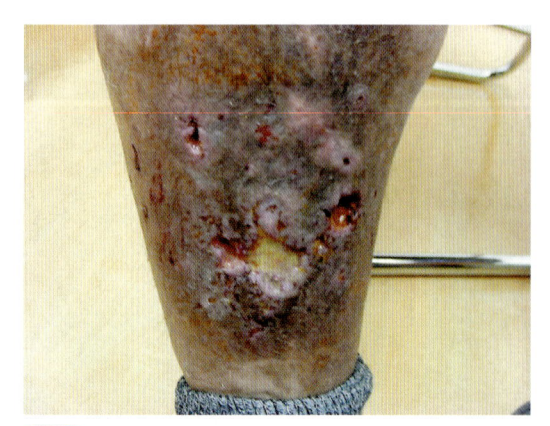

図5 慢性の経過を示す逆とっくり型の下腿と濃い色素沈着
小潰瘍を生じている．

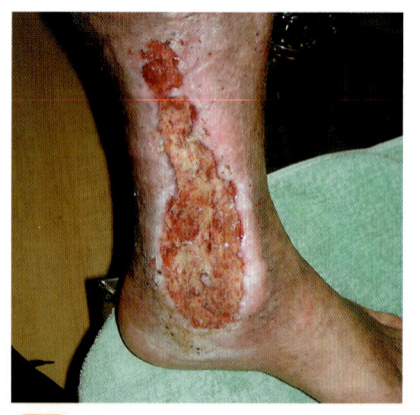

図6 好発部位である下腿内側から内踝にかけてのうっ滞性潰瘍

3 検査データのポイント
超音波検査が有用

静脈のうっ滞が深部静脈血栓のために生じることもあり，臨床的に静脈うっ滞が明らかであっても，静脈の超音波検査をしておくことは重要である．

蜂窩織炎と誤診されることが多いが，うっ滞性脂肪織炎では白血球，CRPの上昇はわずかであり，蜂窩織炎と鑑別できる．

4 治療法
下肢挙上と弾性ストッキング

炎症が強いときは安静・下肢挙上と抗炎症薬の内服を行う．うっ滞性皮膚炎を併発する場合にはステロイド軟膏の外用を行う．痛みがとれたら弾性ストッキングまたは弾性包帯で巻き上げる．静脈瘤手術が可能であれば，血管外科へ紹介する．

5 専門医からのアドバイス
弾性ストッキングを履いてもらうコツ

医療用の弾性ストッキングは非常に締め付けがきつく，かえって痛みを増強させることがある．はじめは市販の弾性ストッキングを使用し，「履いていると足が楽だ」と実感してもらえるとよい．下腿が太すぎてサイズ的に弾性ストッキングを着用できない患者には弾性包帯で締め上げる指導を行う．

6 患者説明のポイント
治療継続の必要性を説明する

症状が改善しても静脈のうっ滞は継続しており，常に下肢の挙上を心がけ，弾性ストッキングを着用し，再発防止に努める必要性を説明する．「立っていると症状が悪化する」ことを納得してもらう．また肥満が病状を悪化させるので減量を促す．

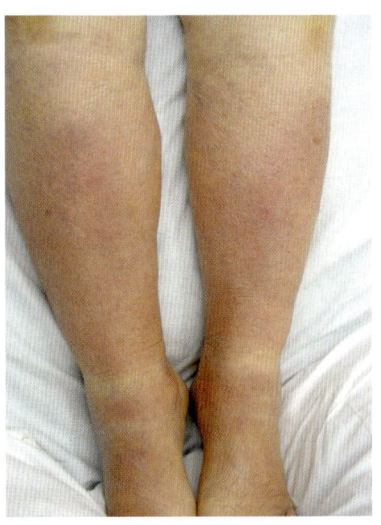

図7 鑑別疾患：リンパ浮腫に伴う紅斑

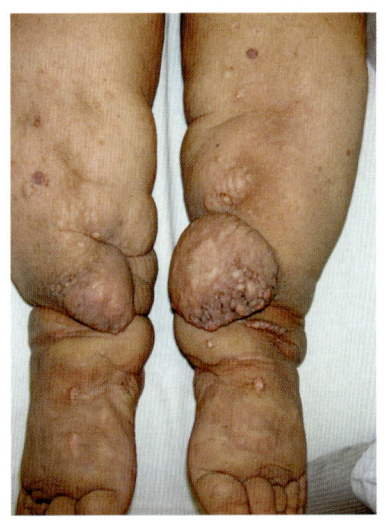

図8 鑑別疾患：長期にわたるリンパ浮腫による象皮病

§13 下腿の腫脹をみたら

緊急度 ★★★★☆
頻度 ★★☆☆☆

4. 深部静脈血栓症
deep vein thrombosis

梅本尚可

1 疾患概要
四肢または骨盤の深部静脈の血栓性閉塞

　深部静脈血栓症（DVT）は，静脈灌流を損う状態，内皮の損傷または機能不全をきたす状態，あるいは凝固能亢進を引き起こす状態によって起こり，下肢に好発する．下肢の静脈には筋膜より浅い表在静脈と深い深部静脈があり，静脈灌流の約9割を深部静脈が担っているため，深部静脈が閉塞すると静脈灌流障害が発生する．血栓によって放出される炎症性刺激物質，うっ血による血管拡張，血管透過性亢進による浸出液の貯留により，炎症，浮腫を生じる（図1）．

　早期の診断が予後を大きく左右する．放置して血栓が飛散すると肺血栓塞栓症を合併する危険がある．また，下肢静脈灌流障害が持続すると続発性静脈瘤，難治性の皮膚潰瘍，皮膚炎，色素沈着などの静脈血栓後症候群（図2）を発症する．

2 診断のポイント
超音波検査が有用

　ほとんどの症例で初期症状は軽く，下腿が張る，つるなど筋肉疲労様の症状を訴えることが多い．腫脹も立位で健側と比較しないとわかりにくい．脚の遠位のDVTでは，膝を伸展した状態で足首を背屈することにより誘発されるふくらはぎの不快感，疼痛（Homans 徴候）が時に起こるが，感度も特異度も高くない．

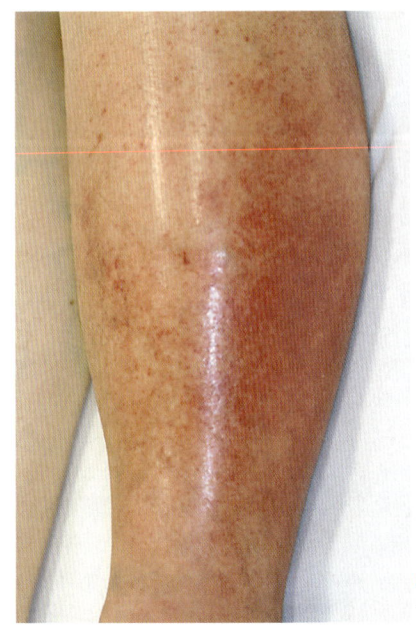

図1 深部静脈血栓症
下腿の腫脹と点状紫斑を混じる紅斑を認めた．

下腿の圧痛，全周性の腫脹，両ふくらはぎ間の3cmを超える外周差，圧痕浮腫，表在性の側副静脈の肉眼での確認が最も予測に役立ち，3つ以上が組合わさっている場合にDVTの可能性がある．

　臨床症状からDVTを疑ったら，超音波検査施行が推奨されている．下腿から大腿部であれば検出率90％以上と有用である．腸骨静脈は腸管ガス，肥満に影響される．造影CTも膝窩静脈より中枢側の検出率は良く，さらに一度で肺血栓塞栓症の診断ができるメリットがある．

　DVTは時に蜂窩織炎と誤診されることがある（図3）．蜂窩織炎は下肢に発赤，腫脹を生じる日常的な疾患であり，DVTに比べ炎症所見が強く，局所の発赤，白血球，CRPの上昇が顕著である．またDVTでも発熱を伴うことがあるが，蜂窩織炎ではより高熱である．

　片側性リンパ浮腫とも鑑別する必要がある．リンパ浮腫では腫脹が強いにもかかわらず，痛みを伴うことはほとんどない．

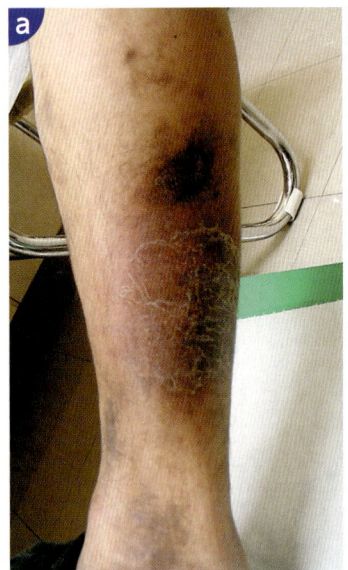

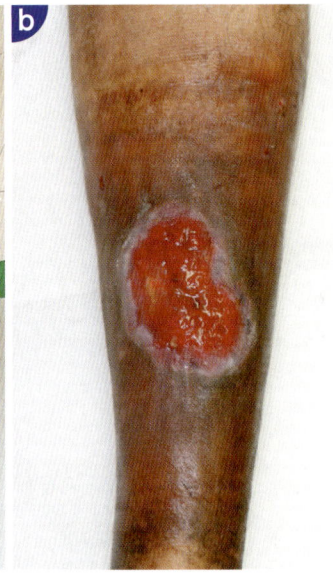

図2 静脈血栓後症候群
a 血栓性静脈炎．**b** 難治性潰瘍．

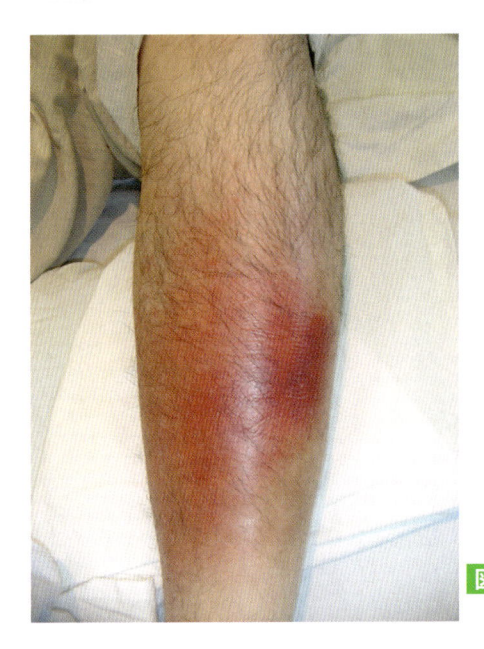

図3 鑑別疾患：点状紫斑を伴う蜂窩織炎

うっ滞性症候群（図4）では静脈灌流の障害による浮腫，静脈の怒張がみられる点がDVTと類似するが，慢性に経過し，うっ滞性脂肪織炎を伴わなければ痛みを伴わない．

3 検査データの見方
D-ダイマーは急性期の診断に有用

D-ダイマーは線溶の副産物であり，高濃度のときは血栓が最近存在して溶解したことを示唆する．感度は90％を超えるが特異度はわずか5％であるため，高濃度でもDVTとは診断できないが，**D-ダイマーが陰性であれば急性期DVTの可能性はほぼ除外できる**．ただし，慢性DVTは除外できない．

4 治療法
肺血栓塞栓症と静脈血栓後症候群の予防が目的

発症後1〜2週間以内の早期であれば十分に血栓を溶解できる可能性があるので，注射による血栓溶解抗凝固療法を施行する．血栓溶解ができた場合は予後良好であるが，少なくとも1年は経口抗凝固療法を施行する必要がある．

血栓が残存すると静脈血栓後症候群により生涯，不快な症状に悩まされることとなる．慢性期治療の基本は立位作業中の弾性ストッキングの装着と臥床中の患肢挙上で，長期間適正に行えば自覚症状の軽快するものも多い．

5 専門医からのアドバイス
蜂窩織炎との鑑別を確実に行う

典型的なDVTの患者が皮膚科を受診することはほとんどない．皮膚科で重要なのは**蜂窩織炎患者に紛れ込んでいるDVT患者を見落とさないこと**である．

また，うっ滞性潰瘍と診断されたなかには静脈血栓後症候群によるものが存在する（図2b）．うっ滞性潰瘍は皮膚症状から診断可能な疾患であるが，超音波検査を行う必要がある．

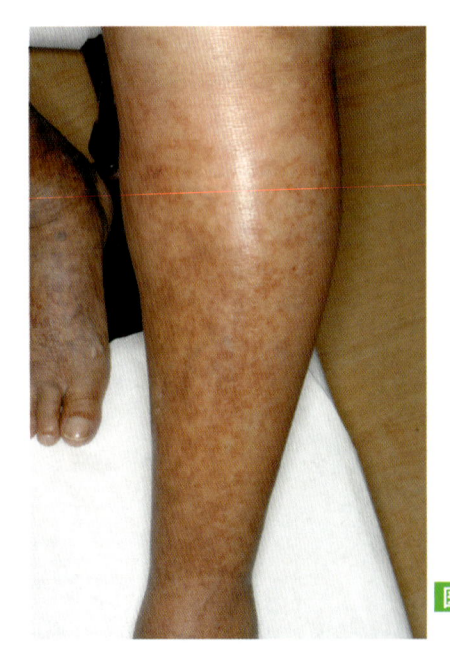

図4 鑑別疾患：表面に静脈怒張と湿疹を伴ううっ滞性症候群

§13 下腿の腫脹をみたら

5. 結節性紅斑
erythema nodosum

梅本尚可

1 疾患概要
下腿伸側に好発する皮下硬結を伴う有痛性紅斑

　結節性紅斑は独立した疾患ではなく，**皮下に硬結を伴う紅斑を呈する皮膚症状あるいは症候群**である．結節性紅斑の半数は原因不明であるが，基礎疾患の検索は重要である．判明した原因のなかで最も多いのは感染症で，溶血性連鎖球菌が多数を占める．その他Behçet病（図1），Crohn病や潰瘍性大腸炎（図2）などの炎症性腸疾患，サルコイドーシス，膠原病に伴うもの，薬剤性の結節性紅斑が報告されている．

2 診断のポイント
同じ症状を呈する他疾患を見逃さない

　典型的な急性型の結節性紅斑の診断は臨床症状，経過からそれほど難しくない．下腿に好発する熱感・疼痛を伴う境界不明瞭な紅斑で，皮下硬結を触知する（図3）．しばらく経過すると襟飾り状の鱗屑を生じる（図4）．しばしば溶連菌による上気道炎後に急激に発症し，発熱，関節痛などの全身症状を伴う．これらの症状は4～6週間で消失し一過性である．

　慢性型は急性型に比べ炎症反応に乏しく，暗赤色で圧痛，熱感も軽度，硬結の境界は明瞭になる（図5）．個疹の経過は長く，さらに皮疹の出没をくり返し，経過は数ヵ月に及ぶ．

　皮下結節の境界が不明瞭な場合，蜂窩織炎と誤診されることがある（図3）．うっ滞性脂肪織炎で硬結が限局しているものと鑑別が難しいことがある（図6）．

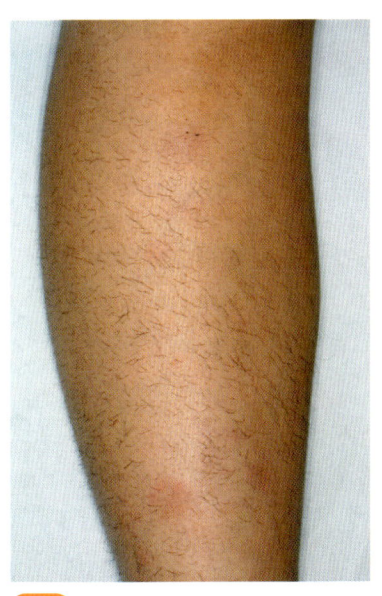

図1 Behçet病に伴う結節性紅斑
結節は小型で治りが早い．

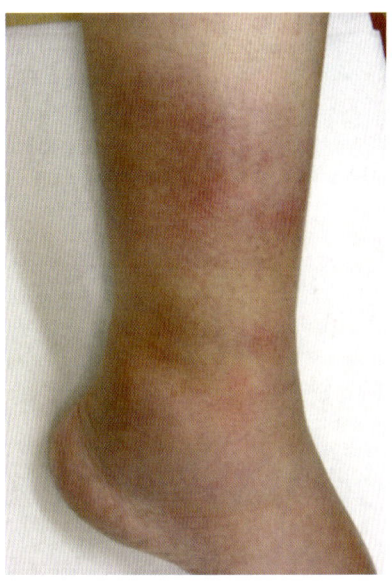

図2 潰瘍性大腸炎に伴う結節性紅斑

脂肪織の細胞浸潤を主体とする疾患と臨床的に鑑別することは難しく，組織学的検査が必要であるが，臨床像にも多少の特徴がある．バザン硬結性紅斑は炎症所見に乏しく，潰瘍化することもある．サルコイドーシスの特異疹（図7）も炎症所見に乏しい．Sweet病（図8）は，表皮の変化が強く浮腫性で水疱を伴うこともある．血栓性静脈炎（図9）では索状に硬結を触れる．皮下結節性脂肪壊死症（図10）は，痛みより痒みを伴うことがある．cytophagic histiocytic panniculitis（組織球貪食性脂

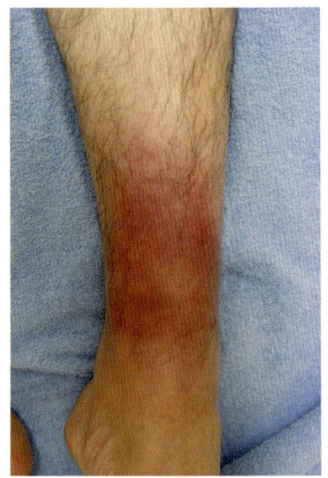

図3 急性結節性紅斑
蜂窩織炎と誤診されていた．

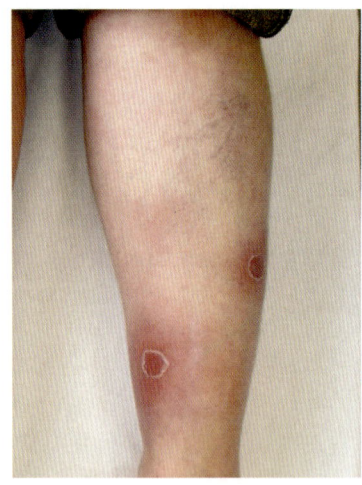

図4 急性結節性紅斑
少し時間が経ち，襟飾り状鱗屑を付着する．

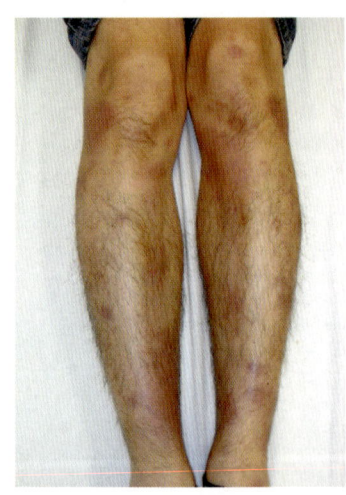

図5 慢性結節性紅斑
紅斑色調は暗紫紅色で境界が明瞭になっている．

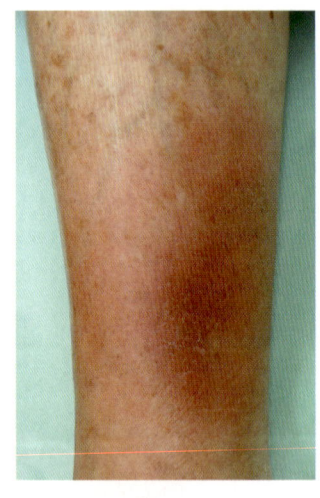

図6 鑑別疾患：うっ滞性脂肪織炎
硬結が限局して結節性紅斑様を示す．病理組織検査で診断．

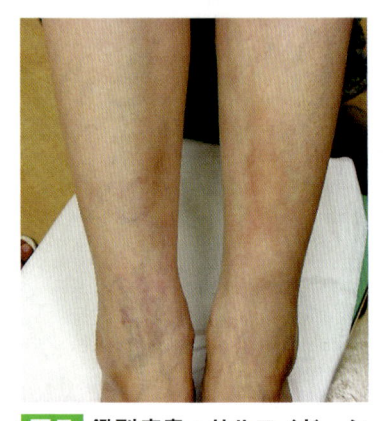

図7 鑑別疾患：サルコイドーシスの特異疹
炎症所見に乏しい．

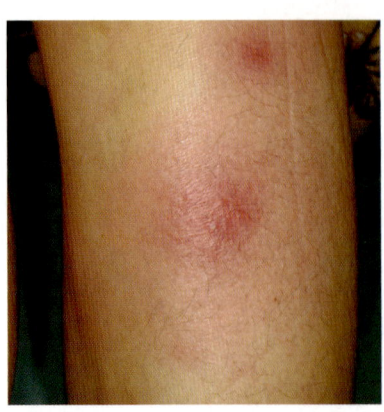

図8 鑑別疾患：Sweet病の結節性紅斑に類似した皮疹

肪織炎），Weber-Christian 病，subcutaneous panniculitis like T cell lymphoma（SPTCL，皮下脂肪織炎様 T 細胞リンパ腫）（図11）は高熱など全身症状を伴い，結節は下腿以外に発症することも多い．SPTCL では全身症状を伴わない例もある．

3 病理組織所見
septal panniculitis（隔壁性脂肪織炎）

皮下脂肪織の線維性隔壁にリンパ球，好中球を主体とした炎症を認める．古くなった病変では組織球，巨細胞の出現，さらに毛細血管の増生，線維化がみられる．血管炎の所見はない．

4 治療法
下肢の安静・挙上が基本

下肢の安静・挙上が基本である．原因として細菌感染が疑われる症例では抗菌薬を投与する．関節痛が強いときは NSAIDs が有効である．**ヨードカリウム，コルヒチンが著効を示す症例も多い**．それらで改善せず感染症が否定された症例ではステロイド内服を検討する．

5 専門医からのアドバイス
急性型の典型例以外は皮膚科専門医へ

臨床的に診断が容易な急性型結節性紅斑以外は類似の症状を呈する他疾患を見逃さないために**皮疹の組織学的検査が重要**であり，皮膚科専門医へ紹介することをお勧めする．

6 検査データのポイント
血液検査も鑑別の一助に

急性型では白血球，CRP が病勢を反映するが，蜂窩織炎ほどは上昇しない．

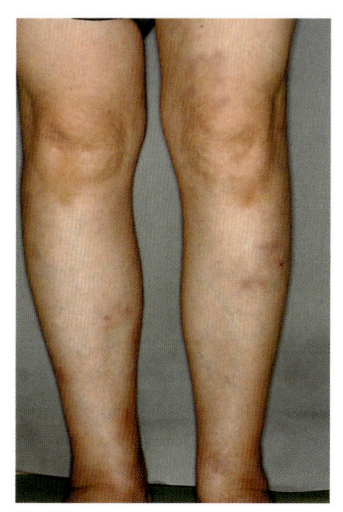

図9 鑑別疾患：血栓性静脈炎
索状の硬結を触れる．

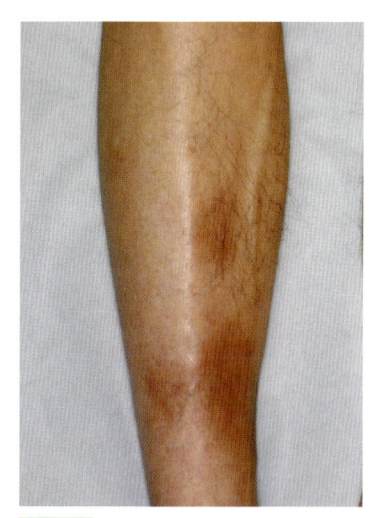

図10 鑑別疾患：皮下結節性脂肪壊死症
膵癌合併例にみられた．

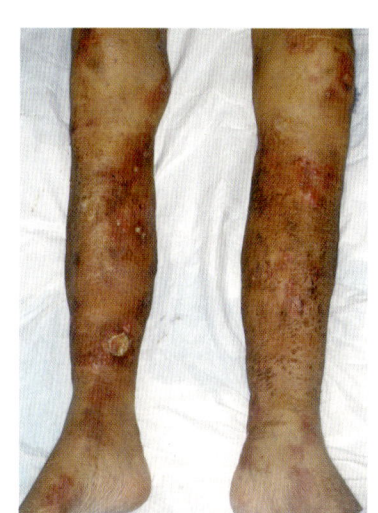

図11 鑑別疾患：subcutaneous panniculitislike T cell lymphoma
全身にくり返す皮下硬結．

§14 中毒疹をみたら

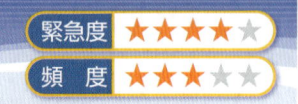

緊急度 ★★★★☆
頻度 ★★★☆☆

1. 溶連菌感染症（猩紅熱）と川崎病
（小児急性熱性皮膚粘膜リンパ節症候群）

streptococcal infection (scarlet fever) and Kawasaki's disease
(muco-cutaneous lymph-node syndrome, MCLS)

出光俊郎

> ❗ 発熱と紅斑を主徴とする代表的疾患である

1 疾患概要
小児の発熱と紅斑では必ず鑑別に入る重要疾患である

　溶連菌感染症は乳幼児，小児に好発する溶連菌 *Streptococcus pyogenes* の飛沫感染による感染症で，発熱，咽頭炎，発疹がみられる．潜伏期間は1〜5日である．溶連菌の産生する毒素によって紅色の発疹が出現する．冬に多い．

　一方，川崎病は男女比は1.3〜1.5：1でやや男児に多い．4歳以下の乳幼児に発症する急性熱性発疹性疾患で，リンパ節腫脹とともに体幹，四肢に紅斑を呈する．1歳に発症のピークがある．冠動脈瘤を合併することが重要である．

2 診断のポイント
溶連菌感染症では発熱，間擦部位中心の紅色丘疹や紅斑，イチゴ舌が重要である

　溶連菌感染症は39℃から40℃の高熱，咽頭炎とともに粟粒大の紅色丘疹や紅斑が体幹，特に腋窩や鼠径部を中心に全身に多発，密集する（図1〜3）．咽頭は発赤し，白苔を付着する．舌は前方の茸状乳頭が赤く腫大し，特徴的なイチゴ舌（strawberry tongue）を呈する（図4, 5）．イチゴ舌も初期には白苔に覆われ，white strawberry tongueとなるが，発疹が明らかになるとred strawberry tongueとなる．体幹全体が赤くみえても，間擦部を中心とした粟粒大の小丘疹の密集は溶連菌感染症の可能性が高い．

　川崎病の主要症状は表1に示す6つであり，発熱とリンパ節腫脹の他，皮膚・粘膜症状が4つを占める（図6〜11）．6つの主要症状のうち5つ以上を満たすものを川崎病と診断するが，5つに満たない非典型例も多い．発熱は抗菌薬や解熱薬に反応しないが後述する大量免疫グロブリン療法には反応する．頸部リンパ節腫脹も化膿性リンパ節炎と誤診される可能性もあるが，抗菌薬に反応しないの

表1 川崎病診断の手引きにおける主要症状

1）5日以上続く原因不明の発熱（ただし治療により5日未満で解熱した場合も含む）
2）両側眼球結膜の充血
3）口唇が赤くなる，イチゴ舌，口腔咽頭粘膜のびまん性発赤
4）皮膚の不定型発疹
5）四肢の末端が赤くなり硬く腫れる（手足の硬性浮腫），指先からの落屑（膜様落屑）
6）有痛性の非化膿性頸部リンパ節腫脹

が特徴である．主要症状が4つ以下でも冠動脈病変を認めれば本症と診断しうる．

　川崎病でみられる手足の浮腫と紅斑は溶連菌感染症ではみられない．川崎病ではBCG接種部位の紅斑と腫脹がみられる．

3 検査のポイント

溶連菌感染症では溶連菌抗原迅速検出キットが有用である．川崎病では冠動脈瘤について心エコー検査を行う

　咽頭ぬぐい液を用いた迅速キットで陽性を確認する．溶連菌抗原迅速検出キットは迅速性，感度，特異度から診断に有用である．咽頭培養でA群溶連菌を分離する．血液ではASO，ASKの上昇がみられる．

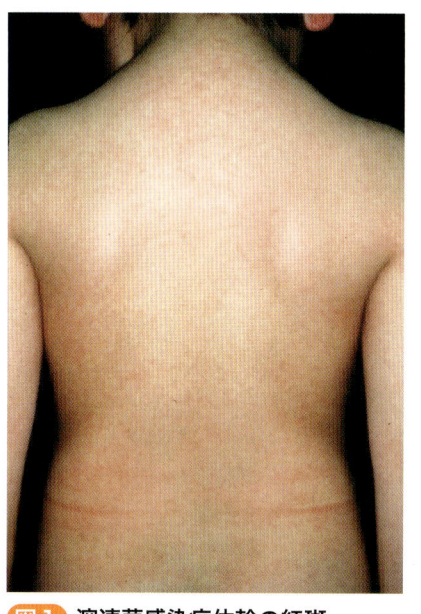

図1 溶連菌感染症体幹の紅斑
体幹に紅斑がみられるが，個々の皮疹は細かい．

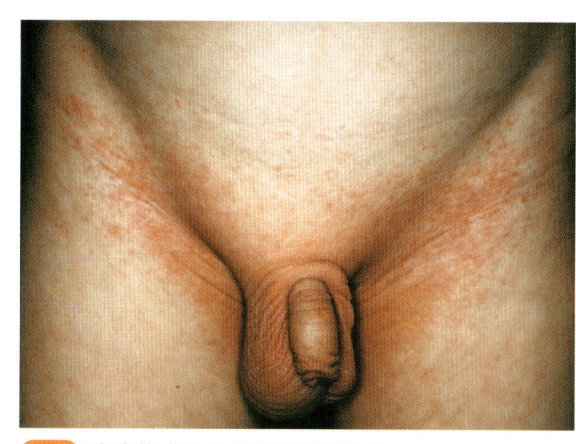

図2 溶連菌感染症の特徴的臨床像
下腹部から鼠径部を中心に紅色丘疹が集簇している．

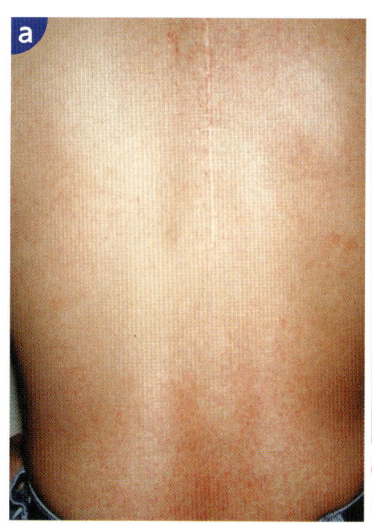

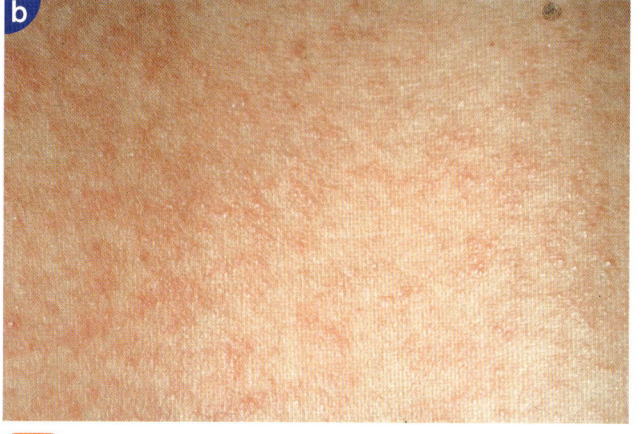

図3 成人溶連菌感染症（a）とその接写像（b）
a 成人の溶連菌感染症でも小児と同様の細かい紅斑，丘疹がみられる．　b 細かい小水疱もみられる．

4 治療法

溶連菌感染症ではペニシリン治療，川崎病では免疫グロブリンの大量静注療法が第一選択である

溶連菌感染症ではペニシリンの全身投与を10日間から2週間行う．糸球体腎炎やリウマチ熱などの合併症を起こすので，抗菌薬は十分量を投与する．イチゴ舌は特に治療は必要なく，自然に治癒する．

川崎病では急性期の炎症を早期に終息させ，冠動脈瘤の発生を阻止することが治療の目的であり，発症早期に免疫グロブリンの大量静注療法を開始することが重要である．

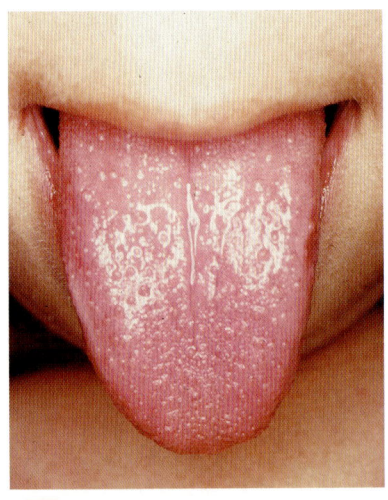

図4 溶連菌感染症イチゴ舌
茸状乳頭が赤く腫大し，特徴的なイチゴ状を呈している．

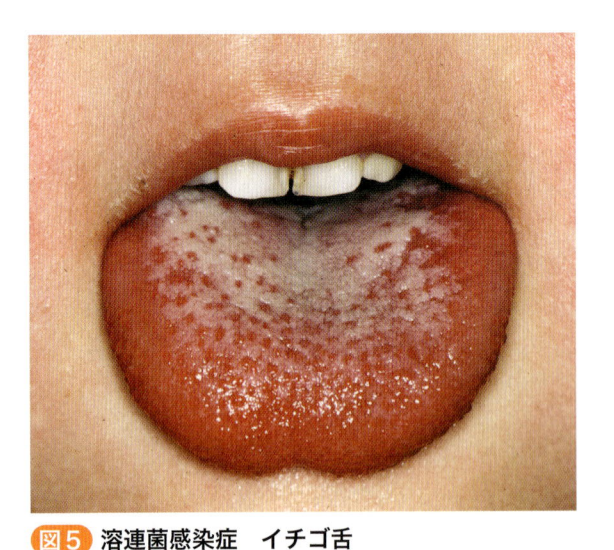

図5 溶連菌感染症　イチゴ舌
一部白苔があり，white and red strawberry tongue となっている．

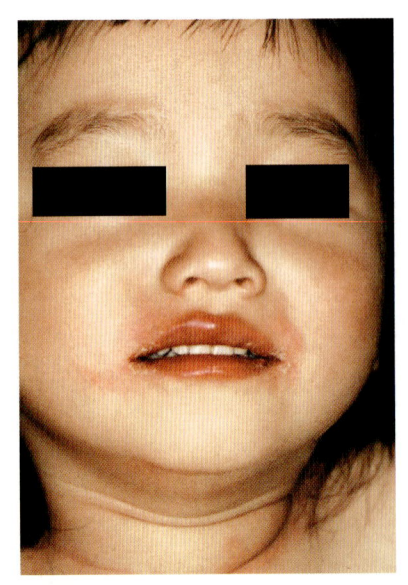

図6 川崎病　顔面
結膜充血，口唇の発赤など特徴的な顔貌を呈している．

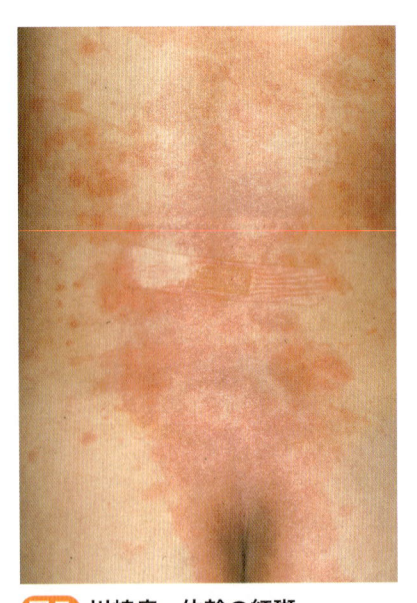

図7 川崎病　体幹の紅斑
浮腫性紅斑がみられる．絆創膏痕は腰椎穿刺後に貼ったものである．

5 専門医からのアドバイス
小児の抗菌薬無効の発熱と発疹は川崎病を疑う

溶連菌感染症ではすでに抗菌薬が投与されていると咽頭培養は陰性となる．発熱がなく，発疹とイチゴ舌のみで咽頭から溶連菌が検出されることもある．川崎病の紅斑にはかなりのバリエーションがあるので，原因不明の発熱と紅斑性皮疹を有する小児では川崎病を鑑別に入れる必要がある．

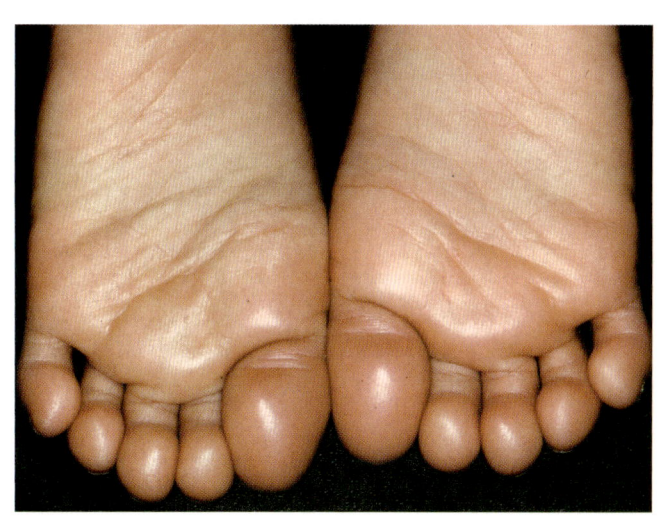

図8 川崎病 足
足の紅斑と腫脹がみられる．溶連菌感染症ではみられない所見である．

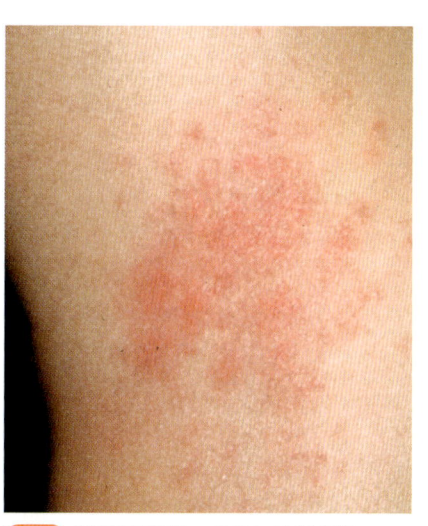

図9 川崎病患児のBCG接種部位
川崎病ではBCG接種部位の再度の発赤や水疱形成がみられる．

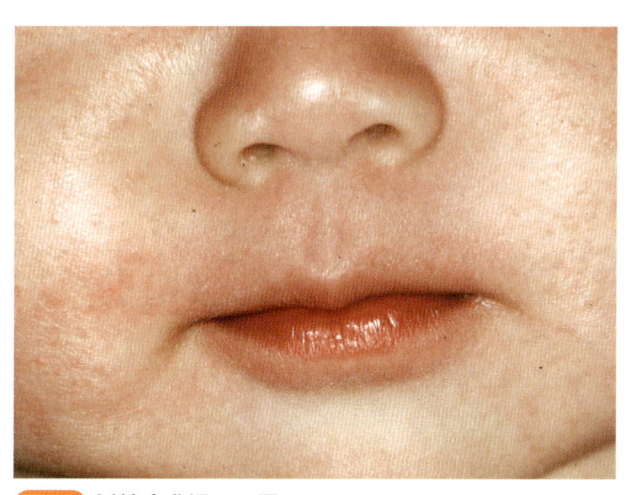

図10 川崎病乳児の口唇
2カ月女児の口唇の発赤を示す．

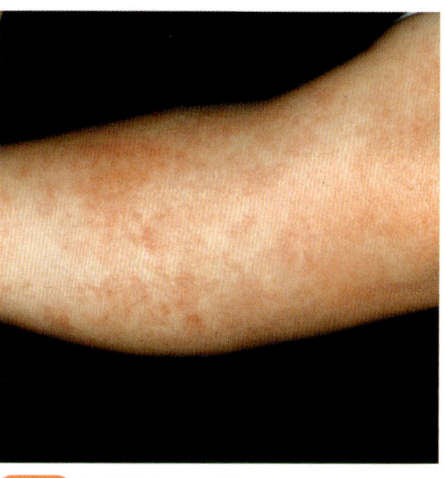

図11 川崎病乳児の前腕の不定形紅斑
上腕，前腕に丘疹，紅斑がみられる．

§14 中毒疹をみたら

緊急度 ★★★★★
頻度 ★★☆☆☆

2. ツツガムシ病
tsutsugamushi disease

出光俊郎

> ❗ 本症は本症を疑わないと診断に至らない

1 疾患概要
発熱と発疹，刺し口が特徴のリケッチア感染症である

　　発熱と体幹部の紅斑を主症状とするリケッチア感染症（*Orientia tsutsugamushi*）である．潜伏期は10〜14日である．**ペニシリンやセフェム系抗菌薬に反応しないために，これらの薬剤による薬疹と誤診する可能性がある**．アカツツガムシによる古典型ツツガムシ病は，秋田県，山形県，新潟県などの河川流域に多発する風土病であった．現在，古典型はほとんどみられず，多くは新型ツツガムシ病といわれるフトゲツツガムシ，タテツツガムシによるものである．これらのダニに屋外で吸着されることによって，感染する．新型の発生地域は北海道と沖縄をのぞく全都道府県にわたっている．人から人への感染はない．感染症法の4類感染症であり，保健所への届け出が必要である．

2 診断のポイント
高熱とばら疹，刺し口が重要である

　　悪寒，発熱，関節痛を伴う体幹，四肢の紅斑が出現し，リンパ節腫大を伴う．咽頭発赤，結膜充血，肝脾腫もみられる．発疹は淡い紅斑（ばら疹）が体幹にみられる（図1〜3）．色調が淡いので，ばら疹はそのつもりでみないとわからないこともある．重要なことはツツガムシの刺し口である．刺し口

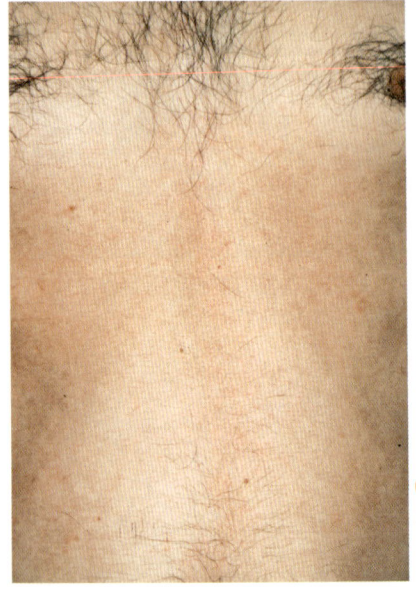

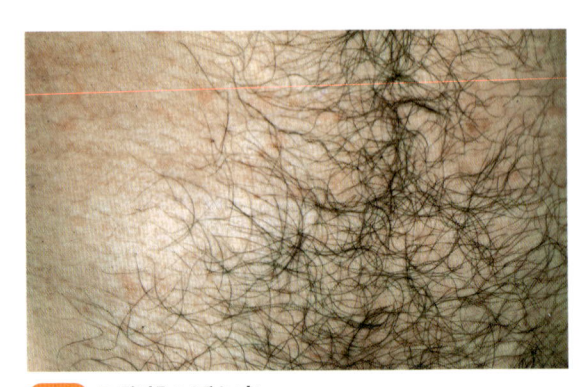

図2 下腹部のばら疹
淡紅色の紅斑がみられる．

図1 ツツガムシ病　体幹のばら疹
33歳男性例．爪甲大の紅斑が多発している．よくみないとわからない．発熱と腋窩リンパ節腫張で来院した．

の好発部位は陰部，大腿内側，腋窩など本人の気づかない部位に多い．刺し口は母指頭大前後の浸潤性紅斑で，中央に焼痂皮（eschar）と呼ばれる黒色の痂皮を有する（図4，5）．

3 検査のポイント
抗体価の測定と肝機能，DICに注意する

早期には白血球減少をきたし，肝トランスアミナーゼの上昇がみられる．播種性血管内凝固症候群（DIC）を起こして死亡する例もあるので早期の診断と治療が必要である．

Orientia tsutsugamushi には血清型があり，代表的な *Kato* 型，*Karp* 型，*Gilliam* 型（保険適応）の他に *Kuroki* 型，*kawasaki* 型が知られている．感染リケッチアの血清型と一致する抗原株に対する抗体価が最も高値を示す．

4 治療法
ミノサイクリンが有効である

テトラサイクリン，ミノサイクリンを使用する．クロラムフェニコールも有効とされる．

5 類似症患
日本紅斑熱も小型の刺し口を呈し，類似の症状を呈する

日本紅斑熱もリケッチア感染症であり，原因は *Rickettsia japonica* でマダニが媒介する．本州中部以西にみられる．痂皮を有する刺し口がみられ，体幹四肢に紅斑を伴うなど類似の症状を呈するが，日本紅斑熱の方が重症化しやすい．治療はツツガムシ病と同様である．

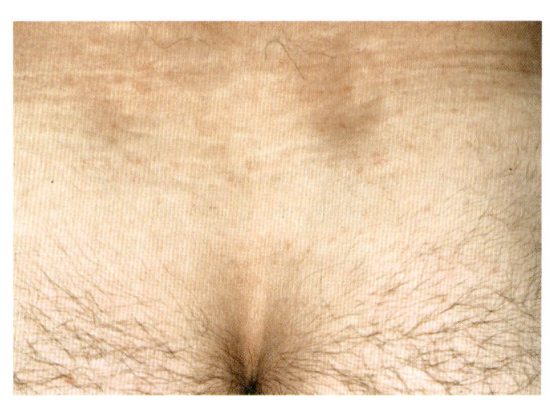

図3 腰背部のばら疹
小紅斑が多発している．

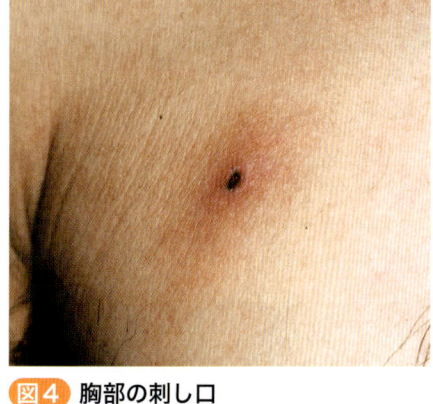

図4 胸部の刺し口
中央に痂皮を有する浸潤性紅斑である．宮城県北部の迫川で河川敷で作業中にツツガムシに刺咬されたものと推定された．

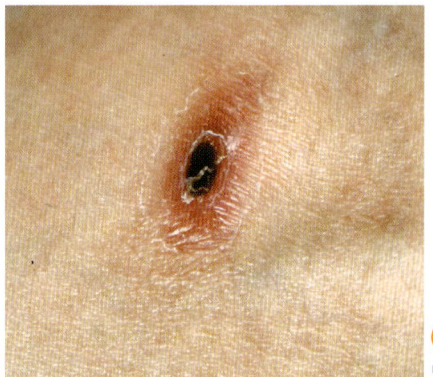

図5 62歳女性例の刺し口
中央に痂皮を付着している．

§14 中毒疹をみたら

緊急度 ★★★☆☆
頻度 ★★☆☆☆

3. 風疹と麻疹
rubella and measles

出光俊郎

> ❶発熱を伴う中毒疹ではウイルス感染症をまず考えてみる

1 疾患概要
ウイルス感染による中毒疹で飛沫感染する

　風疹ウイルスの潜伏期は2，3週間，および麻疹ウイルスは10日前後の潜伏期を経て，両疾患ともに発熱を生じ，ウイルスによる全身感染症の結果，皮膚の発疹および粘膜疹が起こる．麻疹はカタル期，発疹期，回復期とわけられてカタル期に伝染力が強い．

2 診断のポイント
粘膜疹（Koplik斑とForschheimer斑）をチェックする

　風疹では体幹を中心に細かい融合傾向の少ない紅斑が多発し，球結膜の充血，耳後部のリンパ節腫大をみる（図1～7）．口蓋に細かい紅斑，点状出血を多発，集簇する（Forschheimer斑）（図4，5）．一方，麻疹ではカタル症状とともに，最初の発熱の後にKoplik斑（図8）を生じる．Koplik斑は口腔臼歯部粘膜に，直径1mm大程度の紅暈を伴う白斑，白色丘疹として認められる．カタル症状に引き続き，二峰性発熱が起こり，顔面，体幹，四肢の皮膚に融合傾向のある紅斑を生じる（発疹期）（図9～13）．解熱するとともに，皮膚に落屑がみられ，色素沈着を生じる（回復期）．これらの皮疹と眼球結膜の充血，Koplik斑，全身症状などを総合的に判断して，臨床診断をつける．風疹の方が麻疹よりも全身症状が軽い．風疹，麻疹ともに粘膜疹はいずれも自覚症状はない．Koplik斑と異なり，**風疹でみられるForschheimer斑は非特異的であり，診断に直結するものではない．**

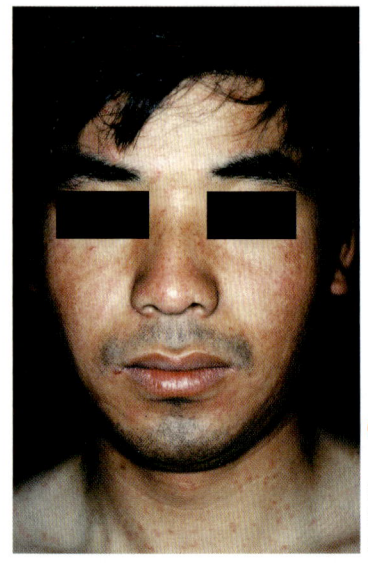

図1 風疹　顔面，頸部の皮疹
細かい紅斑がみられる．同時に発熱，頸部，耳後部のリンパ節の腫大も認められる．

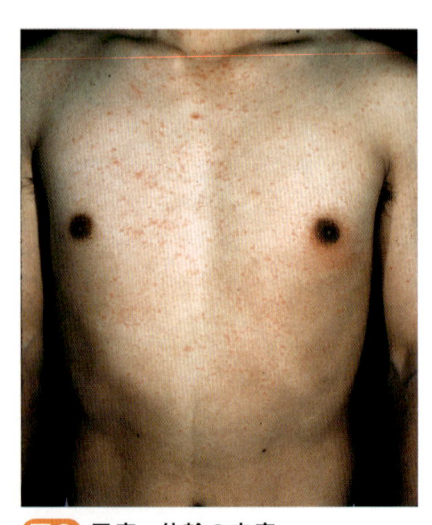

図2 風疹　体幹の皮疹
融合傾向の少ない淡紅色斑．

3 検査のポイント
白血球減少とウイルス抗体価の上昇

　風疹，麻疹ともに白血球数，血小板数の減少がみられる．咽頭ぬぐい液からのウイルス分離ができれば，診断は確実である．抗体価では，ペア血清の上昇のほか，血清抗体価で特異的ウイルス抗体価 IgM，IgG（EIA）を測定し，IgM分画の上昇を示す．

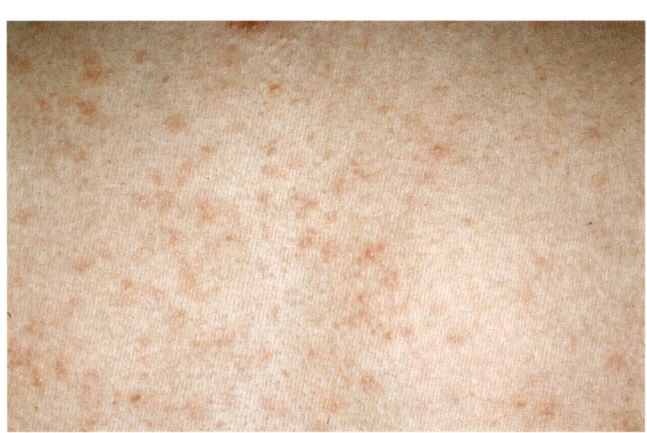

図3 風疹の紅斑の前胸部接写像
淡紅色の細かい紅斑が主体である．

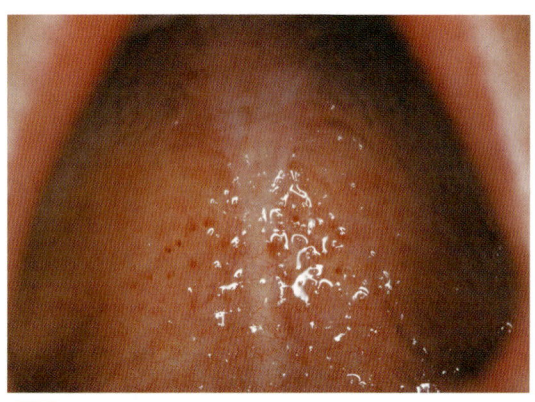

図4 成人風疹のForschheimer斑
口蓋の点状出血がみられる．

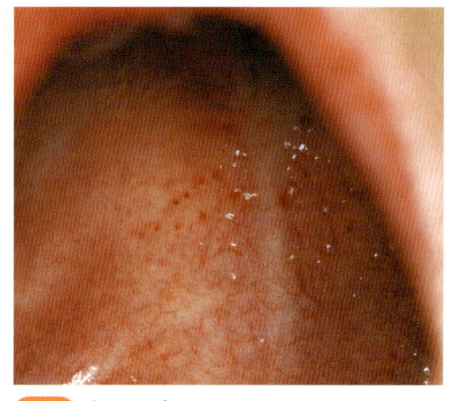

図5 小児風疹のForschheimer斑
成人と同様に口蓋に点状出血がみられる．

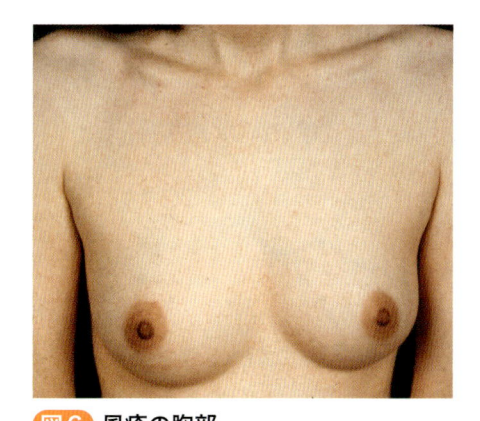

図6 風疹の胸部
細かい紅斑がみられている．

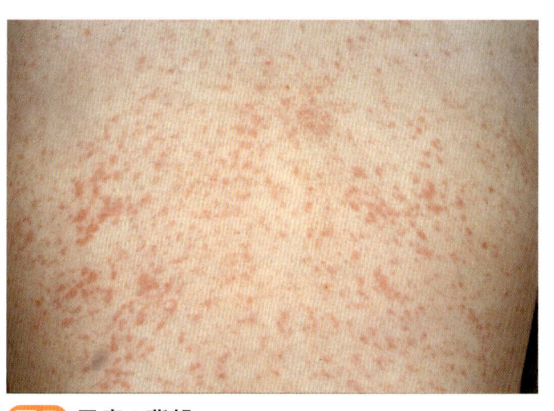

図7 風疹の背部
融合傾向の少ない紅斑，紅斑性丘疹が播種状にみられる．

4 治療法
対症療法が主体である

いずれの疾患も全身的な対症療法を行う．解熱薬としてはアセトアミノフェン，痒みがある場合には抗ヒスタミン薬を使用する．麻疹ではカタル症状が強いために鎮咳薬や脱水改善の補液を行う．軽度の褐色～黒褐色色素沈着を残して麻疹の紅斑は改善する．

5 重要なポイント
薬疹や伝染性単核症との鑑別が重要である

Koplik斑は特異性が高いが，類似の粘膜疾患，特に抗菌薬投与中の口腔カンジダ症（§11-3参照）との鑑別も必要である．麻疹，伝染性単核症（§15-4参照），薬剤性過敏症症候群（§15-2参照）を皮疹から鑑別するのは難しい．

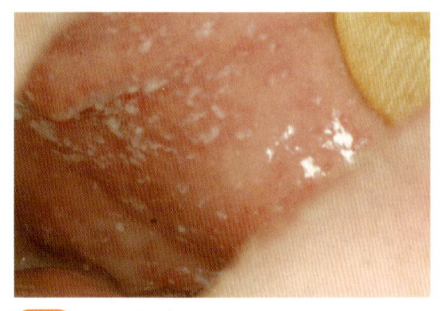

図8 Koplik斑
頬粘膜の白色丘疹が認められる．

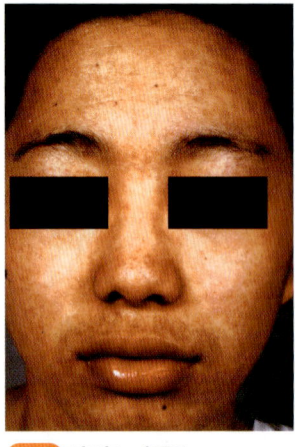

図9 麻疹 顔面
すでに紅斑に色素沈着がみられる．

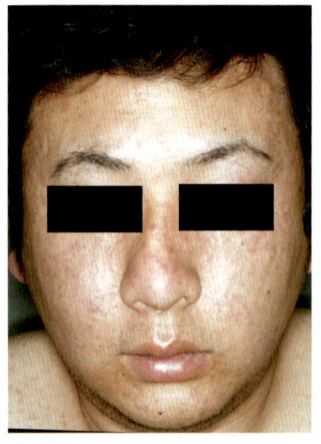

図10 麻疹 顔面
両頬部に融合傾向のある紅斑が多発している．

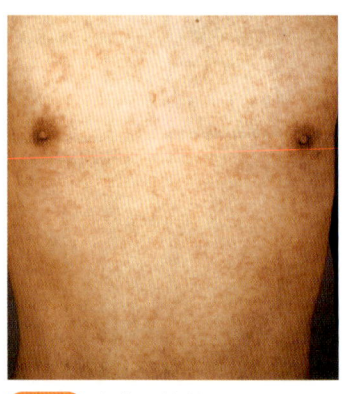

図11 麻疹 体幹
紅斑が多発している．

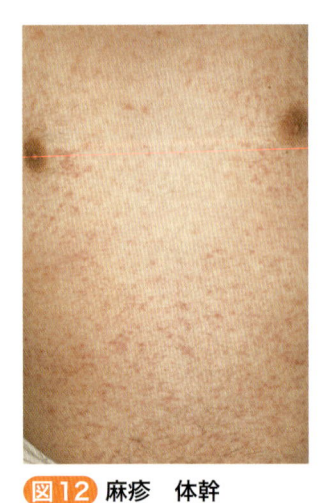

図12 麻疹 体幹
体幹部にやや小型の紅斑が多発している．

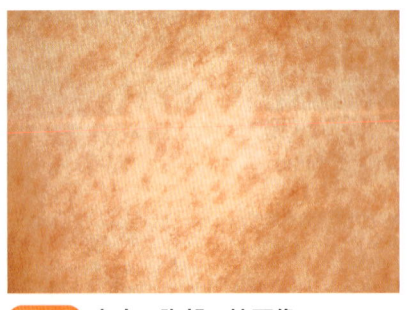

図13 麻疹 胸部の接写像
紅斑の大きさは風疹よりも大きい．

文献
1）「全身疾患関連の口腔粘膜病変アトラス」神部芳則，出光俊郎 著，草間幹夫 監，医療文化社，2011

4. 伝染性紅斑
eryhthema infectiosum

出光俊郎

> ❶成人では小児と異なる臨床像を呈することの多いウイルス感染症である

1 疾患概要
ヒトパルボウイルスB19による感染症で「りんご病」ともいわれる

ヒトパルボウイルスB19による感染症である．飛沫感染あるいは接触感染する．幼稚園児，小学生に好発する．発疹出現前にウイルスが排泄されるために，発疹の時期に本症の患者を隔離する意義はない．発疹の他，ウイルスが赤芽球系細胞を選択的に傷害するので溶血性貧血の患者ではaplastic crisisを起こす．

2 診断のポイント
頬部の平手打ち様紅斑と四肢のレース状紅斑である

顔面では平手打ち様と表現される紅斑がみられる（図1～3）．しばしば，エリテマトーデスの蝶型紅斑と類似する．四肢の皮疹ははじめは紅斑であるが，日を追うにつれ融合した紅斑の中央が退色し，ふちどりがレース状を呈する（図4～6）．おおむね1週間で紅斑は消失する．顔面などの紅斑は治癒後も日光照射などで再燃することがある．**成人例では顔面の皮疹がみられなかったり，四肢に紫斑や浮腫がみられたり，小児例とは異なることも少なくない**（図7～11）．成人では関節痛の顕著な症例も多い（図9，10）．

血中抗ヒトパルボウイルスB19のIgM抗体上昇で診断を確定する．

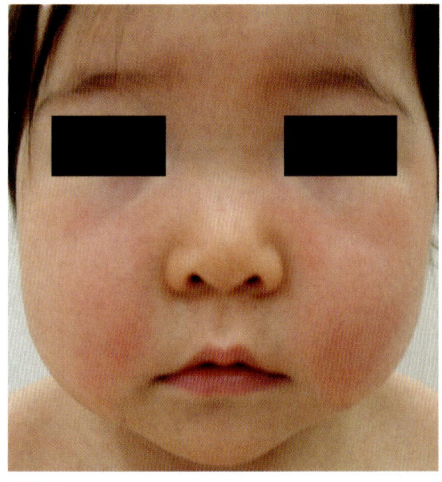

図1 乳児例の顔面紅斑
両頬部の紅斑．

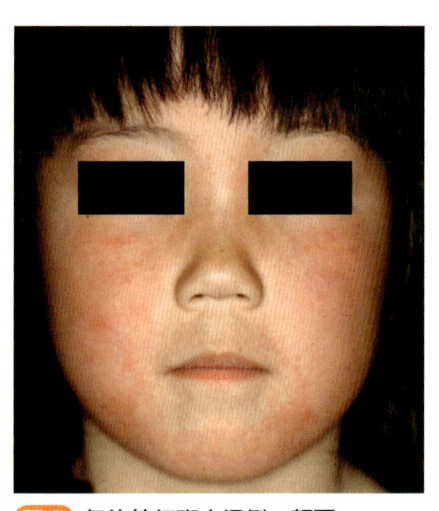

図2 伝染性紅斑小児例 顔面
平手打ち様紅斑がみられる．

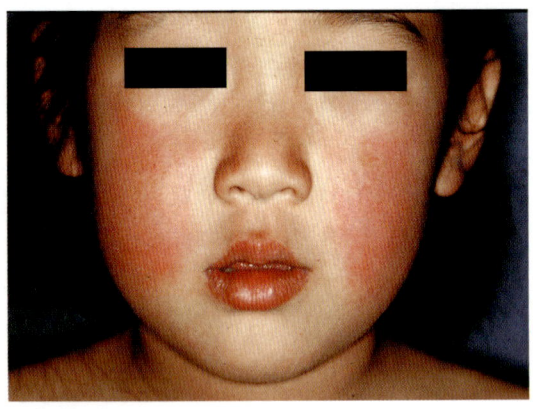

図3 伝染性紅斑小児例　顔面
顔面の平手打ち様紅斑．小児のエリテマトーデスや皮膚筋炎に似る紅斑である．

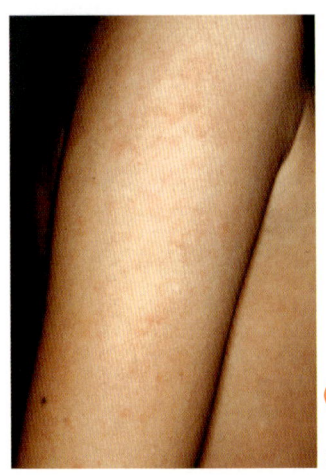

図4 図3患者の上腕の紅斑
レース状にみえる．

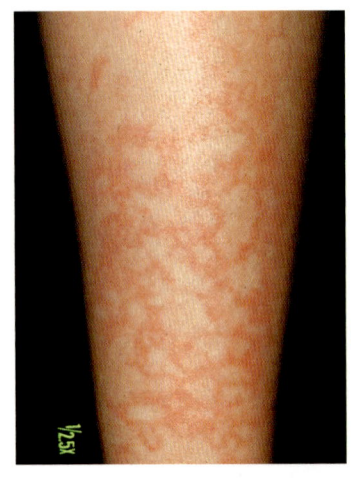

図5 伝染性紅斑小児例　下腿
レース状の紅斑を呈している．

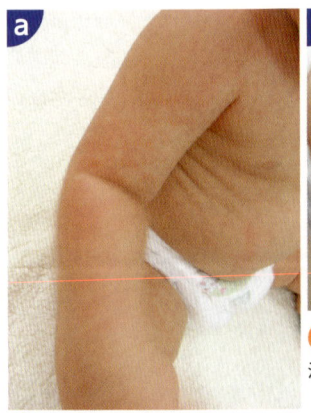

図6 乳児例の上腕（a）と大腿部（b）
淡い淡紅色のレース状紅斑が認められる．

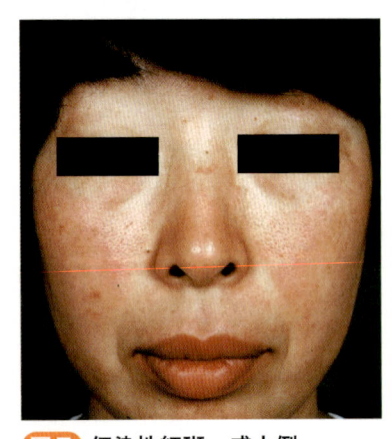

図7 伝染性紅斑　成人例
眼瞼の浮腫と頬部の紅斑がみられ，エリテマトーデスや皮膚筋炎などの膠原病を考えさせる皮疹である．

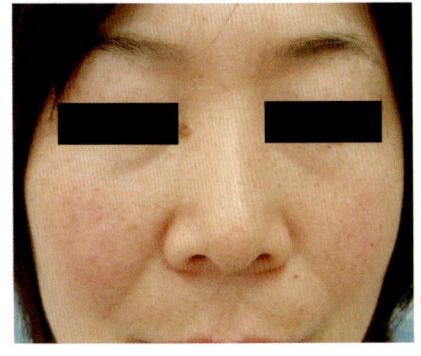

図8 成人例の顔面
淡い紅斑が頬部にみられる．

3 治療法のポイント
対症療法が主体である

通常は対症療法のみである．痒みの強い患者には抗ヒスタミン薬の内服と外用を行い，関節痛の強い成人例ではNSAIDsを使用する．

4 重要なポイント
成人例では紫斑と関節痛がみられる

成人では紫斑と関節痛（図9，10）がポイントである．関節痛のために関節リウマチや成人Still病との鑑別が問題となる症例もある．妊婦の感染では胎児水腫，流産，早産の危険性があるので産科医にコンサルトする．

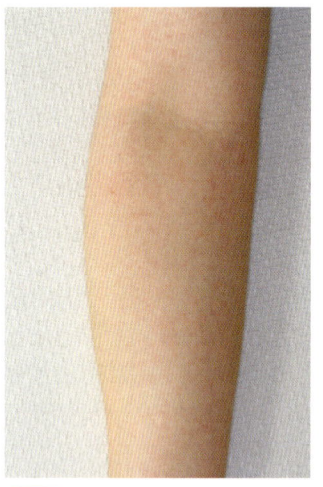

図9 成人例　前腕
38歳女．7歳の子供から感染した伝染性紅斑で関節痛著明であった．血中IgM抗体で診断が確定した．レース状を呈していない．

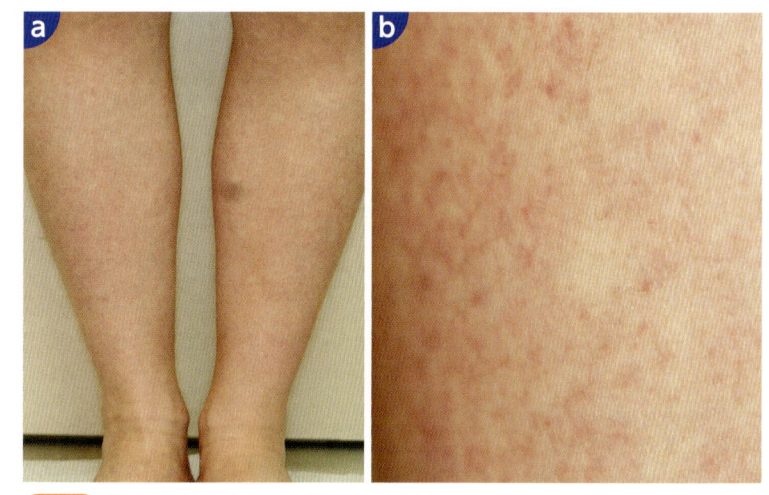

図10 紫斑（点状出血）が主体の成人例
a 関節痛と下肢の紫斑が主体で顔面の皮疹を欠いている．成人例では小児例とは異なる臨床像を呈することも少なくない．　b は接写像である．

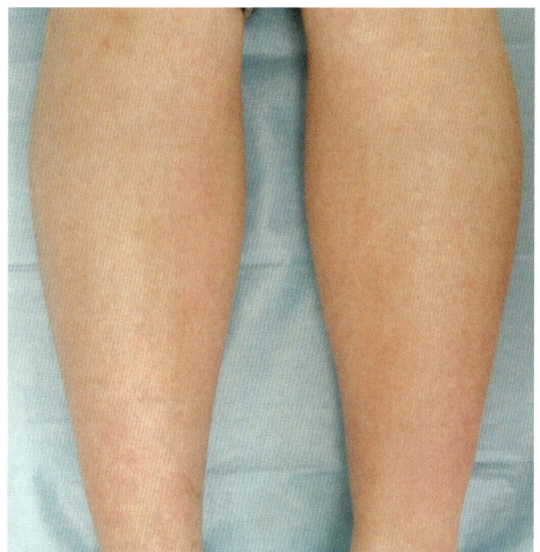

図11 成人例の下腿
レース状は呈していないが，この後，紅斑の中央から退色し，辺縁がレース状を呈してくる．

§14 中毒疹をみたら

緊急度 ★☆☆☆☆
頻度 ★★★☆☆

5. Gibertばら色粃糠疹
pityriasis rosea Gibert

出光俊郎

> ❶若年者に多く，薬疹と間違いやすい発疹である

1 疾患概要
やがて自然治癒する中毒疹である

炎症性角化症に分類されるが，生涯に2度罹患しないことからウイルス感染症とも考えられている．体幹を中心に特異な分布を呈する細かい紅斑が特徴で，紅斑内に鱗屑縁がみられる．1～3カ月で治癒する．

2 診断のポイント
割線方向に長軸が一致する紅斑，鱗屑縁，原発疹が重要である

10歳代から30歳代までの若年者に多い．爪甲までの細かい紅斑が多発し，紅斑内にリング状の鱗屑がみられる．紅斑ははじめ半米粒大の丘疹性紅斑で初発し，次第に増大し，鱗屑縁を伴うようになる（図1～11）．新旧さまざまな段階の皮疹がみられることが多い．**背部や側胸部，側腹部では皮膚の割線方向に紅斑の長軸を合わせたように配列する特徴がある**．このために背部ではクリスマスツリー様と表現されるが，明らかにそのようにみられる症例は稀である．

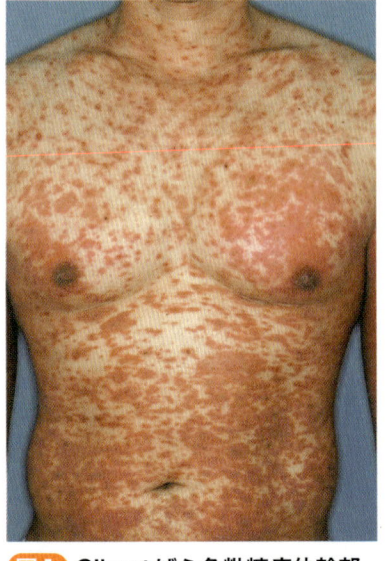

図1 Gibertばら色粃糠疹体幹部
紅斑が多発しており，鎖骨部や上腹部では紅斑の長軸が割線方向に一致して細長くなっているのがわかる．この例ではばら色の色調ではない．

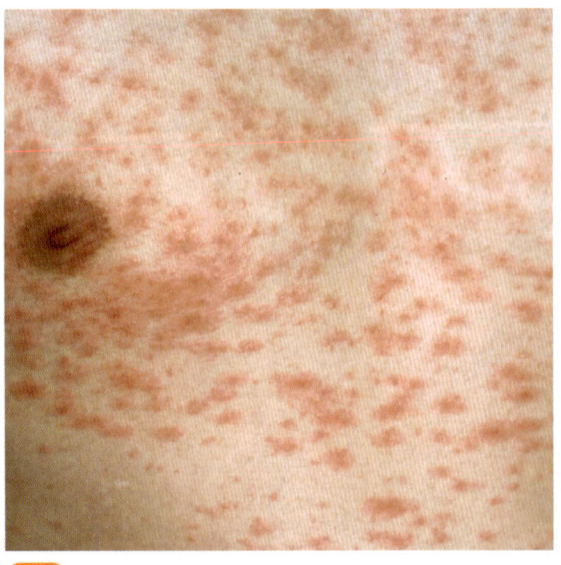

図2 Gibertばら色粃糠疹前胸部
大小の淡紅色斑がみられる．はじめ，丘疹性紅斑であるが，拡大して鱗屑を生じるようになる．上腹部の紅斑ではやや細長い形状を呈している．

体幹に皮疹は目立つが，四肢にはわずかに散在するのみであることが多い．粘膜疹を生じることはきわめて稀である．発熱や関節痛はない．瘙痒は不定である．発疹が多発する数日から2週間ほど前に原発疹あるいは初発疹といわれる紅斑（Herald patch）がまず1個，体幹に出現する（図3，4）．

3 治療法
難治例では紫外線治療も行う

ステロイド外用薬と，瘙痒の程度に応じて抗ヒスタミン薬の併用を行うことが多い．痒みが著しい症例や発疹が激しく出ている難治例ではナローバンドUVB照射療法も有効である．

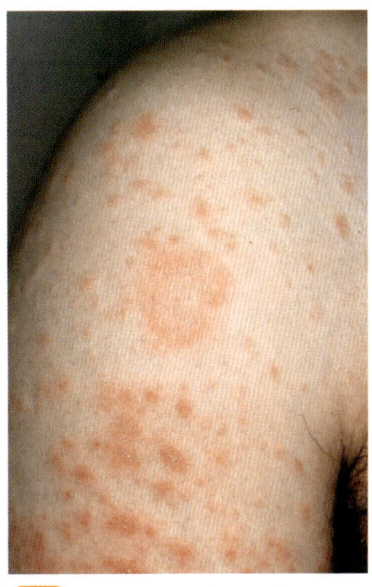

図3 Gibertばら色粃糠疹の原発疹（Herald patch）
右肩にみられた原発疹である．周囲の細かい紅斑にも中央部に鱗屑がみられはじめている．

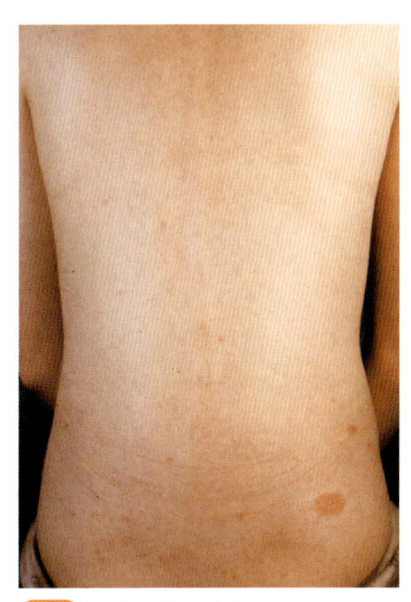

図4 発疹の数の少ないGibertばら色粃糠疹
大きめの原発疹が腰部右側にみられる．

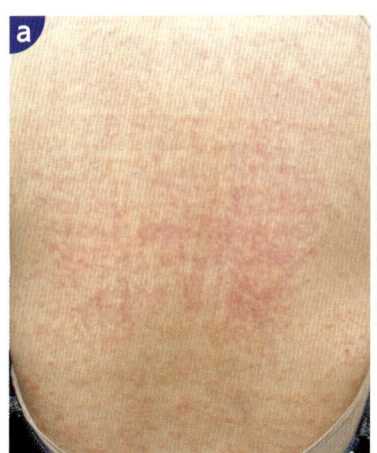

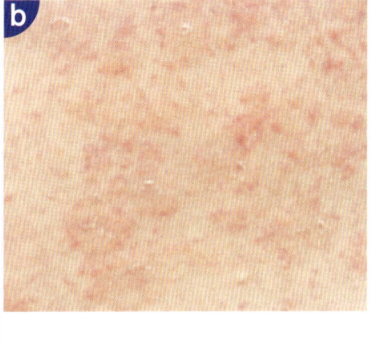

図5 発疹の細かいGibertばら色粃糠疹と鱗屑縁
a 細かい発疹で診断に迷うが，腰部にみられる淡紅色斑とリング状の鱗屑（鱗屑縁，b）から診断が可能である．

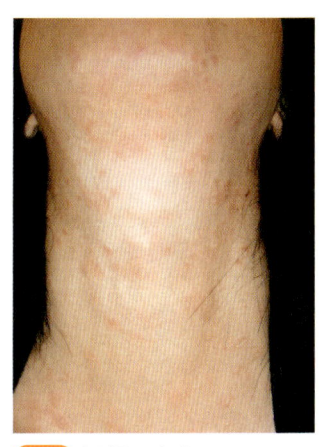

図6 頸部の皮疹
Gibertばら色粃糠疹では顔面に皮疹の及ぶことは稀であるが，頸部はしばしば侵される．細長い割線方向の紅斑と鱗屑縁がみられる．

4 専門医からのアドバイス
バリエーションが多いので鑑別診断を多くあげる必要がある

細かい淡紅色丘疹が主体のもの（図5，7）や紫斑を呈するもの（図9）など，バリエーションがある．多くは平均1カ月前後で治癒するが，それよりも長くかかる場合もある．薬疹や癜風，溶連菌感染後の急性滴状乾癬（図12，13，表1）も鑑別対象になる．

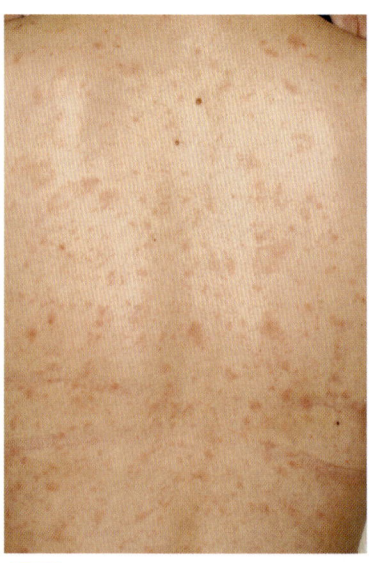

図7 クリスマスツリー状ではないGibertばら色粃糠疹
体幹では大小の淡紅色ないし紅褐色紅斑がみられる．数が少なければ癜風との鑑別が必要な臨床像である．

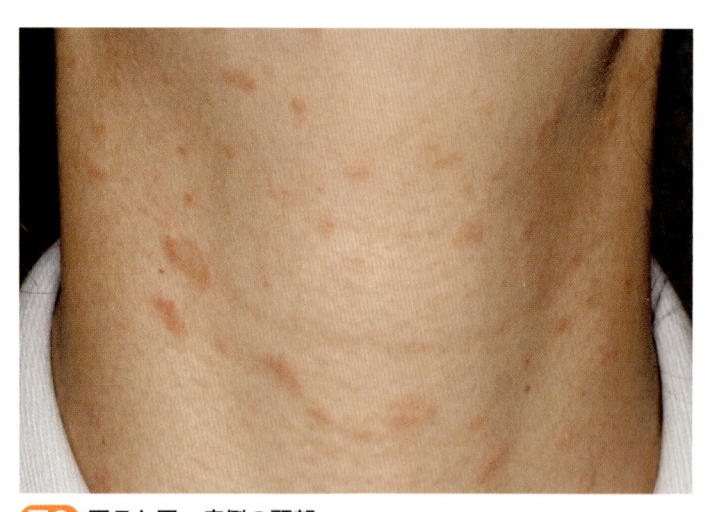

図8 図7と同一症例の頸部
頸部では割線方向に紅斑の長軸が一致している．

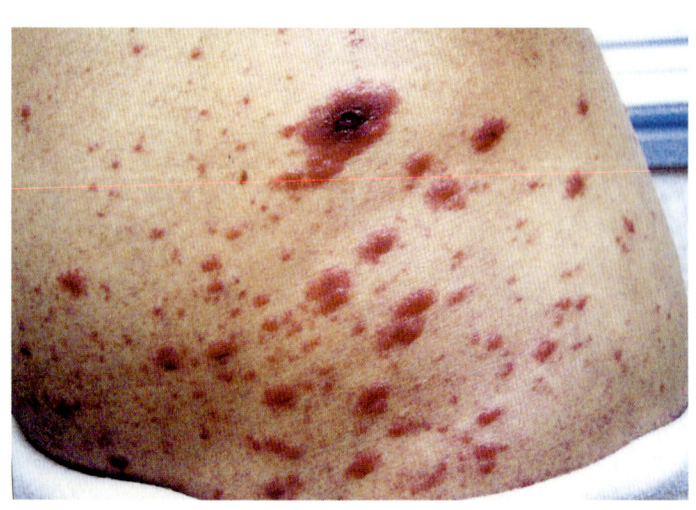

図9 紫斑を主体としたGibertばら色粃糠疹
側腹部．出血を伴う紅斑である．割線方向に紫斑の長軸が一致しているのがわかる．

図10 環状紅斑様のGibertばら色粃糠疹
中年男性例背部で，一部環状を呈している．

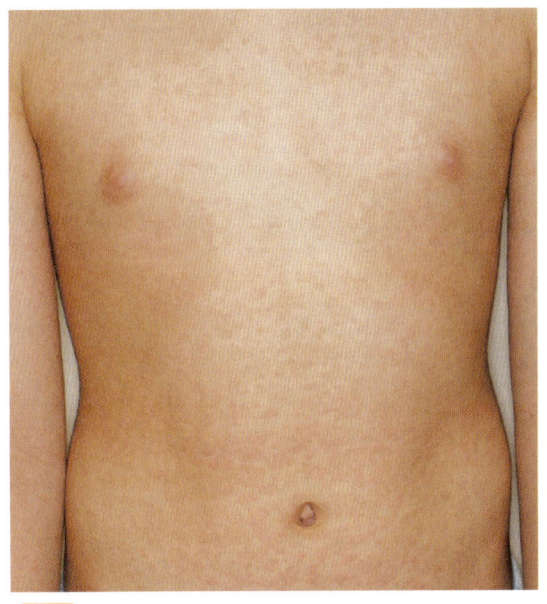

図11 小児のGibertばら色粃糠疹
体幹に紅斑が多発してみられるが，わずかに鱗屑縁も存在している．

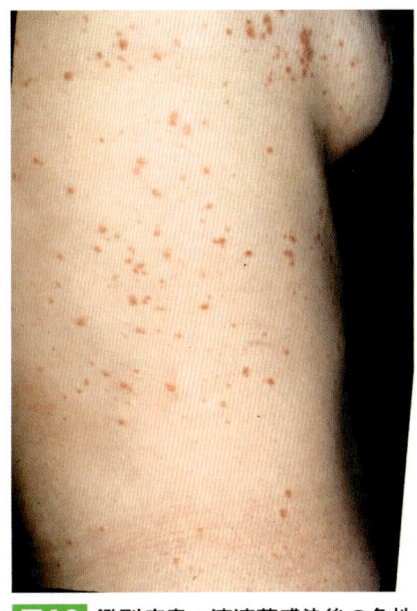

図12 鑑別疾患：溶連菌感染後の急性滴状乾癬の体幹の所見
体幹に細かい紅斑，丘疹が融合することなく多発する点はGibertばら色粃糠疹に類似している．

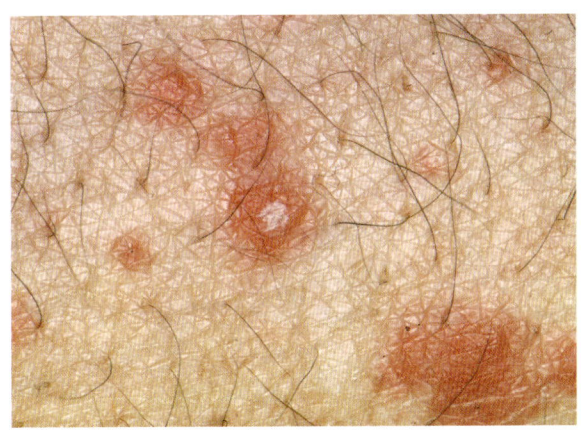

図13 鑑別疾患：急性滴状乾癬の紅斑の鱗屑（図12の皮疹の接写）
厚い鱗屑を付着し，乾癬の特徴（蝋片現象）がみられる．リング状の鱗屑のみられるGibertばら色粃糠疹との鑑別点である．

表1 Gibertばら色粃糠疹の鑑別疾患

1）癜風
2）薬疹
3）梅毒ばら疹
4）急性滴状乾癬
5）脂漏性皮膚炎
6）斑状類乾癬

§14 中毒疹をみたら

緊急度 ★★☆☆☆
頻度 ★★☆☆☆

6. 梅毒（梅毒性ばら疹）
syphillis (roseola syphillitica)

出光俊郎

> ❗梅毒では感染後3カ月後に無症状の淡い紅斑が体幹に出現する（図1〜4）

1 疾患概要
中毒疹では梅毒を必ず疑うことが大切である

梅毒トレポネーマ（*Treponema pallidum*）の感染によって発症する性感染症である．第1期（感染後3カ月以内）には初期硬結，硬性下疳，無痛性横痃，**第2期（感染後3カ月から3年まで）には梅毒性ばら疹（図1），丘疹性梅毒疹，梅毒性乾癬（図5），扁平コンジローマ，梅毒性粘膜疹などがみられる**．第3期（感染後3年から10年まで）では，口蓋や舌のゴム腫（gummma），第4期（感染後10年以降）まで進行すると心・血管系，神経などに臓器症状を起こすが，現在では進行梅毒をみることはまずない．

ここではばら疹を主体に梅毒について取り扱う．

2 診断のポイント
体幹のばら疹をみたら手掌足底も観察する

トレポネーマが侵入した部位に初期硬結を起こす．第1期の初期硬結は，陰部が多いが（図6），口唇，舌，口蓋，扁桃にも発生しうる（図7）．頸部リンパ節の無痛性腫脹を伴う．第2期では，扁平コンジローマは浸軟した柔らかい扁平隆起性結節であり（図8），梅毒性アンギーナは軟口蓋後縁にそって，弧状にびらんや潰瘍を呈し，扁桃肥大を伴う．乳色斑（粘膜斑）は乳白色に浸軟した斑点が舌や口唇などに認められる．また，梅毒性口角炎やアフタ様潰瘍が口唇粘膜などにみられる．同時に体幹や手掌に特徴的なばら疹や乾癬に類似の紅斑をみる（図1，4，5）．病理組織的検索では真皮血管内皮細胞の腫大と形質細胞の浸潤がみられる．免疫染色により *Treponema pallidum* が認められる．また，進行に従い，肉芽腫を形成する．

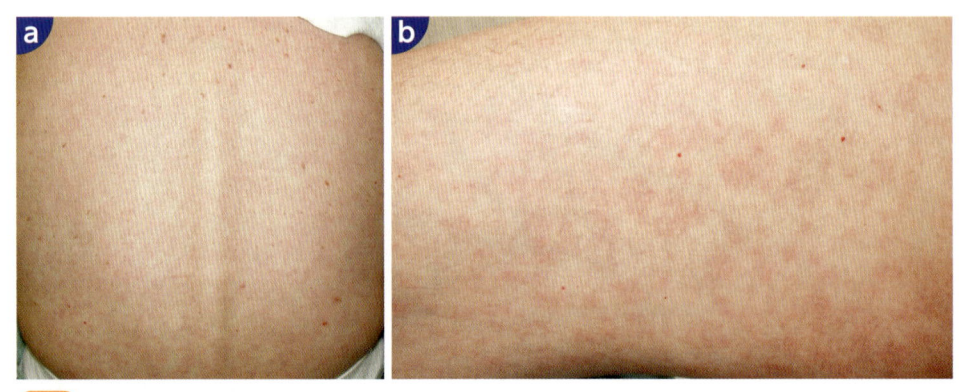

図1 背部の梅毒性ばら疹（a），同じ患者の大腿部（b）
自覚症状のない淡い紅斑がみられる．

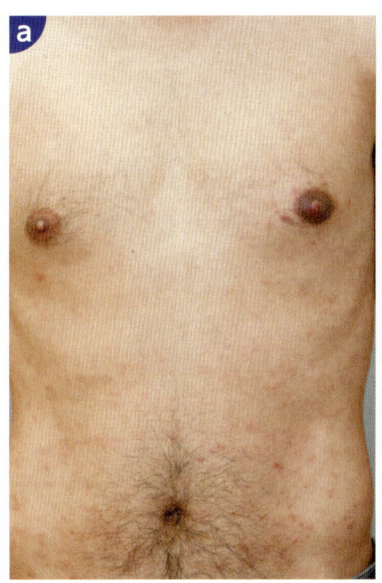

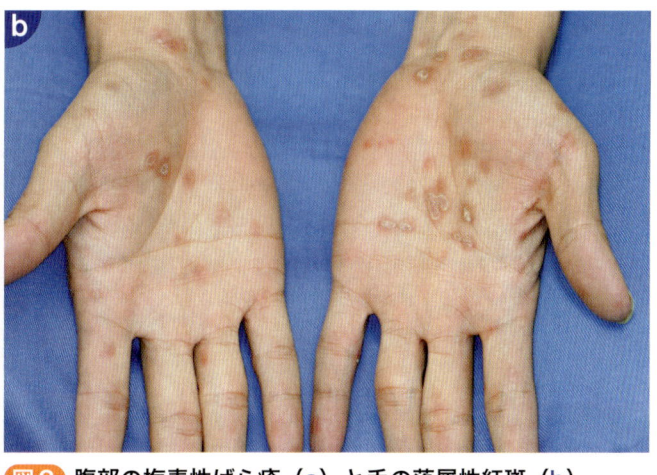

図2 腹部の梅毒性ばら疹（a）と手の落屑性紅斑（b）
a 淡紅色の紅斑がみられる．融合傾向は少ない． b 同じ患者の手掌である．鱗屑がやや厚く，梅毒性紅斑といわれる発疹である．この手の発疹だけでも梅毒を疑うべきである．

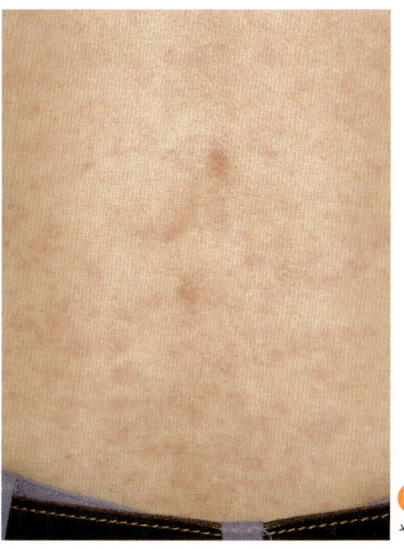

図3 腰背部のばら疹
やや浸潤をふれる紅斑である．

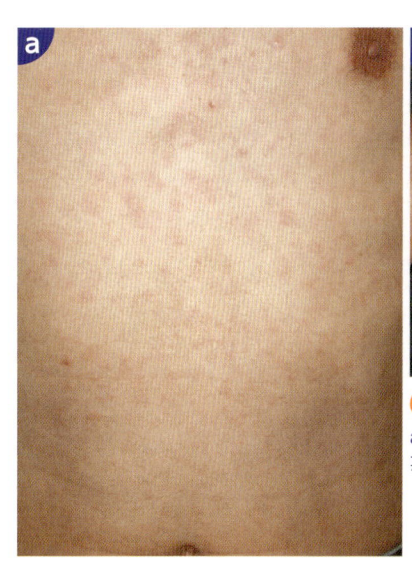

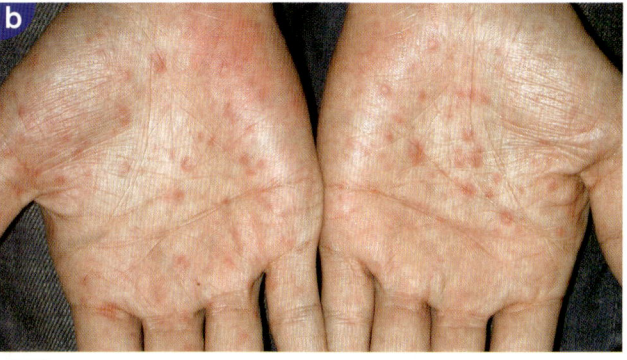

図4 HIV感染症に伴った梅毒性ばら疹（a），手の紅斑（b）
a 体幹前面に淡紅色の紅斑が多発した典型例である． b 同じ患者の手の梅毒2期疹である．体幹のばら疹をみたら手掌もみることが重要である．

§14 中毒疹

6 梅毒（梅毒性ばら疹）

3 血液検査のポイント
RPR，TPHAの組合わせで行う

感染後6週以降で脂質抗原試験（STS）であるRPR法，ガラス板法，VDRL法，および梅毒トレポネーマ特異的血清反応であるTPHA，FTA-ABSの両者が陽性となる．RPR陽性，TPHA陰性の生物学的偽陽性反応は妊娠や膠原病などでみられる．RPRが非常に高値の場合に偽陰性を示すことがプロゾーン現象として知られている．HIV（human immunodeficiency virus）感染症との合併もあるので血清抗HIV抗体価を測定する．また，肝機能障害を伴うこともある（早期梅毒性肝炎）．

4 治療法
ペニシリンが第一選択薬である

ペニシリン系抗菌薬が第一選択である．ペニシリンアレルギーの患者ではテトラサイクリンやマクロライド系抗菌薬を選択する．梅毒治療後，原則として3カ月ごとにRPR，TPHA抗体価を測定し，フォローアップする．日本性感染症学会のガイドラインによると顕症梅毒の治療と治療期間は下記の通りである．

経口合成ペニシリン剤（AMPC，ABPC）500 mgを1日3回内服投与する．投与期間は第1期が2～4週間，第2期が4～8週間，第3期以降は8～12週間が標準である．

5 専門医からのアドバイス
エイズとの混合感染も念頭におく必要がある

梅毒の皮疹は多彩であるので，原因不明の無症候性の中毒疹では，梅毒の可能性を考えて，血清検査を行うべきである．また，**HIV感染症（エイズ）との混合感染を念頭におく必要がある**．

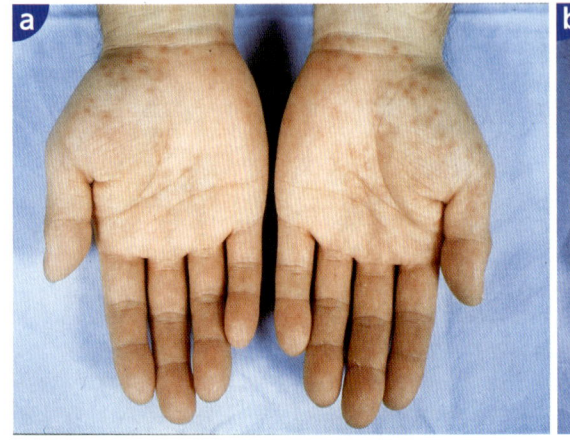

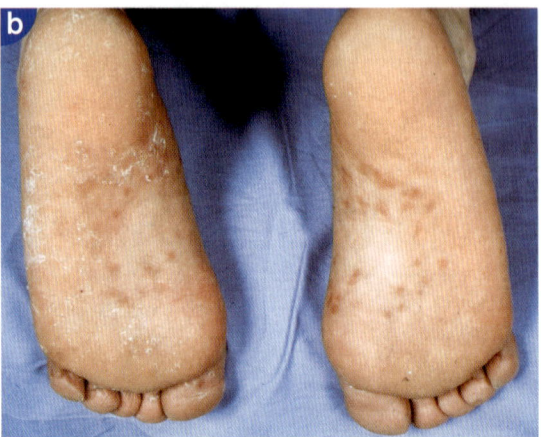

図5 手の梅毒疹（a），足の梅毒疹（b）
a ばら疹と同様に梅毒2期疹である．　b 手と同様の皮疹である．

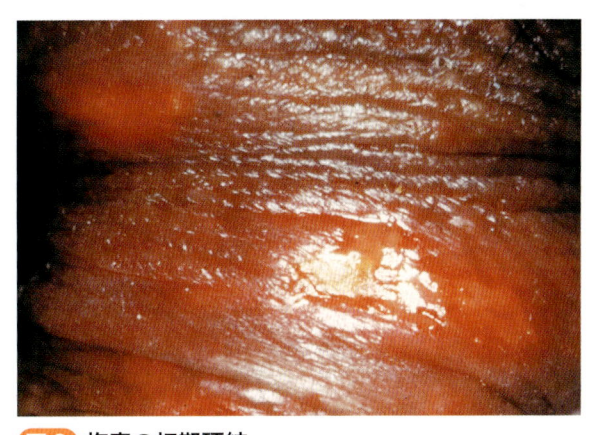

図6 梅毒の初期硬結
陰茎部に生じた硬結を伴う潰瘍である.

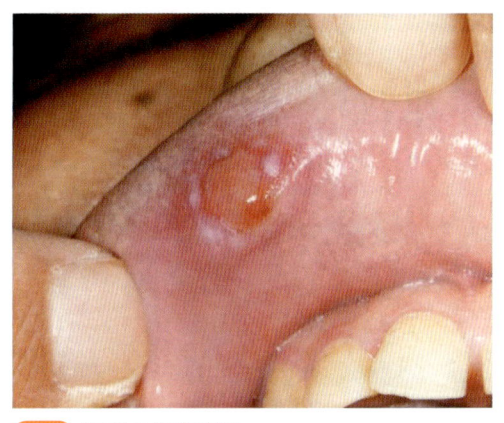

図7 梅毒の初期硬結
口唇粘膜に生じた例である.
（自治医科大学口腔外科 神部芳則先生 提供）

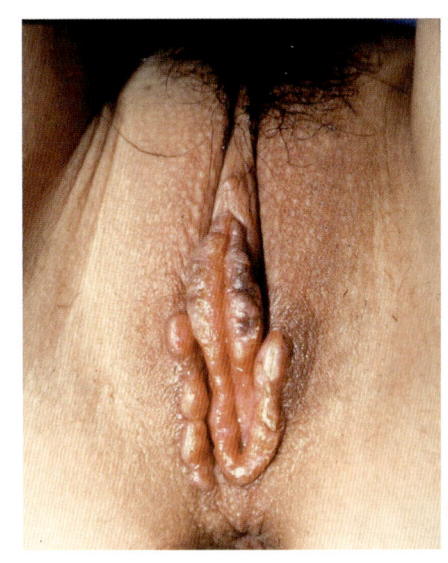

図8 陰部の扁平コンジローマ
外陰部に多発する結節がみられる.

§14 中毒疹

6 梅毒（梅毒性ばら疹）

文 献

1）「全身疾患関連の口腔粘膜病変アトラス」神部芳則, 出光俊郎 著, 草間幹夫 監, 医療文化社, 2011.

§15 薬疹と思ったら

緊急度 ★★★☆☆
頻度 ★★★★★

1. 薬 疹
drug eruption

梅本尚可

1 疾患概要
薬疹の臨床病型は多彩である

　薬疹の大半は**播種状紅斑丘疹型**（図1），**多形紅斑型**（図2），**紅皮症型**の3つの型をあわせた紅斑群で，なかでも播種状紅斑丘疹型だけで全薬疹の9割以上を占めると報告されている．その一方で**薬疹は実に多彩な臨床病型があり**，すべての炎症性皮膚疾患の発疹型を網羅する．

　通常の薬疹の分布は汎発性，左右対称性であるが，播種状紅斑丘疹型であっても非対称に生じるこ

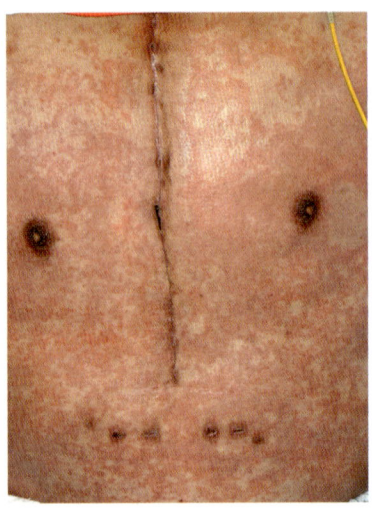

図1 薬疹の9割を占める播種状紅斑丘疹型薬疹

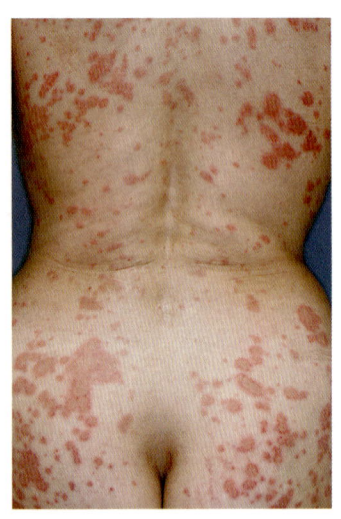

図2 メキシレチン塩酸塩による多形紅斑型薬疹

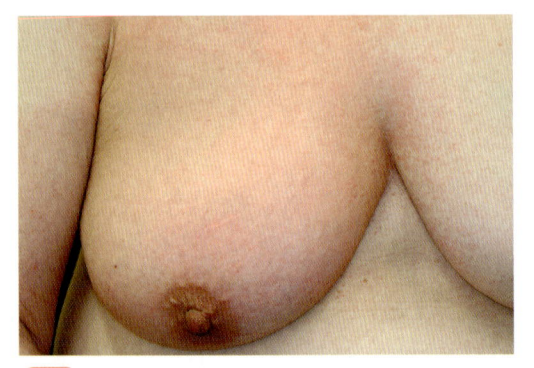

図3 左右非対称に生じた播種状紅斑丘疹型薬疹
右乳腺に乳腺炎の既往あり．

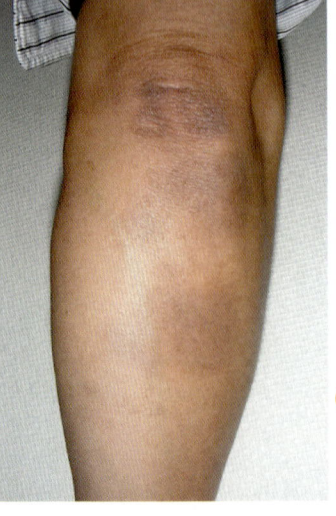

図4 イブプロフェンによる固定疹型薬疹
灰褐色の色素沈着を残す．

ともある（図3），固定疹型（図4），光線過敏症型（図5）は特徴的な分布を示す．また抗癌剤の薬疹（図6）のなかには掌蹠のような外力の当たる部位に好発するものもある（図7）．

多くの薬疹は突発性に発症する急性の経過をとるが，固定疹型，**扁平苔癬型**（図8），湿疹型では，気がつかないうちに発症していることもある．また通常，原因薬剤を中止すると薬疹はすみやかに消退するが，扁平苔癬型，乾癬型では多くの場合皮疹は遷延する．**Stevens-Jhonson症候群**（SJS）**/中毒性表皮壊死症**（TEN，ともに§15-3参照），**薬剤過敏症症候群**（DIHS，§15-2参照）の重症薬疹では薬剤中止後も皮疹は悪化するが，重症薬疹に分類される**急性汎発性発疹性膿疱症**（図9）では薬剤の中止ですみやかに軽快することが多い．

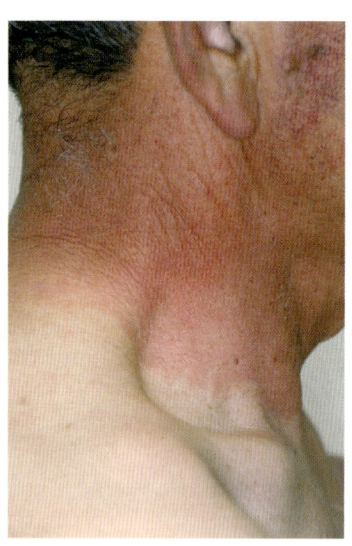

図5 アミオダロン塩酸塩による光線過敏症型薬疹
露光部に紅斑が出現．

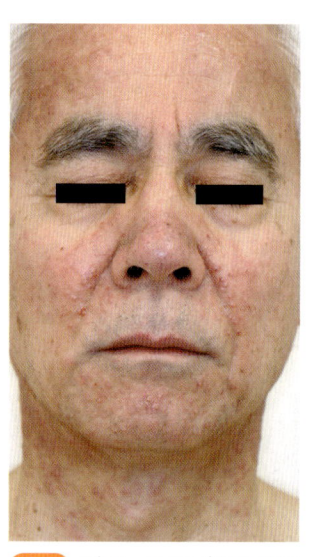

図6 ゲフィチニブによる痤瘡型薬疹
毛包一致性の丘疹・膿疱が顔面，頸部に多発する．

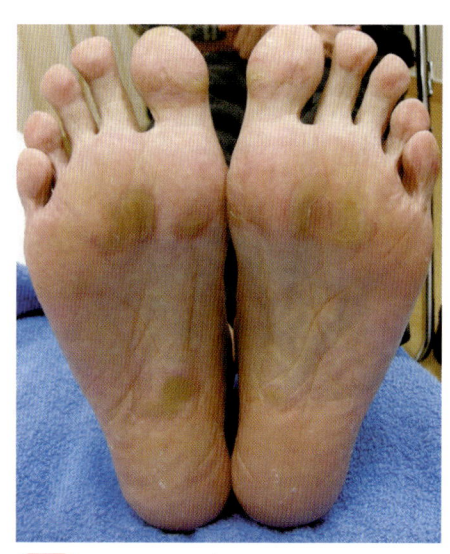

図7 ソラフェニブトシル酸塩による薬疹
圧力がかかる部分に水疱を生じる．

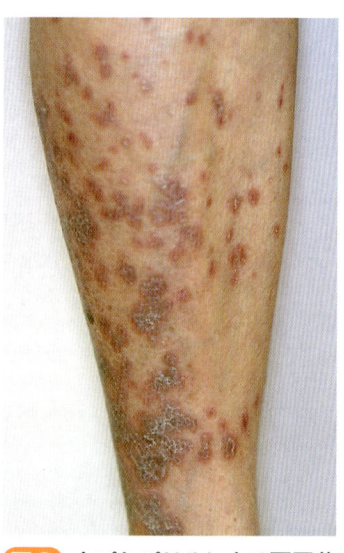

図8 カプトプリルによる扁平苔癬型薬疹

2 診断のポイント
薬歴を正確にとる

　薬疹を診断するうえで必要不可欠なのは，薬剤の投与時期と発疹出現時期との時間的合理性である．それゆえ，**正確な薬歴聴取は薬疹の診断，原因薬剤検索の基本**である．

　薬歴から原因薬剤を推測するには，前述したように発疹型によって経過に特徴があることに加え，薬剤投薬開始から薬疹発症に至る期間にさまざまなパターンがあることを認識しておく必要がある．初めて投与した薬であれば5日〜2週間前後，感作が成立している薬剤で即時型であれば直後〜数十分，遅発型なら数時間〜2日で発症する．また造影剤の薬疹（図10）は投与3週間ほど経って発症するものも少なくない．症状が遷延，悪化する場合，代謝・排泄を遷延させる肝腎機能などの基礎疾患，代謝を遷延させる併用薬剤，変更した薬剤との交叉反応を検討する．重症薬疹の可能性も念頭におく．

　薬疹とウイルス性発疹症（麻疹，風疹，EB，ヒトパルボウイルスB19など）の鑑別は常に問題となるが臨床症状から鑑別することは難しい．ウイルス以外にも溶連菌感染症，リケッチア症（ツツガムシ病，日本紅斑熱），皮膚T細胞性悪性リンパ腫（図11）との鑑別は重要である．

3 治療法
薬剤の中止または変更

　SJS/TEN，DIHSでなければ原因薬剤を中止すれば症状は改善する．重症薬疹の可能性がなければ被疑薬を中止して経過観察する．中止する薬剤に替わる薬剤が必要であれば，できるだけ構造の異なる薬剤に変更する．

　抗癌剤では薬効が副作用を上回る場合は投与を続けることが多い．特に上皮成長因子受容体のチロシンキナーゼ阻害薬は多くの症例で**痤瘡様発疹**（図6）などの皮膚科的副作用を認めるが対症療法で対処する．

　一般的な対症療法としてはステロイド外用薬を用いる．very strong〜strongest rankのものをしっかり外用する．それで改善しなければ，薬剤以外の原因を考える必要もある．

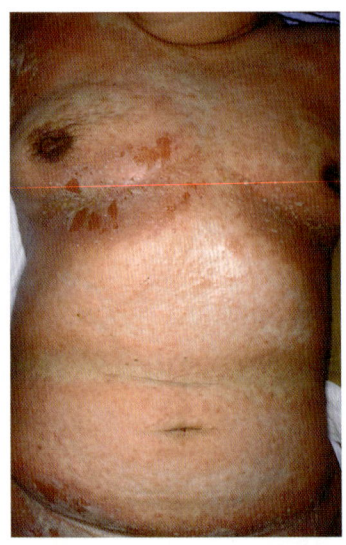

図9 デキサメタゾンによる膿疱型薬疹（急性汎発性発疹性膿疱症）
高熱を伴い乳房下，腋窩，鼠径部などの間擦部に膿疱を生じる．

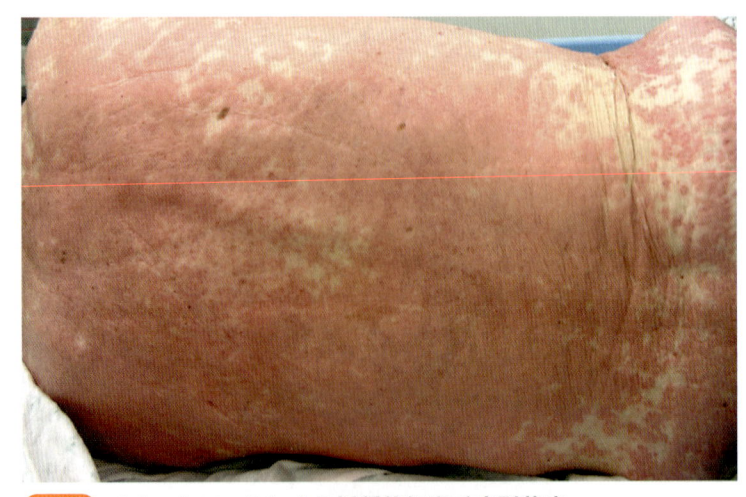

図10 イオヘキソールによる播種状紅斑丘疹型薬疹
本症例ではイオパミドールでも発症．造影剤投与翌日より皮疹出現．徐々に拡大し，5日目には全身に及んだ．

4 検査データのポイント
他臓器障害はないか？

　一般的な血液検査で肝機能等の他臓器障害の有無を確認し，症状にあわせて前述した感染症を鑑別するための検査を行う．

　薬剤添加リンパ球刺激試験（DLST）は保険適応となったが，重症薬疹以外ではあまり有用ではない．

5 最近のトピックス
ヒドロクロロチアジドによる光線過敏症型薬疹の再興

　1960年代に広く用いられたチアジド系降圧利尿薬の光線過敏症は使用頻度の低下とともに減少し，稀になっていた．しかし最近，アンギオテンシンII受容体拮抗物とヒドロクロロチアジドの配合剤が発売されるようになり，再びヒドロクロロチアジドによる光線過敏症型薬疹が増加している．

6 患者説明のポイント
再投与を防ぐための患者への啓蒙

　同じ薬剤による副作用をくり返さないように，原因薬剤を診療録に明記するなどの医療現場での情報の共有化は当然のことながら，薬疹カードを渡すなど患者への説明を忘れない．

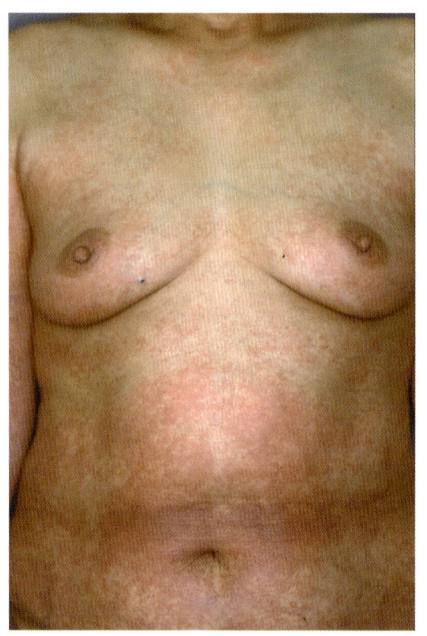

図11 鑑別疾患：播種状紅斑丘疹型薬疹に類似した皮膚T細胞性悪性リンパ腫

§15 薬疹と思ったら

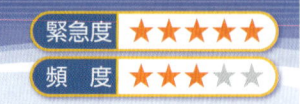

緊急度 ★★★★★
頻度 ★★★☆☆

2. 薬剤過敏症症候群
drug induced hypersensitivity syndrome (DIHS)

梅本尚可

1 疾患概要
限られた薬剤で生じる重症薬疹

高熱と臓器障害を伴う薬疹で，**薬剤中止後も遷延し，二峰性，三峰性に悪化する**ことがある．発症2～4週間後に**ヒトヘルペスウイルス6型（HHV-6）の再活性化**を認める．

2 診断のポイント
高熱と顔面腫脹を伴う全身性の発疹

薬剤過敏症症候群（DIHS）の原因薬剤は限られている（表1）．これらを把握しておくことはDIHSを診断するうえできわめて重要である．発症直前に内服を中止していることもある．発症前の薬歴も確認する．

DIHSでは顔面の浮腫，びまん性紅斑（図1）が特徴といわれるが，顔面の皮疹が目立たない例もある（図2）．脂漏性皮膚炎様の口囲の鱗屑，鼻唇溝の丘疹・膿疱，眼瞼の著明な浮腫（図8 a）をしばしば伴う．体幹では特異的な所見はない．全身性左右対称性の播種状紅斑丘疹型（図3），多形紅斑型（図4, 8 b）が多く次第に紅皮症へ進展する（図5）．下肢ではしばしば紫斑が目立つ（図6）．水疱を生じることも稀にある（図7）．また粘膜病変は一般的には軽症であるが，重篤な粘膜疹と多形紅斑様皮疹を有し，重症多形紅斑型と鑑別を要した症例もある（図8 c）．

DIHSの原因となる薬剤の内服歴が不明であれば，DIHSとウイルス発疹症を臨床症状から鑑別することは難しい．特にサラゾスルファピリジンによるDIHSでは，異型リンパ球出現，単核球症，リンパ節腫脹など伝染性単核球症（§15-4参照）に酷似した症状を呈することがある．またリンパ節腫脹が非常に顕著なこともあり，悪性リンパ腫との鑑別を要することもある．

表1　DIHSの原因となる薬剤

一般名	商品名
アロプリノール	アロプリノール，ザイロリック®，サロベール®，アロシトール®，アロリンなど
カルバマゼピン	カルバマゼピン，テグレトール®，テレスミン®，レキシン®など
サラゾスルファピリジン	サラゾピリン®，アザルフィジン®EN，アザルファン®など
ジアフェニルスルホン	レクチゾール®，プロトゲン®
ゾニサミド	エクセグラン®
フェニトイン	アレビアチン®，フェニトイン，ヒダントール®
フェノバルビタール	フェノバール®，フェノバルビタール，ヒダントール®
ミノサイクリン塩酸塩	ミノマイシン®，塩酸ミノサイクリン，ミノペン®
メキシレチン塩酸塩	メキシチール®，メキシレート®
ラモトリギン	ラミクタール®

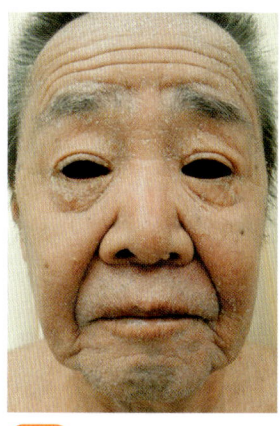

図1 顔面のびまん性紅斑と腫脹
前頭部，眉毛部，眼瞼，口囲の鱗屑を伴う．

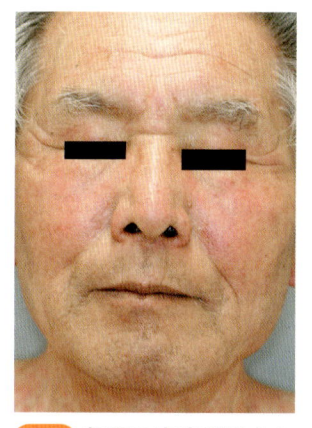

図2 顔面の皮疹が目立たない例
眉毛部，頬部に脂漏性皮膚炎様の紅斑を認める．

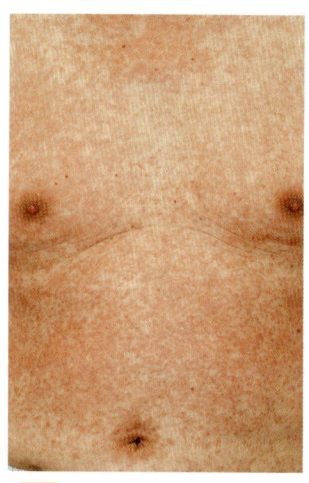

図3 播種状紅斑丘疹型の皮疹

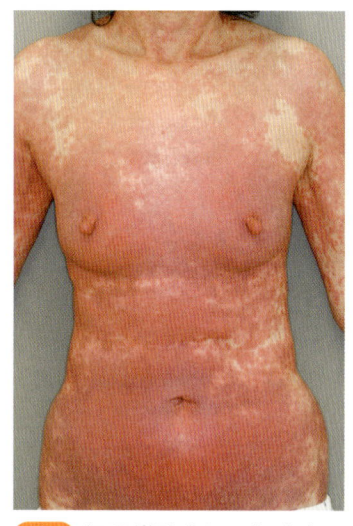

図4 紅斑が融合して紅皮症に近い状態
辺縁では多形紅斑様の環状紅斑を認める．

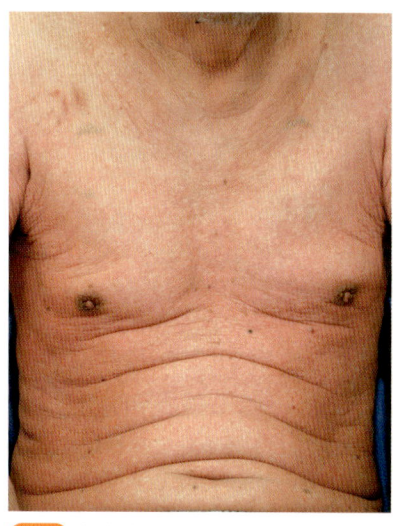

図5 播種状紅斑丘疹型から紅皮症に至った例

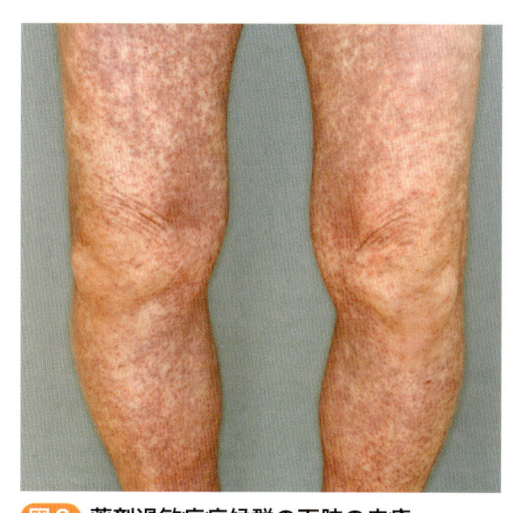

図6 薬剤過敏症症候群の下肢の皮疹
播種状紅斑丘疹型皮疹で，下肢には紫斑が目立つ．

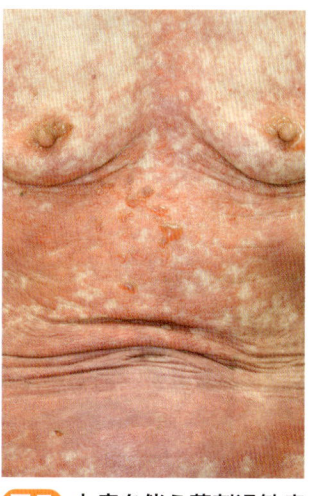

図7 水疱を伴う薬剤過敏症症候群
浸潤の強い紅斑上に水疱，びらんを認めた．

3 治療法
ステロイドの全身投与

ステロイド外用薬で治癒した報告もあるが，基本的にはステロイドの全身投与を行う．プレドニゾロン換算で 1 mg/kg/日の投与が必要なことが多い．臨床症状，検査所見の改善を確認しながら慎重に減量する．**ステロイドの早すぎる減量は，容易に症状の再燃を招く．**

4 専門医からのアドバイス
抗痙攣薬の変更は危険である

抗痙攣薬は中止しづらい薬剤であるが，カルバマゼピン，フェニトイン，フェノバルビタールは構造が類似し交叉反応を起こす．他剤への変更ではなくできるだけ中止して経過をみることを勧める．

5 検査データのポイント
HHV-6 の再活性化

DIHS 発症 14～25 日の間に HHV-6 が再活性化するので，発症後 14 日以内と 28 日以降の 2 点で IgG 抗体価を測定する．サイトメガロウイルスの IgM，IgG 抗体では再活性は証明できない．**薬剤添加リンパ球刺激試験（DLST）は発症 1 カ月以上経過してから行うと陽性率が高くなる**．アロプリノール，サラゾスルファピリジンはそれでも陰性のことが多い．

6 最近のトピックス
糖尿病発症に注意

トリクロロエチレンの曝露により DIHS と同様の病態を生じることが報告されている．
また，DIHS 発症 2 カ月以内の劇症 1 型糖尿病の発症が知られている．

7 患者説明のポイント
医薬品副作用被害救済制度の利用

ステロイド全身投与の必要性と副作用について理解してもらう．
医薬品副作用被害救済制度（http://www.pmda.go.jp/kenkouhigai_camp/index.html）を患者に紹介する．

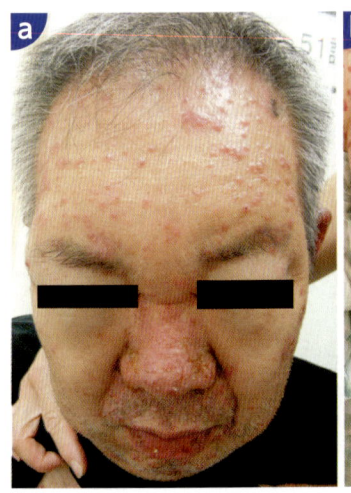

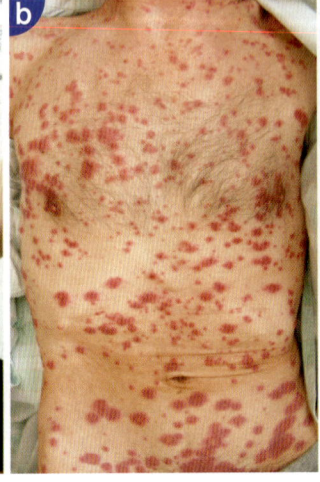

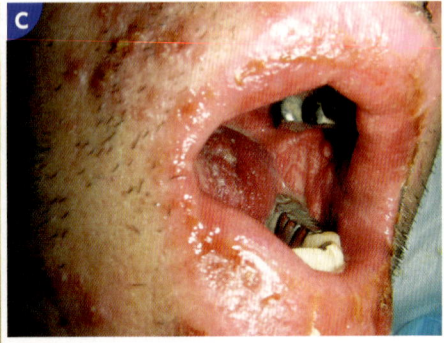

図8　重症多形紅斑型の薬剤過敏症症候群
a 眼瞼の著明な浮腫，鼻翼脇の点状痂皮は DIHS の特徴を呈するが，額に小水疱，口唇には点状痂皮，びらんを生じていた．　b 体幹は多形紅斑様の環状紅斑．　c 口唇粘膜のびらんと顔面の点状痂皮，小水疱．

§15 薬疹と思ったら

緊急度 ★★★★★
頻度 ★★☆☆☆

3. Stevens-Johnson症候群と中毒性表皮壊死症

Stevens-Johonson syndorom, toxic epidermal necrolysis

梅本尚可

1 疾患概要
重篤な粘膜・皮膚障害

高熱，重篤な粘膜障害，水疱，表皮剝離，びらんを認める．表皮剝離面積が体表面積の10％未満であればStevens-Johnson症候群（SJS），10％以上であれば中毒性表皮壊死症（TEN）と診断する．**TENの多くはSJSが進展したもの**である．両者とも原因の大半は薬剤である．

2 診断のポイント
発熱と粘膜病変は重症化を示唆する

SJS/TENは，急速に進行するため発症初期を見逃さないことが重要である（図1，2）．皮疹が軽微でも高熱は重症薬疹の徴候である．

粘膜疹が皮疹に先行することも多く，結膜充血・眼脂の有無（図3），口腔粘膜（図4）および外陰部・肛門（図5）の疼痛や水疱・びらんを確認する．

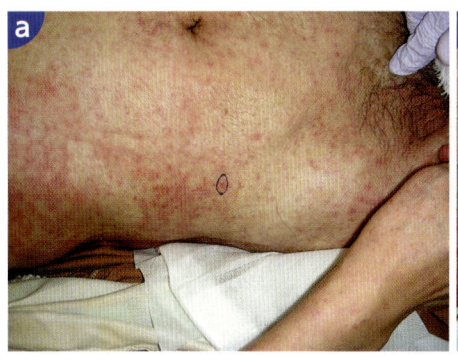

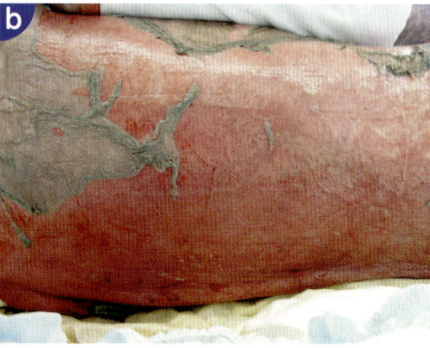

図1 中毒性表皮壊死症
a 初診時の皮疹．境界不明瞭な淡い紅斑が散在，融合した．
b 1週間後の皮疹．紅斑が急速に拡大するとともに，表皮剝離を生じた．

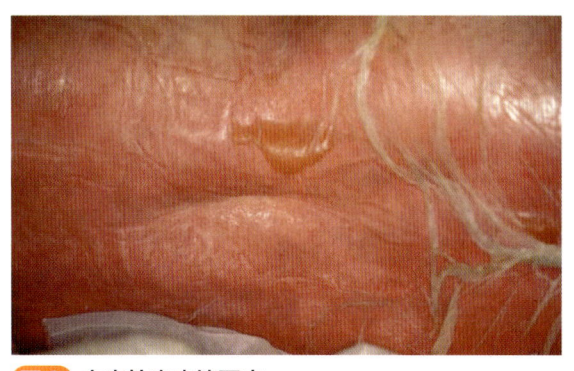

図2 中毒性表皮壊死症

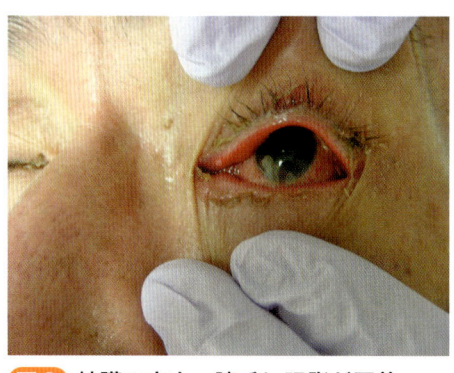

図3 結膜の充血，睫毛に眼脂が固着

重症化を示唆する皮膚所見は，flat atypical targets といわれる扁平で境界不明瞭な淡い紅斑である（図6）．TENでは水疱，びらんのほか，一見正常な皮膚をこすると容易に水疱形成や表皮剝離を生じるNikolsky現象がないか診察する．

　以前，重症型多形紅斑（EM major）とSJSは同じ疾患と考えられていたが，現在は区別して考えられている．重症型多形紅斑は粘膜病変を伴い中央が陥凹し，辺縁は堤防状に隆起する標的状紅斑（target lesion）（図7）が四肢優位に分布し，組織学的に表皮の壊死性変化が乏しい．

　TENではブドウ球菌性熱傷様皮膚症候群（図8）を除外する必要がある．その他，広範囲のサンバーン（sun burn，日焼け）（図9），天疱瘡（図10），移植片対宿主病（図11）が鑑別となる．

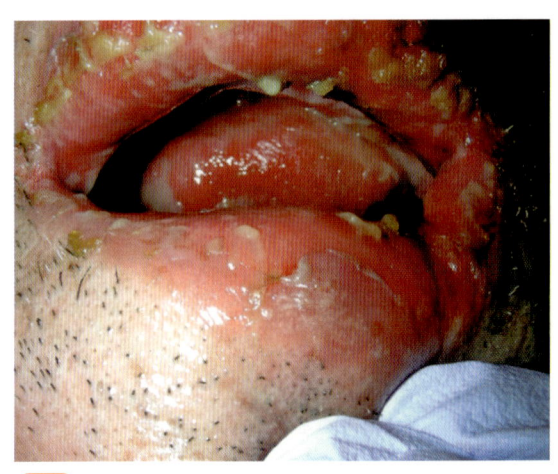

図4 口唇のびらん

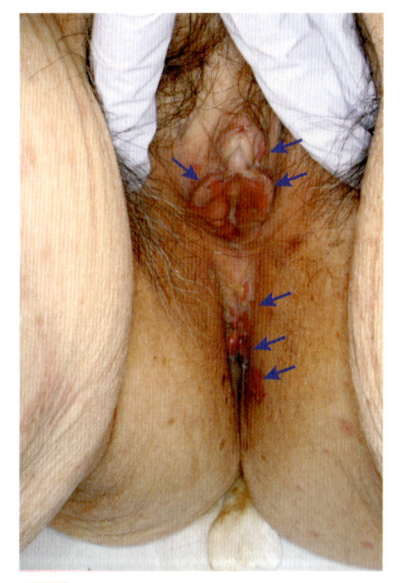

図5 陰部のびらん

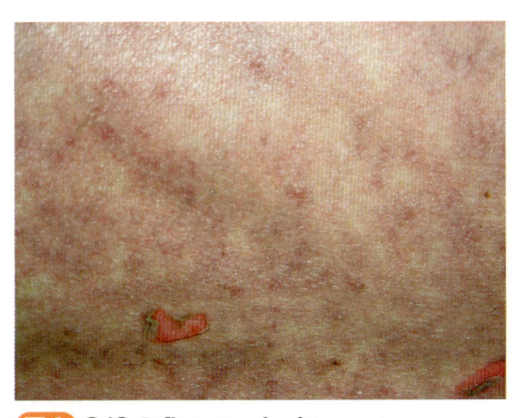

図6 SJSのflat atypical targets

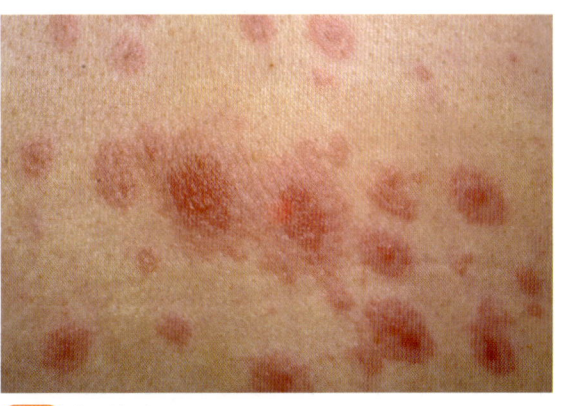

図7 多形紅斑のtarget lesion

3 病理組織所見
表皮の広範な壊死

表皮の多発するアポトーシス，**表皮全層の壊死**，表皮下水疱を認める．

4 治療法
早期ステロイド大量投与

SJS/TENに対する早期ステロイド大量投与は世界的なコンセンサスを得られつつある．プレドニゾロン換算で中等症なら0.5〜1 mg/kg/日，重症であれば1〜2 mg/kg/日，またはステロイドパルス療法を行い回復の程度をみながら漸減する．しかし，広範囲のびらん・水疱を伴うSJS/TENでは，ステロイド大量投与による易感染性が致命傷になることも多い．安易なステロイド大量投与は慎むべきである．

5 専門医からのアドバイス
疑ったら皮膚科専門医へ紹介

SJS/TENは早期の診断・治療開始がきわめて重要で，SJS/TENを疑ったらできるだけすみやかに皮膚科専門医，治療可能な専門病院へ紹介する．またSJS/TENでは**粘膜障害による失明・視力障害が問題になる**ので早急に眼科を受診することも大切である．

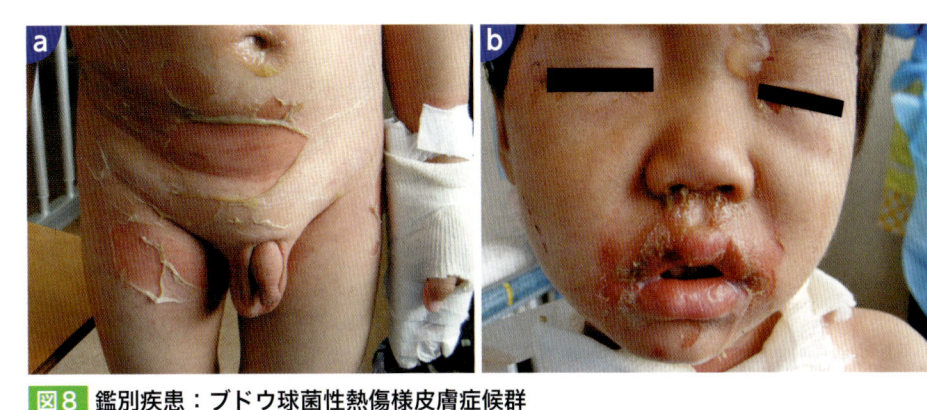

図8 鑑別疾患：ブドウ球菌性熱傷様皮膚症候群
a 全身の発赤と表皮剥離．　b 眼囲，鼻腔，口囲にびらん，左眉間には弛緩性水疱．

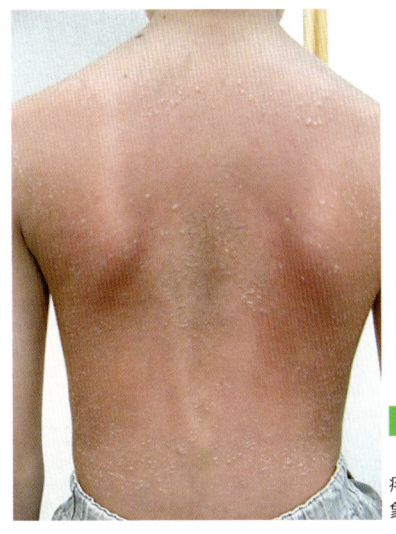

図9 鑑別疾患：サンバーン（日焼け）
疼痛を伴うびまん性紅斑とNikolsky現象陽性の水疱が多発．

6 検査データのポイント
薬剤添加リンパ球刺激試験（DLST）の結果を鵜呑みにしない

DLSTは保険適応になった．重症薬疹における原因薬剤検索は非常に重要である．ただしDLSTは偽陽性も偽陰性もあり，結果を鵜呑みにはできない．できるだけ早期に検査する方がよい．

7 患者説明のポイント
ステロイドの必要性・副作用と再発防止策を伝える

ステロイド全身投与の必要性と副作用について理解してもらう．
原因薬剤の再投薬が行われないように，患者自身へ薬疹カードを渡すなどの手段を講じる．また医薬品副作用被害救済制度（http://www.pmda.go.jp/kenkouhigai_camp/index.html）を案内する．

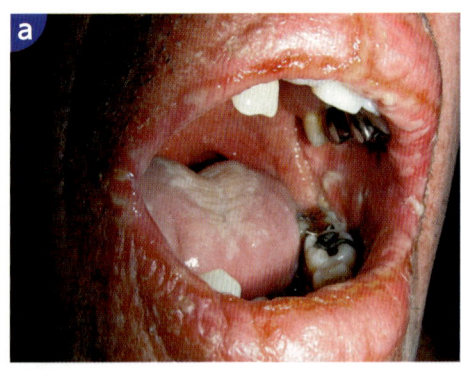

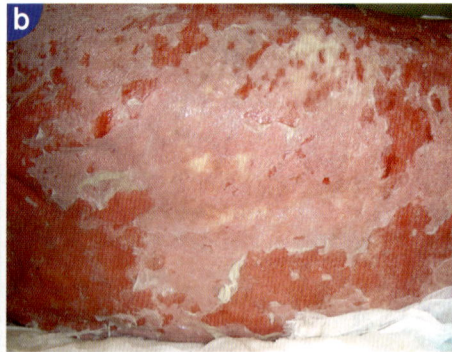

図10 鑑別疾患：腫瘍随伴性天疱瘡
a 重篤な粘膜病変．b 全身に表皮剥離を認めた．

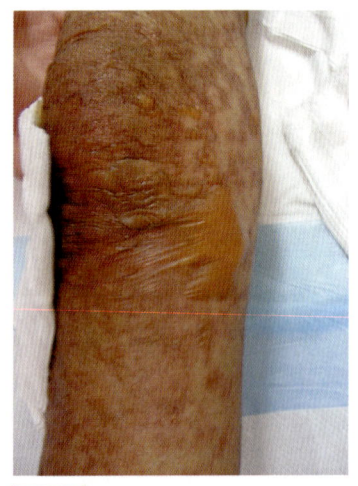

図11 鑑別疾患：移植片対宿主病
Nikolsky現象陽性の弛緩性水疱．
稀に非薬剤性TENに進展する．

4. 伝染性単核球症
infectious mononucleosis (IM)

梅本尚可

1 疾患概要
Epstein-Barr virus（EBV）による急性感染症

　伝染性単核球症はEBV初感染による単核球増加症である．サイトメガロウイルスによる類症はサイトメガロ単核球症，その他の原因によるものは伝染性単核球症様疾患または伝染性単核球症様症候群と呼ばれる．EBVは無症候性に唾液中に排泄され，唾液を介して伝播される．日本では2歳までに約半数が，30歳までに約90％の人が感染する．乳幼児期の初感染はほとんどが不顕性感染に終わる．思春期以後の初感染でしばしば伝染性単核球症を発症する．潜伏期間は成人では30〜50日間，小児では10〜14日間と短い．**発熱，咽頭痛，頸部リンパ節腫脹を3主徴とし，単核球増加と異型リンパ球出現による白血球増加を特徴とする．**

2 診断のポイント
皮疹は非特異的．確定診断はEBV特異的抗体で

　まず頭痛，悪寒，食欲不振，全身倦怠感などの前駆症状が数日間続く．発熱は38℃以上の高熱が1〜2週間持続することが多く80％の患者でみられる．頸部リンパ節腫脹はほぼ全例に認める．頸部リンパ節腫脹が遷延する場合，リンパ腫と誤診されることがある．扁桃は発赤腫脹し，時に偽膜に覆われる．咽頭も発赤し強い咽頭痛を訴える．口蓋に出血性の粘膜疹を呈し，イチゴ舌様変化を伴うこともある．その他，眼瞼浮腫（図1），肝腫大（15％），脾腫（半数）を伴い，脾破裂もあり得る．

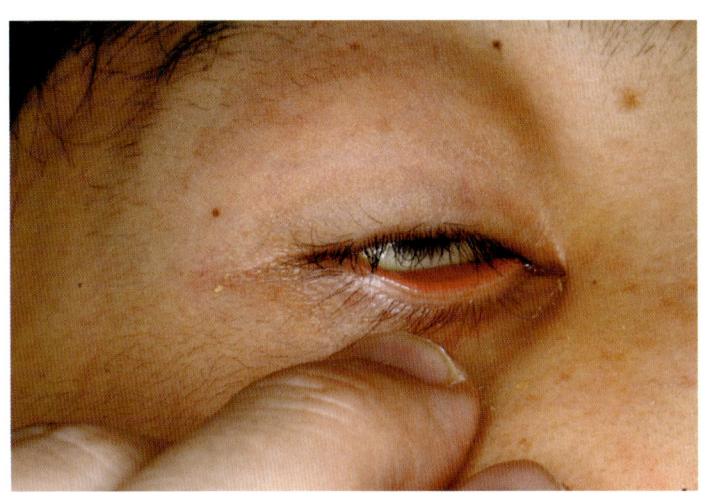

図1 伝染性単核球症
上眼瞼の腫脹と眼瞼結膜の充血，眼球結膜の黄染．

発疹が出現するのは約半数である．第4〜10病日に主に顔面，体幹，上肢に出現し，1〜5週間で消失する．風疹・麻疹様（図2，3）などの皮疹が多いが，蕁麻疹様，多形紅斑様，Gianotti病様など多彩である．皮疹は通常1回であるが二峰性，三峰性に再燃した例もある．皮疹は特徴的ではなく，皮疹から伝染性単核球症（IM）を診断するのは難しい．

　IMではアンピシリン内服による皮疹が誘発されるアンピシリン疹が知られている．アンピシリン内服により42〜100％に皮疹を生じ，内服7〜10日後に生じることが多い．アモキシシリン水和物，メチシリン，エリスロマイシン，セファレキシン，タランピシリン塩酸塩，ミノサイクリン塩酸塩，セファクロルなどでも皮疹が誘発される．稀に重症化して肝不全，腎不全に陥ることがある（図4）．

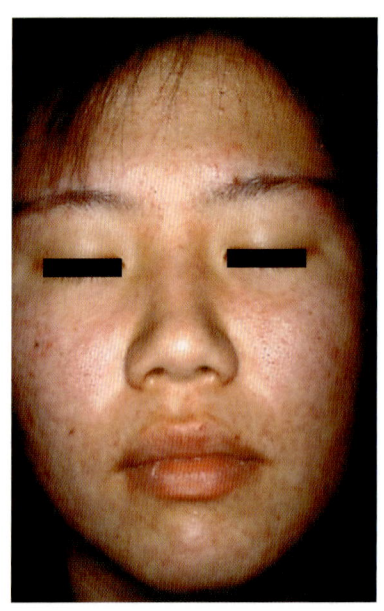

図2 伝染性単核球症における顔面の皮疹

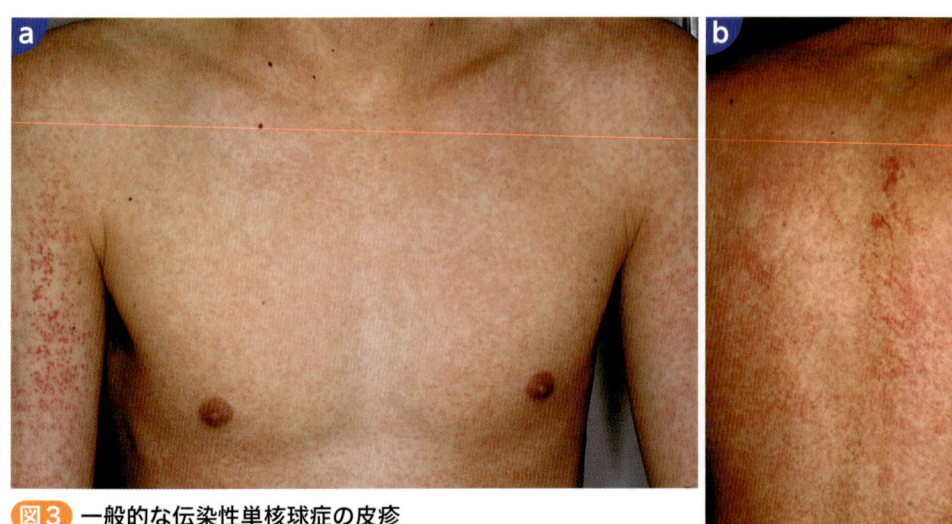

図3 一般的な伝染性単核球症の皮疹
右上腕，背部の一部には点状の紫斑を認めた．

猩紅熱と鑑別が問題となることがある．実際，約3分の1の症例で溶血連鎖球菌性扁桃炎の合併をみる．IM患者の診療で皮膚科的に重要なのは，特に薬剤過敏症症候群（DIHS，§15-2参照）との鑑別であろう．特に**サラゾスルファピリジンのDIHS（図5）では高熱，リンパ節腫脹，単核球症，異型リンパ球の増加などIMに酷似する傾向にある**．咽頭痛はないか軽微である．薬歴聴取が重要である．

確定診断にはEBV特異的抗体を測定する．急性期ではVCA（外殻抗原）-IgM，VCA-IgGが陽性でEBNA（核内抗原）が陰性，2カ月後の回復期ではVCA-IgG，EA-IgG，EBNAが陽性，また，VCA-IgG，EBNAが陽性であれば既感染，VCA-IgG，EBNAがともに陰性であれば未感染と判定できる．

3 検査データのポイント
稀に重症化

白血球数は初期には正常か減少する．その後増加するが40%の症例では10,000/μLに達しない．小児では30,000/μL以上になる例もある．50〜90%がリンパ球で，異型リンパ球が10%以上を占める．肝機能障害は多くの場合ALTが300〜400IU/Lである．稀に重症化して肝不全，腎不全に陥ることがある（図4）．

血液検査上のDIHSとの鑑別点として，DIHSでは免疫グロブリンの低下を認めるが，IMでは通常免疫グロブリンは正常であることが指摘されている．

4 治療法
安静と対症療法

咽頭痛が強い場合はアセトアミノフェンなどNSAIDsを投与する．アシクロビルなどの抗ウイルス薬の有用性は実証されていない．

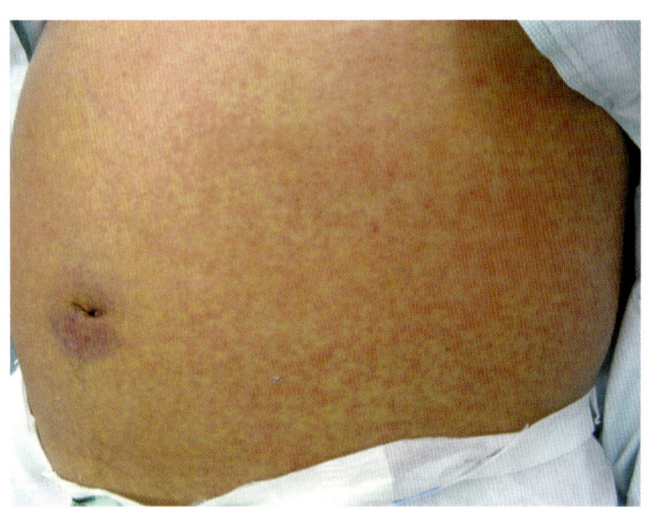

図4 肝不全，腎不全を併発した重症例
黄疸を認める．

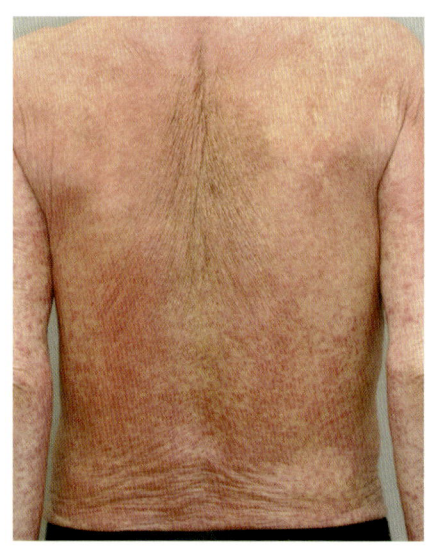

図5 鑑別疾患：サラゾスルファピリジンによる薬剤過敏症症候群の皮疹

§16 激しい痒みの皮疹をみたら

緊急度 ★★☆☆☆
頻　度 ★★★★☆

1. 皮脂欠乏性皮膚炎
asteatotic dermatitis

中村考伸，出光俊郎

1 疾患概要
高齢者の四肢や背部に生じ，皮脂の減少に伴う乾燥を主体とした疾患である

老化あるいはその皮脂の減少に伴い皮膚が乾燥するために痒みの閾値が下がり激しい瘙痒感を生じ，搔破により湿疹反応を起こす．高齢者の四肢伸側や背部に生じ，冬季に好発する．

2 診断のポイント
下肢に乾燥を伴うさざ波状の皮疹が特徴的

初期症状は四肢伸側および背部皮膚の乾燥と粗造化である（図1，2）．乾燥のため瘙痒を生じ搔破をくり返すことによって炎症を伴う紅斑丘疹を伴い，さざ波状，亀甲紋様あるいは菱形模様の亀裂を生じる（図3～5）．貨幣状湿疹を呈することもある（図6）．また下肢伸側に多くの鱗屑を付着する．鑑別診断として魚鱗癬（図8），うっ滞性皮膚炎，アトピー性皮膚炎（図9），菌状息肉症（図10～12）などがある．

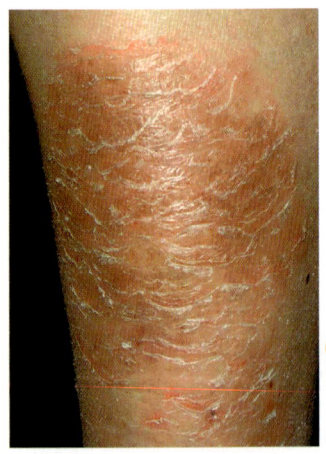

図1 皮脂欠乏性皮膚炎の典型的所見
下肢にさざ波状の亀裂と膜様鱗屑が認められる．

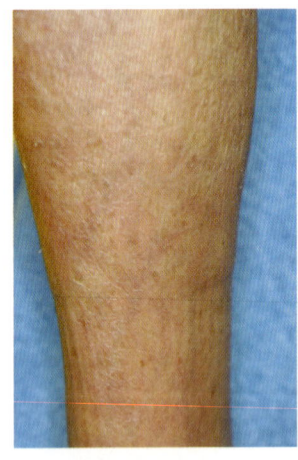

図2 初期像
皮膚の乾燥，粗造化，粃糠疹（皮膚に角質が増して米ぬか様に落屑がみられる）を認める．

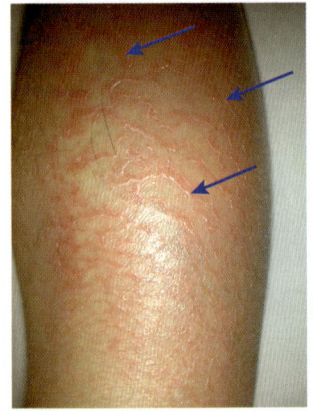

図3 皮脂欠乏性皮膚炎でみられた亀裂所見
下肢に波状の亀裂（→）がみられる．

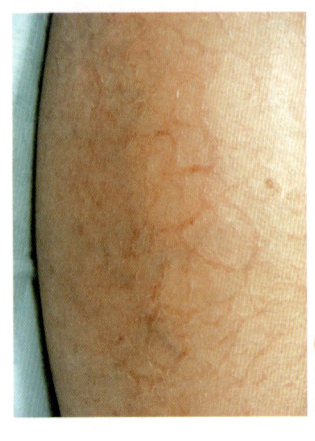

図4 下腿に亀甲紋様の亀裂がみられる

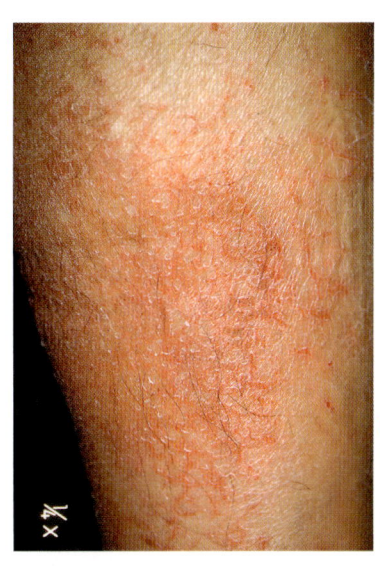

図5 皮脂欠乏性皮膚炎 80代男
下腿に細かい小水疱（漿液性丘疹）と無数の亀裂がみられる．

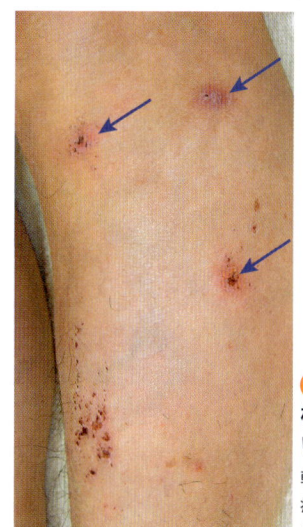

図6 貨幣状湿疹様の外観を呈している
乾燥皮膚を基礎に掻破痕と貨幣状に湿疹病変（→）がみられている．

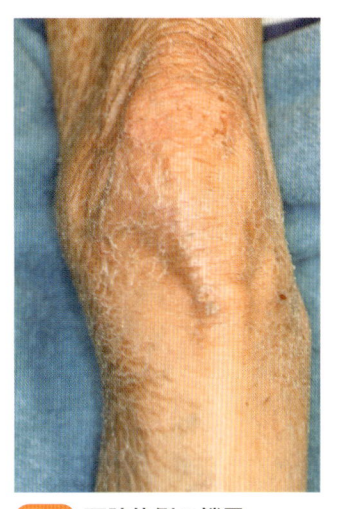

図7 下肢伸側の鱗屑

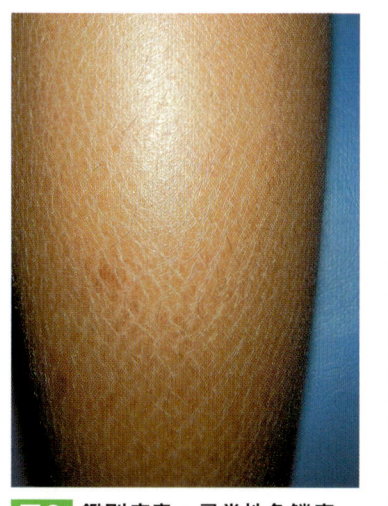

図8 鑑別疾患：尋常性魚鱗癬
下腿伸側に魚鱗様の鱗屑がみられる．

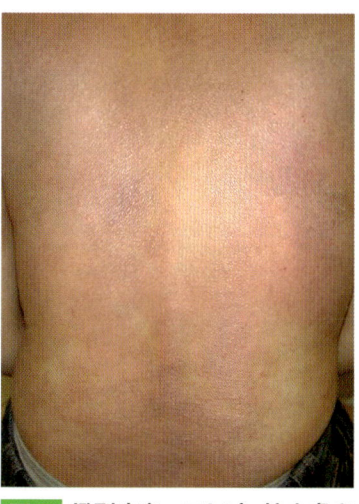

図9 鑑別疾患：アトピー性皮膚炎
びまん性の紅斑と苔癬化が著明である．

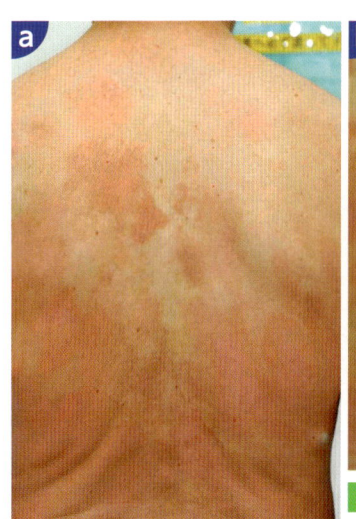

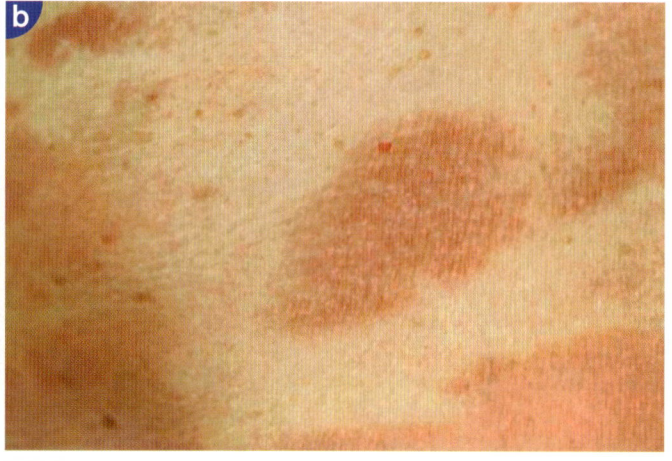

図10 鑑別疾患：菌状息肉症扁平浸潤期
a 治りにくい紅斑では本症を考える． b 浸潤のある紅斑と鱗屑．

§16 激しい痒みの皮疹

1 皮脂欠乏性皮膚炎

3 治療法
痒みの強いときはステロイド外用

　湿疹反応を伴っていれば，ステロイドの外用が有効である．基本的に乾皮症に対して保湿剤によるスキンケアを行う．高齢者は入浴時に洗浄を過度に行っていることが多く（石鹸の使用量やナイロンタオルによる機械的刺激など），これら生活習慣の是正によって乾燥を助長させない指導が必要である．さらに痒みの激しい場合には抗ヒスタミン薬の内服も有効である．

4 専門医からのアドバイス
高齢者の冬季に多い疾患である

　高齢者の四肢に生じ，乾燥を主体とした皮疹をみたら皮脂欠乏性皮膚炎を疑う．保湿剤は入浴後に外用すると効果的である．また，部屋を乾燥させすぎない，入浴時にナイロンタオルでこすらないなどの生活指導も重要である．

5 専門医紹介のポイント
ステロイドで治らないとき

　ステロイド外用で皮疹が改善しないときは皮脂欠乏性皮膚炎様の臨床像を呈する他疾患〈魚鱗癬（図8），アトピー性皮膚炎（図9），菌状息肉症（図10～12），慢性色素性紫斑病（図13）など〉の可能性があるため専門医へ紹介する．

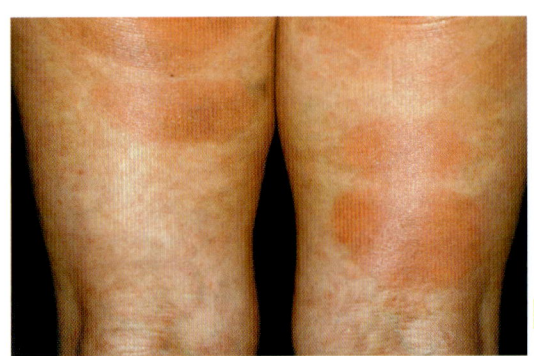

図11　鑑別疾患：菌状息肉症扁平浸潤期

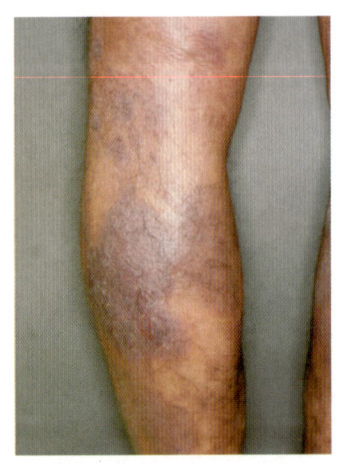

図12　鑑別疾患：菌状息肉症扁平浸潤期
下腿に紅色から紅褐色調の浸潤のある紅斑で扁平に隆起し鱗屑を伴う．

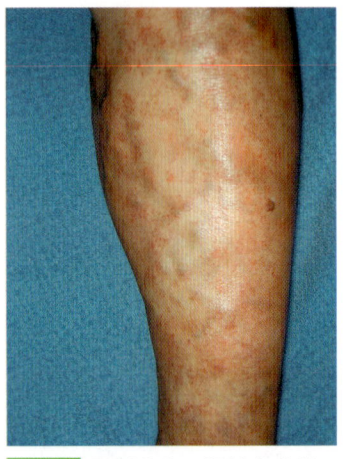

図13　鑑別疾患：慢性色素性紫斑病
左下腿に表在静脈の拡張と点状出血斑がみられる．

2. 結節性痒疹・多形慢性痒疹
prurigo nodularis・prurigo chronica multiformis

中村考伸, 出光俊郎

1 疾患概要
反応性の疾患である

強い痒みを伴う痒疹丘疹を主徴とする反応性疾患である. その経過から急性, 亜急性, 慢性に分類されている. 慢性痒疹には結節性痒疹 (prurigo nodularis)・多形慢性痒疹 (prurigo chronica multiformis) がある.

2 診断のポイント
結節性痒疹：激しい痒みを伴い, 紅色結節のみを呈することが特徴
多形慢性痒疹：激しい痒みを伴い, 紅色結節に湿疹化と苔癬化を伴う

結節性痒疹は四肢特に下腿伸側に生じる激しい痒みを伴う紅色結節である. 孤立性であり融合することがなく湿疹病変は伴わない (図1〜3). 背景にストレス, 胃腸障害, 貧血, アトピー素因, 肝腎障害, などの関与が考えられている.

多形慢性痒疹は主に老年の側腹部から腰臀部, 大腿外側にかけて生じる. 激しい痒みを伴う紅色結節が集まり湿疹化および苔癬化局面を形成する (図4). 原因は不明であるが背景として生理学的機能異常, 消化器の異常, 肝障害, 内臓悪性腫瘍の存在, 性ホルモン異常, 病巣感染, 心身症などの関連が指摘されている.

鑑別診断としてアトピー性皮膚炎 (図5), 疥癬 (§16-4参照), アミロイド苔癬 (図6), 後天性反応性穿孔性膠原線維症 (§16-3参照) などがある.

3 治療法
ステロイドの外用が第一選択

局所治療としてmedium rank以上のステロイド外用, ステロイド密封療法, ステロイド含有テー

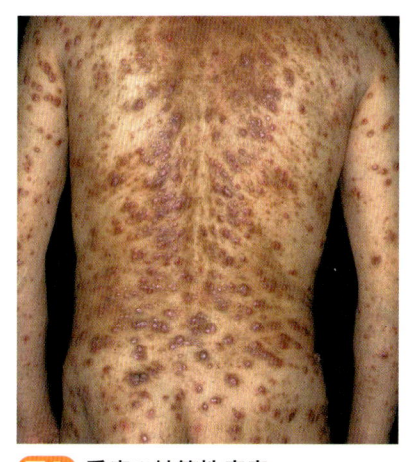

図1 重症の結節性痒疹
背部に痒疹結節が多発し, 激痒を伴っている.

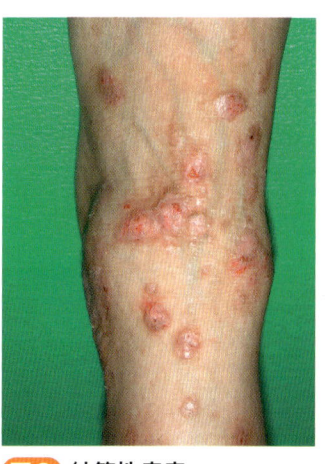

図2 結節性痒疹
下腿〜足に痒疹結節が多発している.

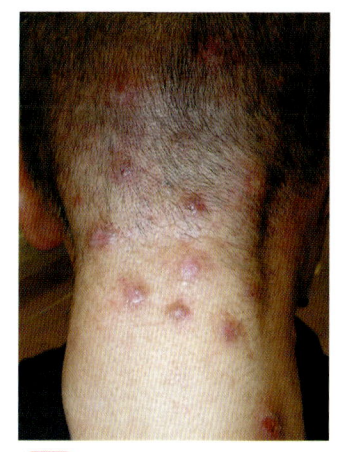

図3 結節性痒疹の紅色結節
後頸部に紅色結節が多発している.

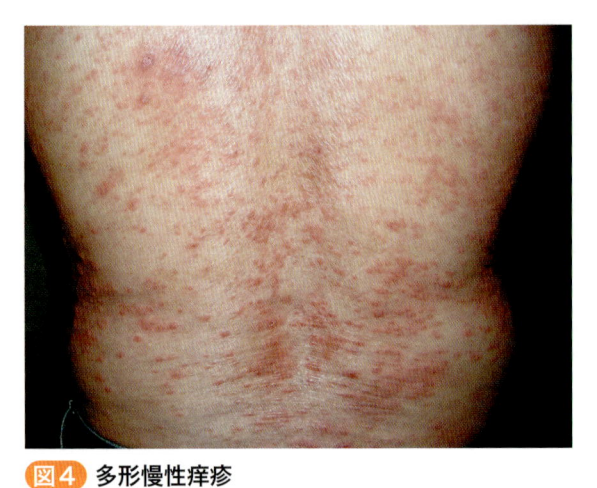

図4 多形慢性痒疹
腰背部に紅色結節が集簇して苔癬化局面を形成している．

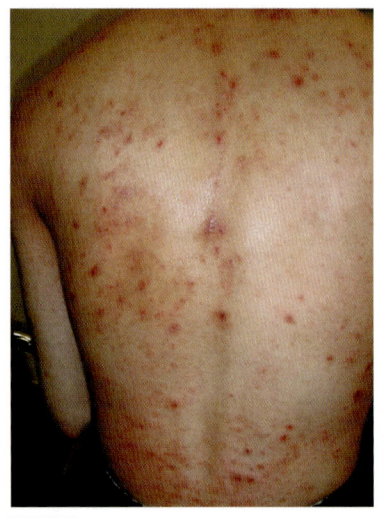

図5 鑑別疾患：アトピー性皮膚炎患者に生じた多形慢性痒疹様皮疹

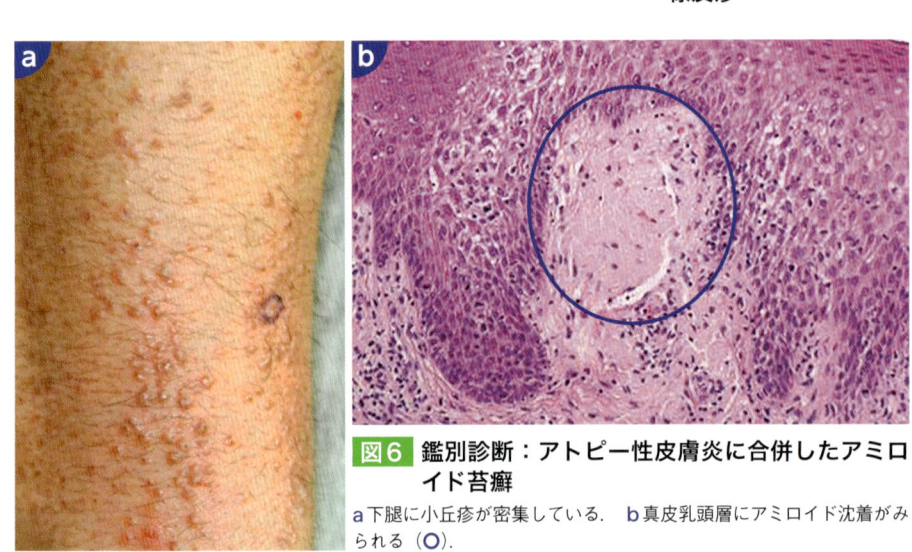

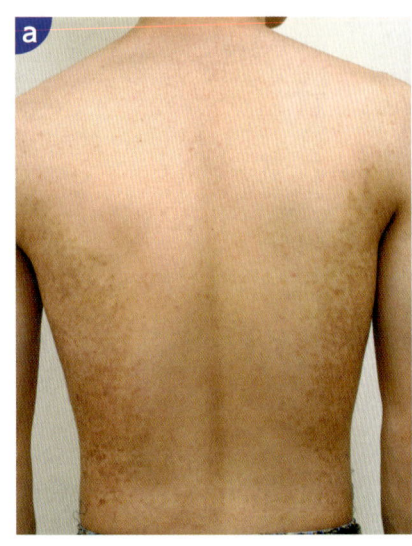

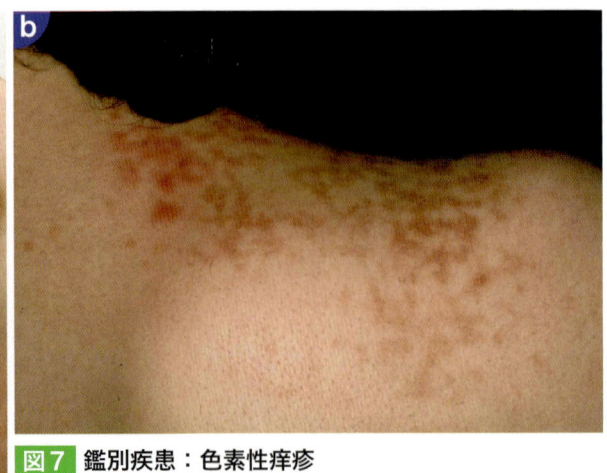

図6 鑑別診断：アトピー性皮膚炎に合併したアミロイド苔癬
a 下腿に小丘疹が密集している．　b 真皮乳頭層にアミロイド沈着がみられる（○）．

図7 鑑別疾患：色素性痒疹
a 両側腹部〜背部に，網目状の色素沈着に紅色丘疹が混在している．
b 紅色丘疹と網目状の褐色色素沈着がみられる．

プ，痒みに対しては抗ヒスタミン薬，難治例はステロイド内服や光線療法（ナローバンドUVB照射）を行う．

4 鑑別疾患
色素性痒疹，妊娠性痒疹

色素性痒疹は主に若い女性の項部，上背部，肩，肩甲骨，胸を中心に激しい瘙痒を伴う紅色丘疹が発作性に生じ，消退後に粗大網目状の色素沈着を残す（図7）．

妊娠性痒疹は妊娠3～4カ月ころから発症し，四肢伸側や体幹に好発する紅色丘疹あるいは漿液性丘疹である．融合傾向は少ない．搔破によるびらんや鱗屑，痂皮を伴う（図8）．

5 専門医からのアドバイス
難治性の疾患である

慢性に経過し消長をくり返す難治性の疾患であり，基礎疾患（表1）の検索が必要である．

6 専門医紹介のポイント
ステロイド外用薬で治らないとき

medium rank以上のステロイド外用薬を使用しても治らないときは専門医へ紹介する．

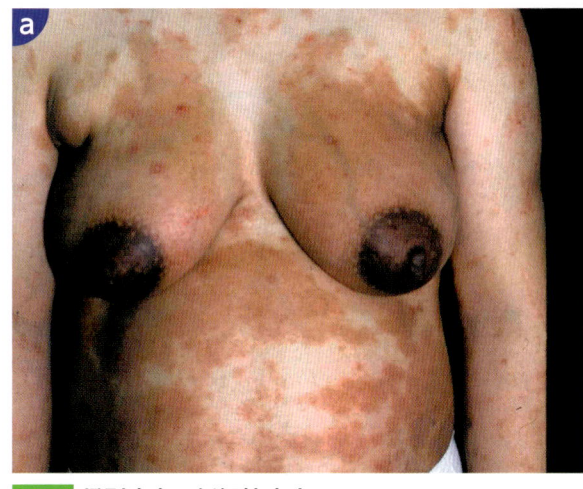

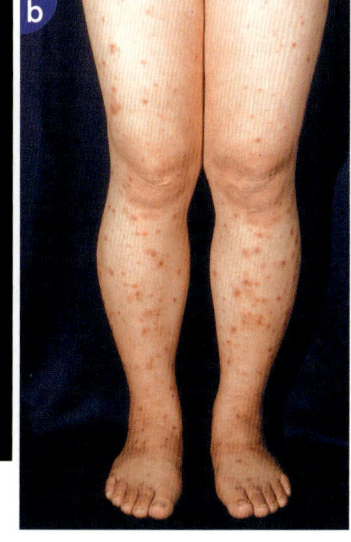

図8 鑑別疾患：妊娠性痒疹
a 体幹の痒疹結節と紅斑の消えた後の色素沈着．b 出産後治癒した．

表1 結節性痒疹と多形慢性痒疹の基礎疾患

結節性痒疹	多形慢性痒疹
虫刺症	生理学的機能異常
ストレス	胃，消化管の異常
胃腸障害	胃酸の分泌異常
貧血	肝障害
アトピー素因	性ホルモン失調
アレルギー	病巣感染
感染	内臓悪性腫瘍の存在
肝腎障害	心身症

§16 激しい痒みの皮疹をみたら

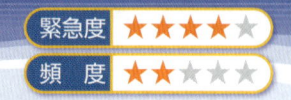

緊急度 ★★★★☆
頻度 ★★☆☆☆

3. 後天性反応性穿孔性膠原線維症
acquired reactive perforating collagenosis (ARPC)

中村考伸, 出光俊郎

1 疾患概要
膠原線維が経表皮性に排泄される

後天性反応性穿孔性膠原線維症（ARPC）は，膠原線維が何らかの原因で変性して経表皮排出される病態である．後天性のものであり糖尿病や慢性腎不全などに伴って生じることが多い．

2 診断のポイント
病理組織で膠原線維の経表皮排泄がみられる

四肢，体幹に生じ，激しい痒みを生じる．最初は小丘疹としてはじまり中心臍窩を有する，小丘疹，結節となる（図1〜3）．完成した病変では中央が陥凹し，黒色の壊死性病変がみられる．掻破などによるKöbner現象（健常皮膚部に刺激を加えると病変を生じる）が生じることがある（図4, 5）．中央に壊死組織を付着するものもある．糖尿病や慢性腎不全に合併することが多い（図6〜8）．診断は皮膚生検によって行われ病理組織学的に変性した膠原線維が経表皮性に排出される像が特徴的である（図9）．

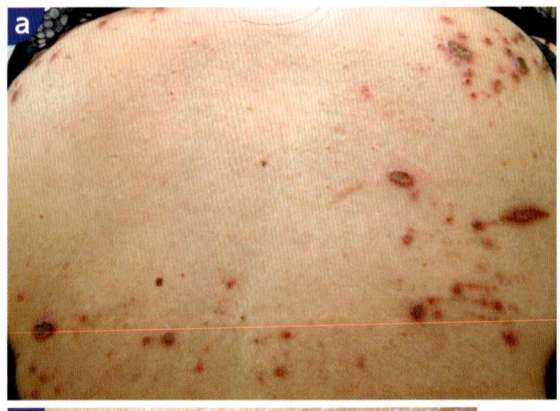

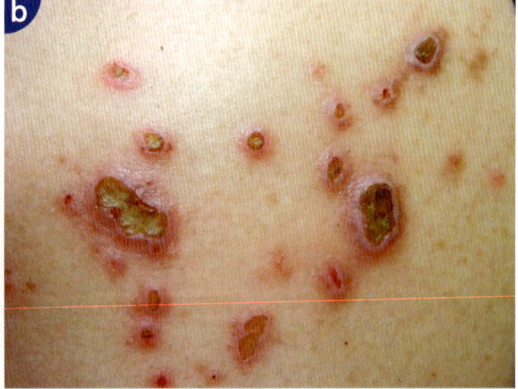

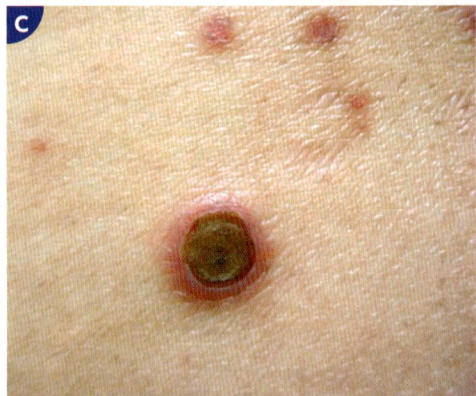

図1 後天性反応性穿孔性膠原線維症
a 引っ掻いた痕に一致する皮疹． b, c 壊死性痂皮を有する大型の潰瘍．
（今川皮膚科 今川一郎先生 提供）

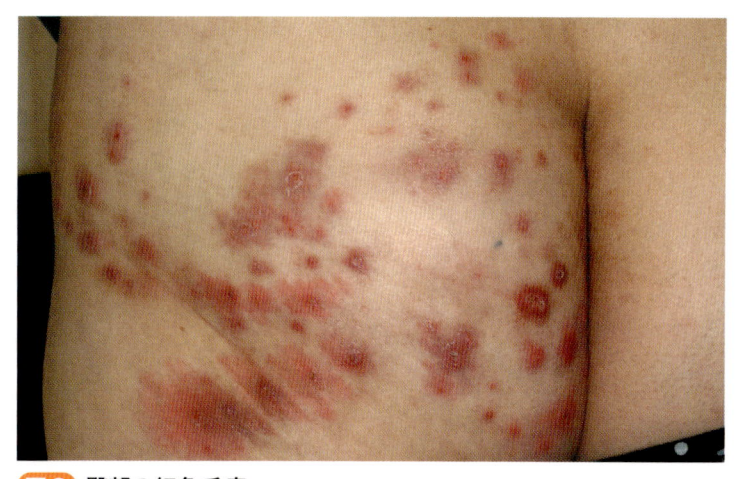

図2 臀部の紅色丘疹
臀部に拡大した臍窩を伴う紅色丘疹を認める．一見，痒疹や毛包炎にも似る．

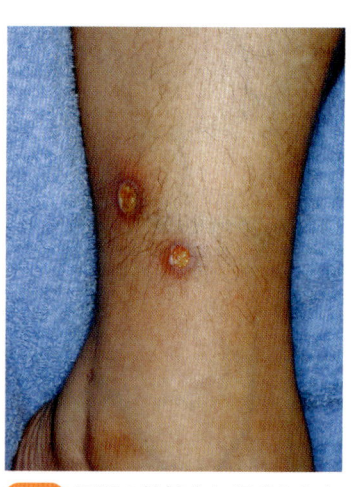

図3 下腿の結節上に認められた径1cm大の皮膚潰瘍

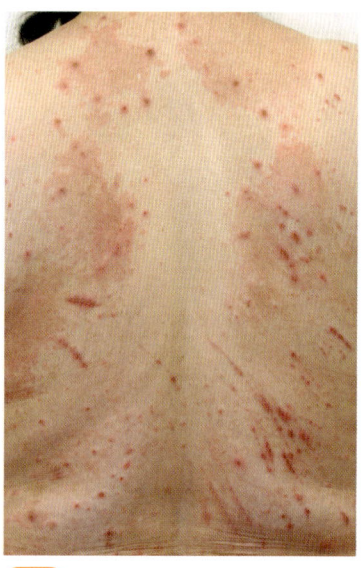

図4 背部にみられた紅色丘疹と線状の丘疹

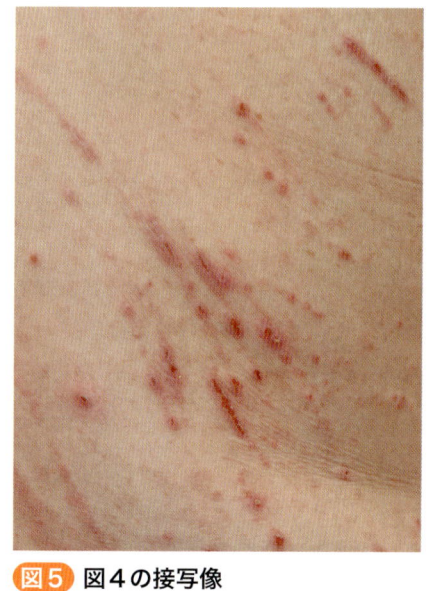

図5 図4の接写像
掻破によるKöbner現象（健常皮膚部に刺激を加えると病変を生じる）．

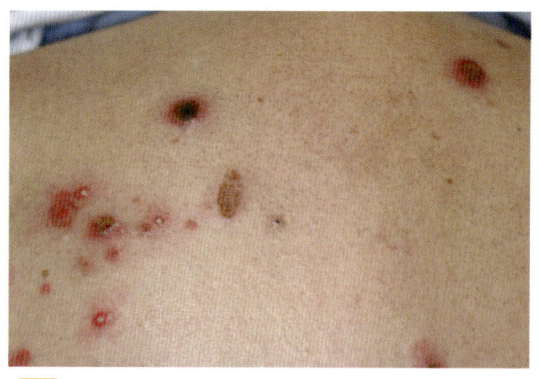

図6 自己免疫性膵炎を伴った後天性反応性穿孔性膠原線維症
中央に壊死組織を付着している．

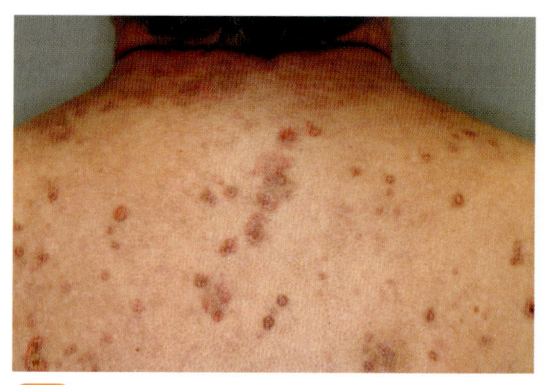

図7 水疱性類天疱瘡に対しステロイドを投与し糖尿病を伴っていた後天性反応性穿孔性膠原病線維症

3 治療法
治療に難渋することが多い

ステロイドの外用が行われるがあまり効果がない．近年，糖尿病などの原疾患に対する治療やテトラサイクリン内服が有効であったという報告がある．光線療法（ナローバンドUVB照射）が行われることがある．また，自然治癒することもある．

4 専門医からのアドバイス
糖尿病や慢性腎不全患者に伴う角化性丘疹をみたら後天性反応性穿孔性膠原線維症を疑う

確定診断は特徴的な病理組織所見による．二次感染をきたすことがあるので，その場合には壊死組織の除去（デブリードマン）と抗菌薬の投与が必要である．

5 専門医紹介のポイント
慢性疾患に伴う難治性の丘疹

糖尿病や慢性腎不全に伴って激しい痒みを生じ，難治性の多発する丘疹をみたら紹介する．

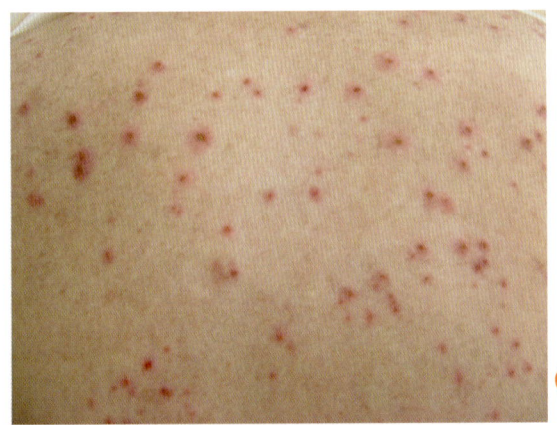

図8 薬疹のためにステロイド投与中の症例

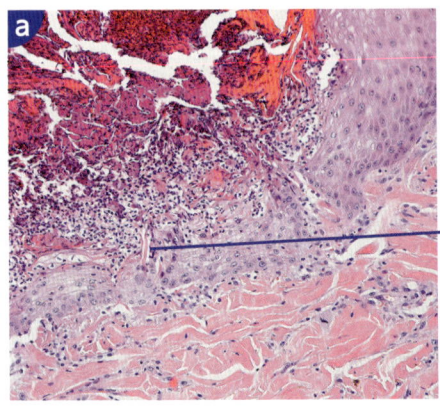

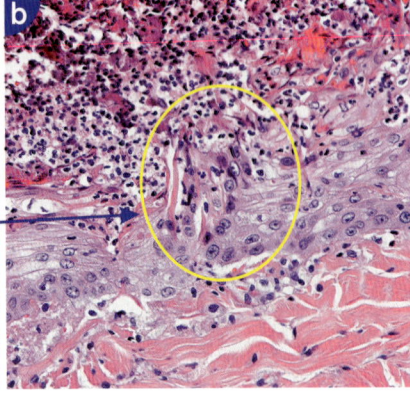

図9 後天性反応性穿孔性膠原線維症の病理組織像
経表皮性に膠原線維の排出がみられる．

§16 激しい痒みの皮疹をみたら

緊急度 ★★★★☆
頻度 ★★★☆☆

4. 疥癬
scabies

中村考伸，出光俊郎

1 疾患概要
疥癬虫による皮膚感染症で集団発生する

疥癬虫（*Scarcoptes scabiei var homnis*，ヒゼンダニ）が皮膚の角質層に寄生して発症するヒトの肌からヒトの肌への直接接触による皮膚感染症で性感染症の1つである．性交渉を伴わなくとも長時間一緒に寝ると感染する．家族内感染，施設内感染が多い．最近では老人病院，老人保健施設，老人福祉施設を中心として高齢者と介護者に発症例が多い．間接感染としては湿った布団などを介して感染することがあり当直室を頻繁に使う職種などの発生があるが頻度は少ない．

2 診断のポイント
ステロイド外用薬に反応しない痒みのある丘疹と疥癬トンネルが特徴的

通常型疥癬と角化型疥癬がある（表1）．

①通常型疥癬：感染後，1カ月の潜伏期間をおいて発症する．激しい痒みを伴い，腹部，胸部，大腿，腋窩，前腕，上腕屈側に紅斑性丘疹を生じる．角質の厚いところに顕著にみられ（図1 a）体幹では

表1 通常の疥癬と角化型疥癬

	通常の疥癬	角化型疥癬
臨床症状	きわめて激しい瘙痒を伴い左右対称に胸腹部に散発する紅斑性小丘疹，陰部小結節，手指の疥癬トンネルなどの皮疹が認められる．家族など周囲の人間に同様の皮疹を認めることが多い	手掌，手や指，足趾，肘頭，膝蓋，臀部など体幹四肢の骨の突出部位に生じる．通常の疥癬では寄生しないが頭部や耳介にも好発する．カキ殻状の角質増殖を伴った紅斑が四肢体幹にびまん性に認められる
診断（鏡検）	紅斑性小丘疹や小結節，疥癬トンネルから疥癬虫の虫体，卵を検出する	角質内に多数の疥癬虫の虫体，卵を検出する
鑑別診断	湿疹，接触皮膚炎，アトピー性皮膚炎，自家感作性皮膚炎，蕁麻疹，妊娠性皮膚痒瘙痒症，老人性皮膚瘙症，リンパ腫など	老人性皮膚瘙痒症，老人性乾皮症，皮脂欠乏性皮膚炎，慢性湿疹，乾癬，薬疹，足白癬，爪白癬，掌蹠角化症など
治療	クロタミトン（オイラックス®）硫黄剤，安息香酸ベンジルの外用，イベルメクチンの内服	クロタミトン（オイラックス®）硫黄剤，安息香酸ベンジルの外用，イベルメクチンの内服

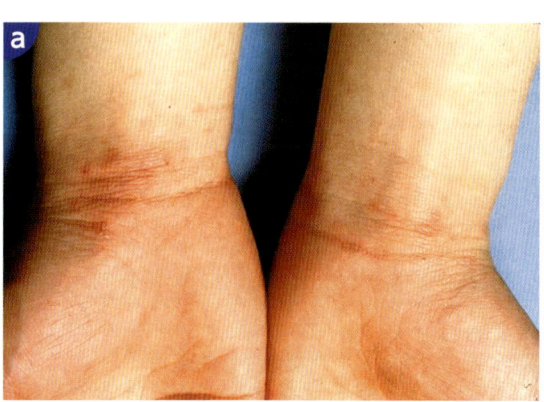

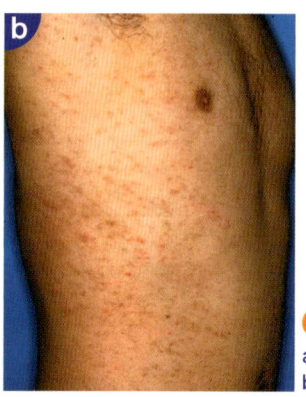

図1 疥癬の典型所見
a 角質の厚いところで顕著．
b 体幹では痒疹に似る．

痒疹に似る臨床像である（図1 b）．紅斑性丘疹が多発する（図2，3）．手，指，陰股部，腋窩，臀部に線状疹（疥癬トンネル）を生じる（図4）．KOH直接鏡検により角層内の雌性虫（図5 a），虫卵（図5 b）を証明することにより診断できる．

　虫体および虫卵の検出率が一番高いのは疥癬トンネルであり，他部位での検出率はきわめて低い．疥癬トンネルは手指，肘頭，足，陰部，臀部，腋窩の順に多く，よって手指をよく観察することが重要である．

②**角化型疥癬（ノルウェー疥癬）**：重症感染症，老衰，悪性腫瘍などの基礎疾患がある場合や，ステロイドや免疫抑制薬などを投与されている場合など免疫力が低下している患者に発症する．また，通

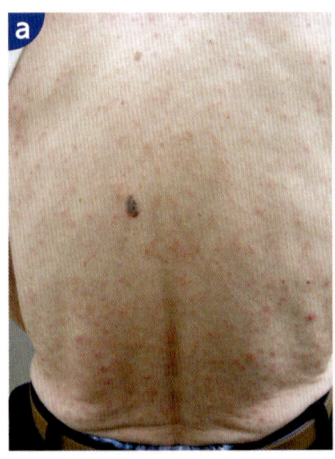

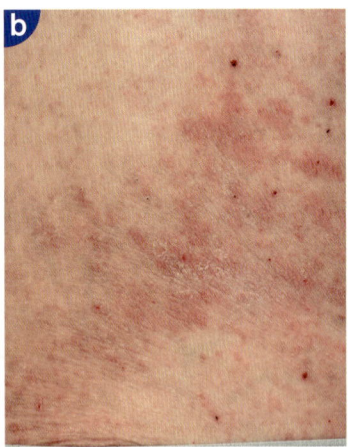

図2 背部に紅斑性丘疹が多発している

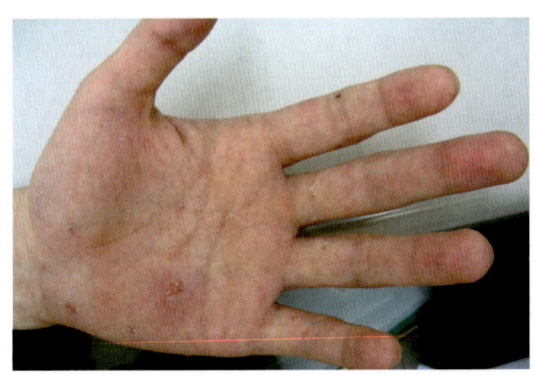

図3 HIV患者に発症した疥癬による紅斑性丘疹
手掌に紅色丘疹を認める．

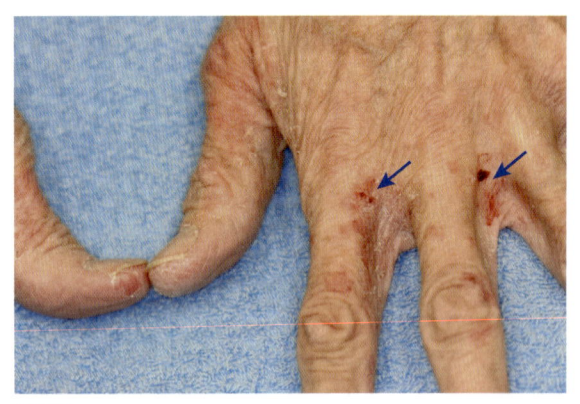

図4 指間の疥癬トンネル

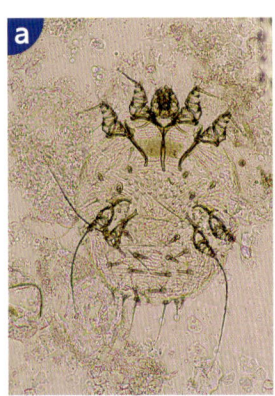

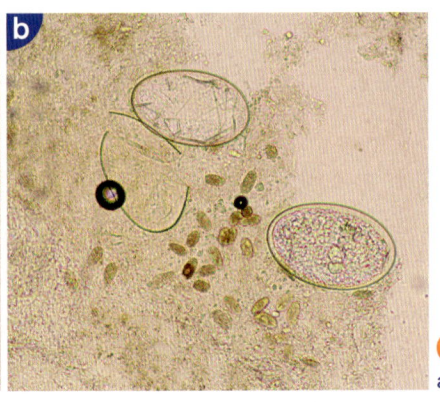

図5 疥癬虫と虫卵
a 疥癬虫体．　b 疥癬虫卵．

常の疥癬と異なり頭部や耳介にも発症する．きわめて厚い鱗屑が固着したカキ殻状の角質増殖を認める（図6〜8）．鱗屑内には多数の疥癬虫が観察される．

3 治療法
イベルメクチン内服が第一選択である

イベルメクチンの内服が第一選択である（図8）．また抗ヒスタミン薬の併用を行うことが多い．他に硫黄剤，クロタミトン（オイラックス® 軟膏），安息香酸ベンジル，γ-BHCが用いられる．集団感染が多いため家族，同居人の診察，治療も同時に行う．寝具や衣類の交換も必要である．

4 専門医からのアドバイス
KOH直接鏡検が重要

同じ症状が家族内や同一施設で集団発生し激しい痒みを生じる紅色性丘疹をみたら疥癬を疑いKOH直接鏡検する．

5 専門医紹介のポイント
疑ったら直ちに皮膚科へ紹介

①ステロイド外用薬や抗ヒスタミン薬の効かない皮疹，②家族内感染や施設内感染をみたら専門医へ紹介する．

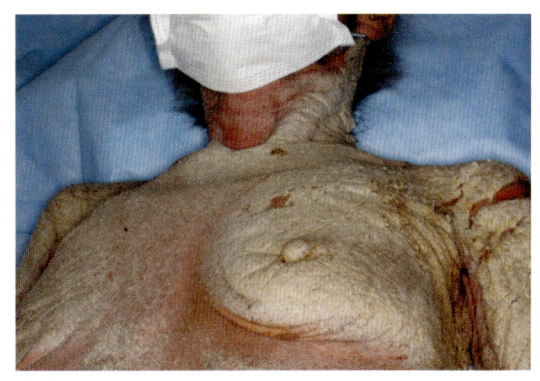

図6 皮膚筋炎に対してステロイドを内服中発症した角化型疥癬
前胸部および腹部にきわめて厚い鱗屑が固着したカキ殻状の角質増殖を認めた．（自治医科大学皮膚科症例）

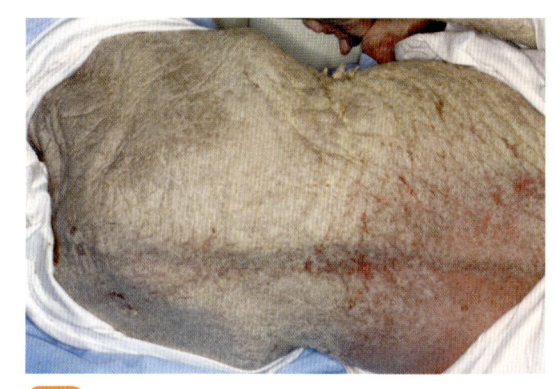

図7 図6と同症例
頸部，背部，腰部と体幹全体に広範囲に角質増殖を認めた．

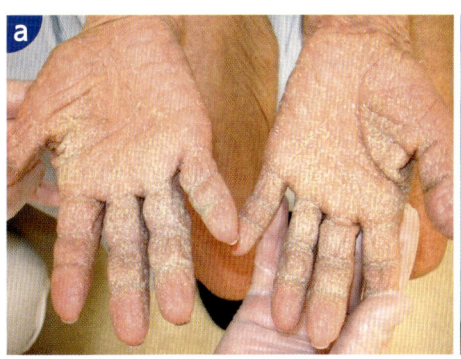

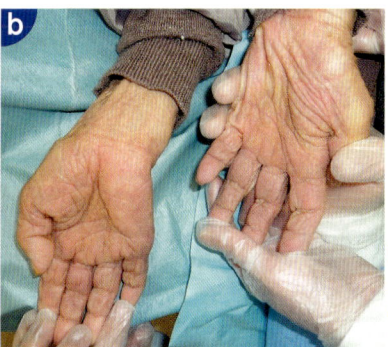

図8 角化型疥癬
a イベルメクチン治療前．
b イベルメクチン1週間治療後．

§17 治らないきず（潰瘍）をみたら

緊急度 ★★★★☆
頻度 ★★☆☆☆

1. 壊疽性膿皮症
pyoderma gangrenosum

吉田龍一

1 疾患概要
原因不明の難治性潰瘍

下肢，臀部，腹部に好発する原因不明の慢性・再発性の難治性潰瘍である．潰瘍性大腸炎，Crohn病，大動脈炎症候群，白血病などの基礎疾患（表1）を高率に合併する．

臨床経過は大きく4つの段階に分けられる．

第一期：小水疱，膿疱が出現して潰瘍を形成する（図1），第二期：それらが多発融合して遠心性に拡大する潰瘍を形成する（図2），第三期：中心治癒傾向を示す（図3），第四期：瘢痕治癒する（図4）．

2 診断のポイント
特異な検査所見はない

臨床所見から本症を疑い，他疾患を除外する．病理組織所見を含め，本疾患に特異的な検査所見はないが，血中CRPの上昇や好中球増多が認められる．

鑑別疾患は，深在性真菌症，抗酸菌感染症，梅毒（§14-6参照），血管炎，静脈うっ滞性潰瘍などである．

細菌培養は無菌性であることが多い．皮膚生検でも特異的所見はみられないが，鑑別疾患を除外し，血管炎の有無や潰瘍周囲の好中球浸潤を確認するため，施行しておくとよい．

表1 壊疽性膿皮症で高率にみられる基礎疾患

1) Crohn病
2) 潰瘍性大腸炎
3) 大動脈炎症候群
4) 白血病
5) IgA骨髄腫
6) 関節リウマチ　など

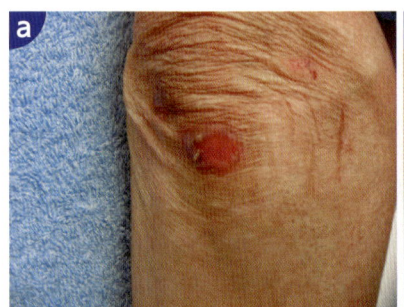

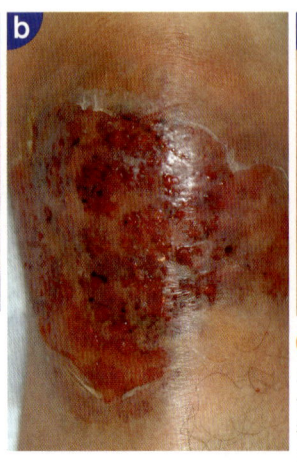

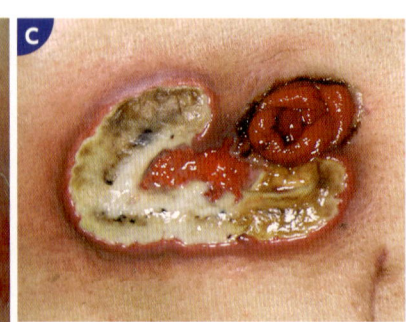

図1 水疱，膿疱
水疱，膿疱が単発ないし多発し，急速に自壊して潰瘍となる．a 左肘，b 左膝．c 人工肛門周囲の壊疽性膿皮症．人工肛門周囲に生じることもある（peristomal pyoderma gangrenosum）．

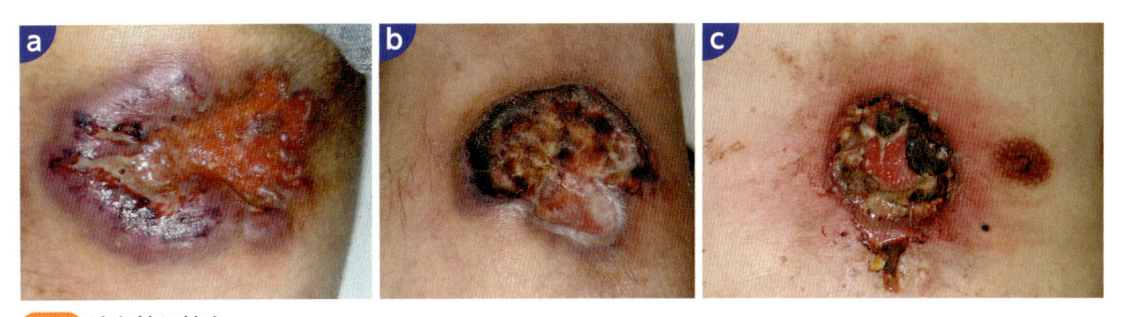

図2 遠心性に拡大
周囲は堤防状に隆起し,辺縁は鋭利な穿掘性の潰瘍を呈する. a 左大腿後面, b 右大腿後面, c 前胸部.

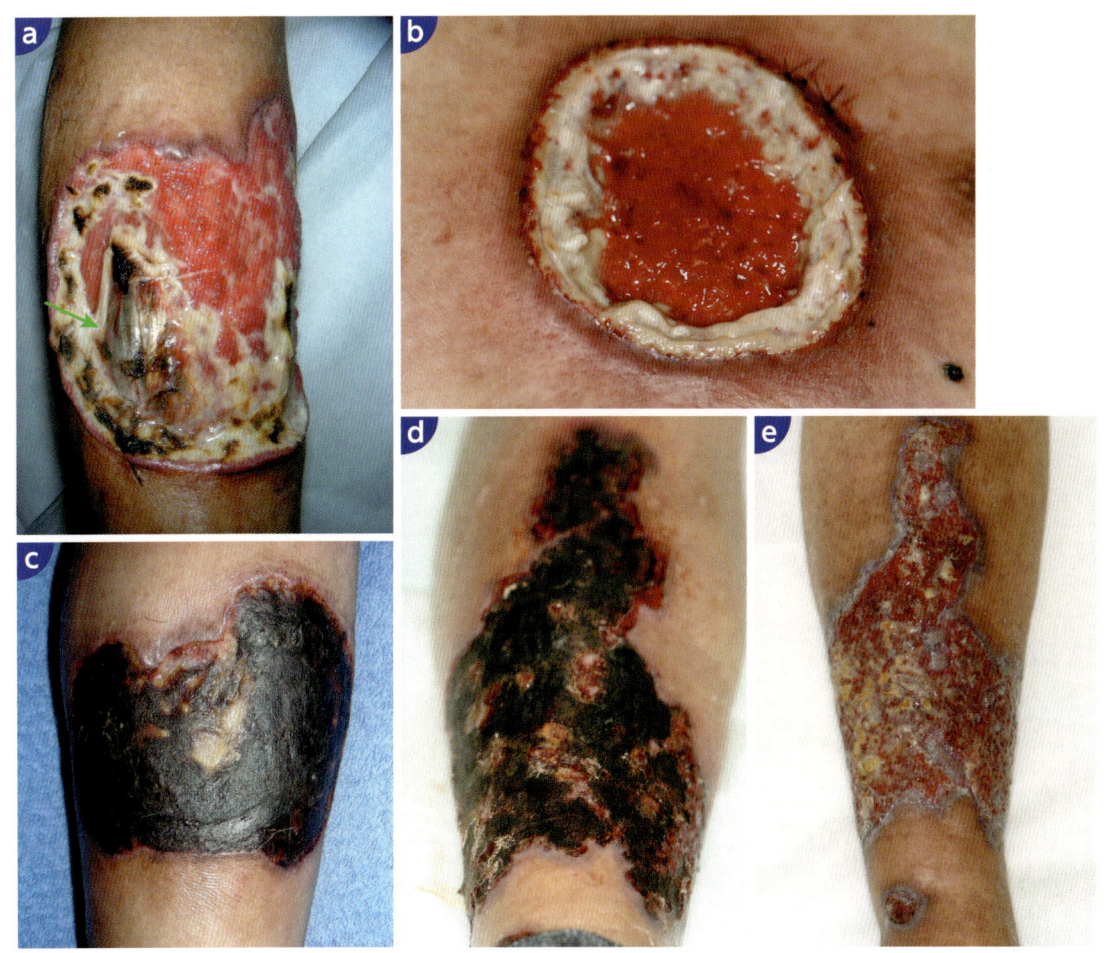

図3 中心治癒傾向
潰瘍の中心部から肉芽が増殖し治癒していく. a 右下腿後面. 腓腹筋(→)の露出がみられる. b 前胸部(図2cと同症例). 中心治癒傾向がみられる. c 黒色壊死組織が付着している. d 右下腿. 黒色壊死組織が付着している(図3e, 図4dと同症例), e 島状に瘢痕治癒がみられる.

§17 治らないきず(潰瘍)

1 壊疽性膿皮症

219

3 治療法
ステロイド内服が第一選択

ステロイドの内服が第一選択．
難治例にはシクロスポリン内服の併用も考える．ステロイドの外用やDDS（ジアミノジフェニルスルホン）の内服も補助的に行われる．

4 専門医からのアドバイス
難治の皮膚潰瘍をみたら本症を疑う

壊疽性膿皮症は単発の場合も，多発の場合もあるが，急速に遠心性に拡大するのが特徴的である．治療抵抗性の潰瘍をみたら，疑うべきである．一般的な潰瘍の治療と異なり，全身療法が主体となるため，基礎疾患や合併症の検索も必要である．

5 最近のトピックス
顆粒球除去療法

潰瘍性大腸炎などの治療に用いられる顆粒球除去療法が壊疽性膿皮症の治療として最近注目を集めている．

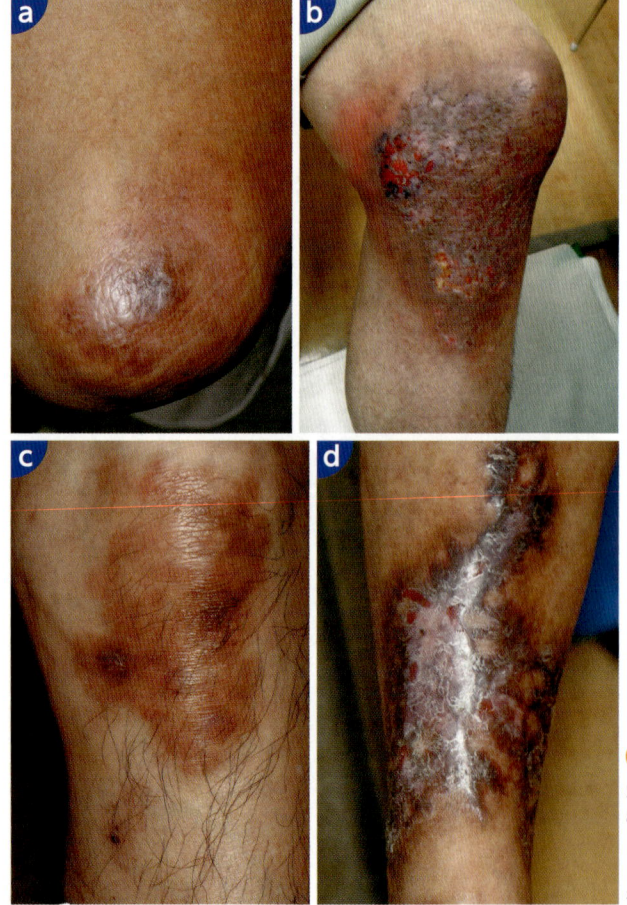

図4 瘢痕治癒
蜂巣状もしくは網目状の瘢痕を残して治癒する．a 右肘．瘢痕治癒している．b 左膝〜下腿網目状の瘢痕を残してほぼ上皮化．c 左膝．瘢痕治癒している．d 右下腿．網目状の瘢痕を残して治癒（図3 d, e と同症例）．

§17 治らないきず（潰瘍）をみたら

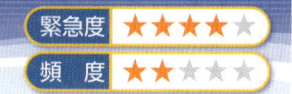

緊急度 ★★★★☆
頻度 ★★☆☆☆

2. 異　物
foreign body (implantation dermatosis)

吉田龍一

1 疾患概要
生体外の物質による感染や難治性潰瘍

　生体内に元来存在しない物体（異物）が体内に入ることにより，感染や難治性の潰瘍などを引き起こすことがある．感染を起こすと根治のためには異物の摘出が必要となる場合が多い．

　異物は事故などで，意図せずに体内に入る場合（図1〜4）と，治療目的で意図的に体内に入れられる場合（図5〜7）がある．

　医療の進歩によりさまざまな人工材料による異物感染がみられるようになった．最近では，美容目的の異物感染もみられる機会が多く，鑑別に入れておく必要がある（図9，10）．

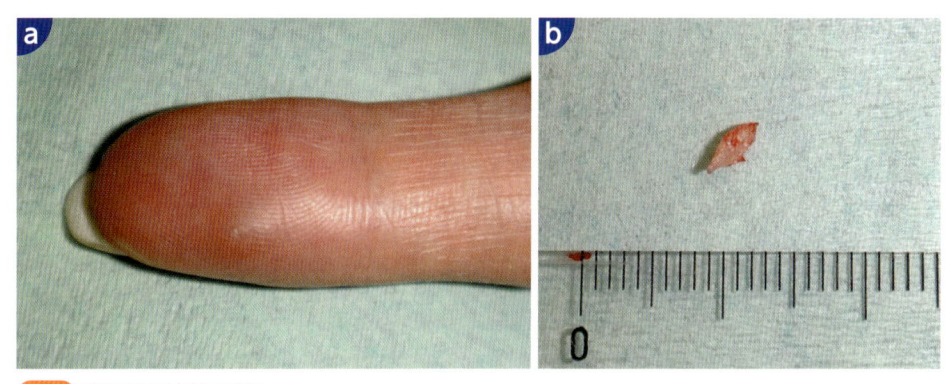

図1 陶器が示指に迷入
a 指腹の発赤，壊疽と紛らわしい． b 摘出した破片．

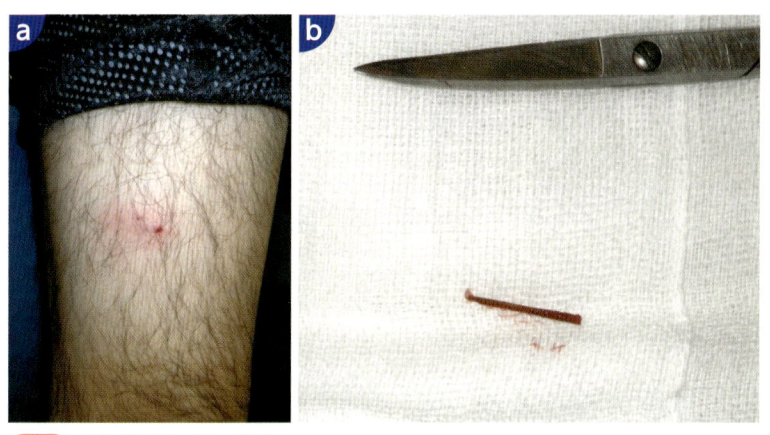

図2 木片が大腿部に迷入
a 迷込部に発赤がみられる． b 摘出されたとげ状の木片．

2 診断のポイント
詳細な病歴聴取

詳細な病歴の聴取が重要である．

特に美容治療歴については患者が話したがらないのでうまく聞き出す必要がある．家族の前では正直に話せない場合があるので，家族を退席させたうえでの聴取も必要な場合がある．微小な異物（とげや鉛筆の芯など）（図1，2）の場合は，患者自身が自覚していない場合もあり，生検で診断がつくこともある．

3 治療法
異物の全摘出が基本

異物の全摘出が基本である．異物を摘出後，洗浄と抗菌薬投与と外用剤（ユーパスタ，ゲーベンクリームカデックスなど）で治療する．

ただし，人工血管，脳外科手術のプレート，ペースメーカー，整形外科手術のプレートなどによる場合（図5〜7）は，関係各科と十分に連絡を取り合って治療にあたる必要がある．

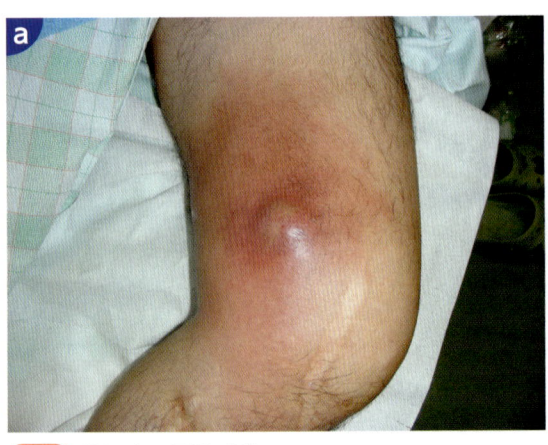

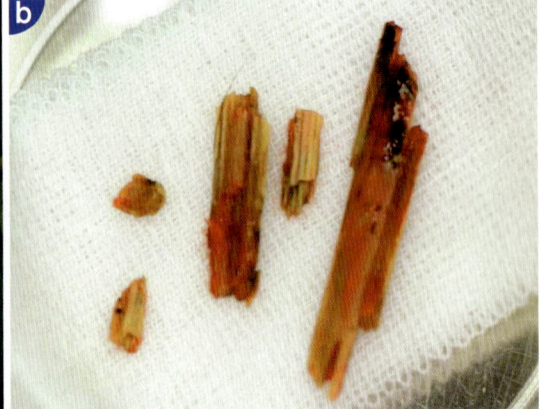

図3 竹による異物感染
a 幼少時に大腿部に迷入した竹に感染．瘤に類似の膿瘍を形成している．約30年経過後発症．b 切開時所見．局所麻酔下に切開したところ，木片が露出した．患者本人に確認すると，「転落した土手の斜面に竹の切り株があった」．摘出された竹の木片は最大長4 cm．

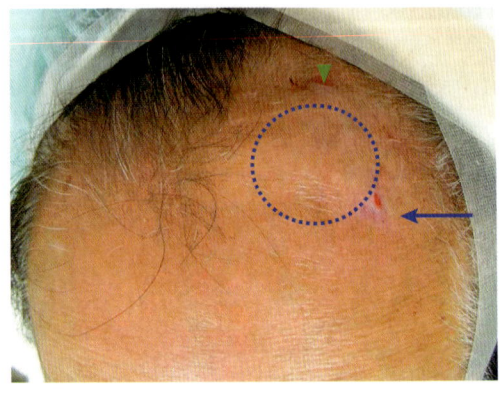

図4 裂傷後の膿瘍
はじめの裂傷部位（▶）．入り口は8 mm大潰瘍で，⚪の範囲に皮下膿瘍を形成し，粘稠性の膿汁の排出を認める．➡の部分に5 mm大のびらんを認める．

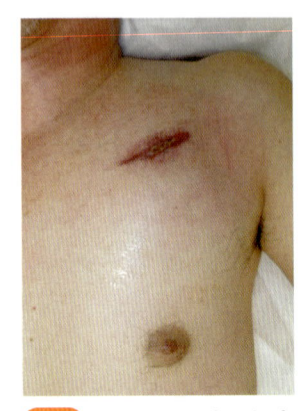

図5 ペースメーカーによる異物感染

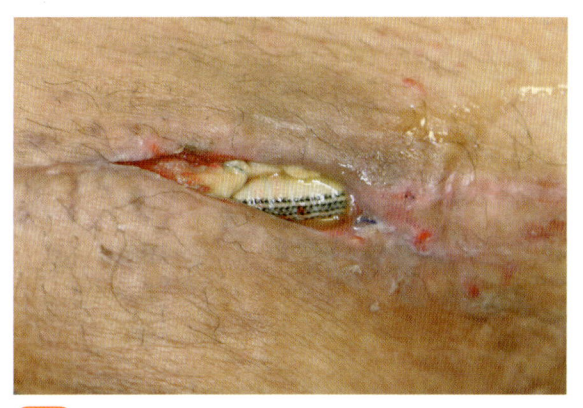

図6 大腿部人工血管露出

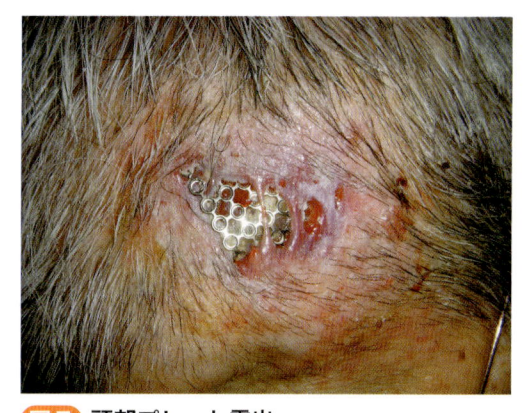

図7 頭部プレート露出
（防衛医科大学校形成外科 清澤智晴准教授 提供）

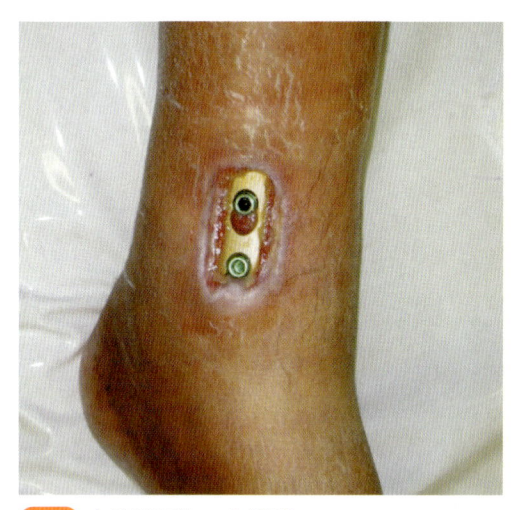

図8 左下腿プレート露出
（防衛医科大学校形成外科 清澤智晴准教授 提供）

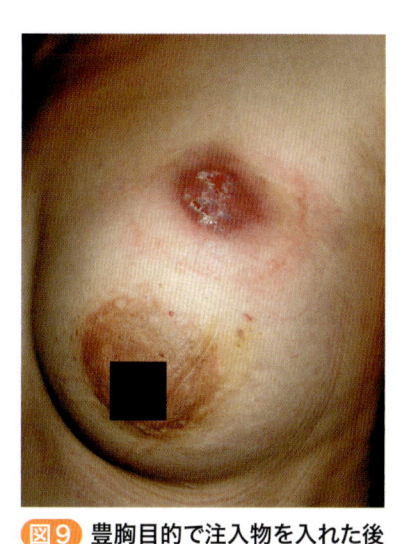

図9 豊胸目的で注入物を入れた後約10年で感染
（防衛医科大学校形成外科 清澤智晴准教授 提供）

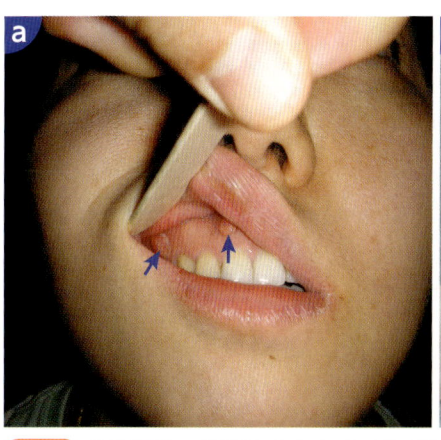

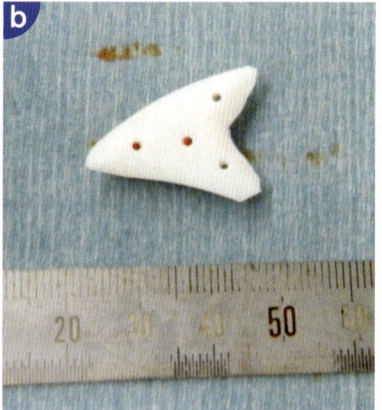

図10 美容目的で頰部に入れた人工物が感染し上顎歯肉に排膿
a 排膿部位（➡）．b 摘出した異物．
（防衛医科大学校形成外科 清澤智晴准教授 提供）

§17 治らないきず（潰瘍）

2 異物

3. スポロトリコーシス
sporotrichosis

吉田龍一

1 疾患概要
Sporothrix schenckii による深在性真菌症

　土壌などの自然界に存在する真菌 *Sporothrix schenckii* が，小外傷などからヒトの体内に侵入することにより発症する深在性真菌症．露出部である顔面や上肢の発症が多い．臨床的には暗紅色の結節からはじまり（図1〜3），増大とともに自壊して潰瘍を呈する（図4，5）．
　結節が単発する皮膚固定型（図1，2）とリンパ管に沿って多発する皮膚リンパ管型（図3，6，7）とがある．

2 診断のポイント
皮膚生検と組織真菌培養

　抗菌薬が効かない暗紅色結節，潰瘍をみた場合は本症を疑い，皮膚生検，組織真菌培養，スポロト

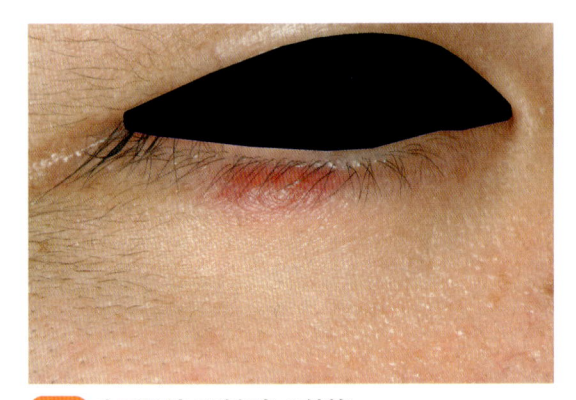

図1 右下眼瞼の暗紅色の結節

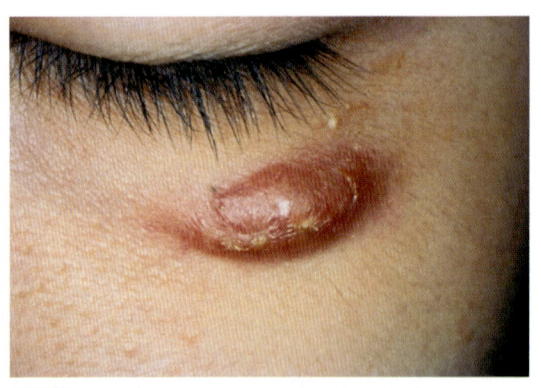

図2 左下眼瞼にみられた暗紅色の排膿する結節

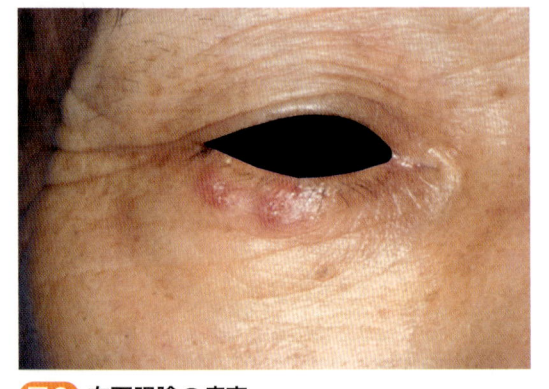

図3 右下眼瞼の病変
暗紅色の結節が2個認められる．

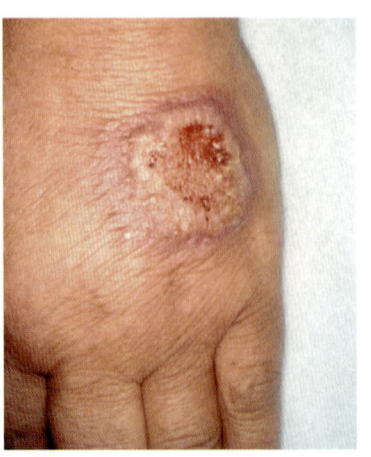

図4 左手背の中心が潰瘍化した結節

リキン反応などを行う．スポロトリキン反応は本症に特異的な検査で簡便であるが，すべての医療機関に試薬があるわけではないので，一般的には皮膚生検を行い，診断を確定する．病理所見では感染性肉芽腫の所見と，PAS染色で真皮内に厚膜胞子がみられる（図8）．また生検標本の一部を真菌培養検査に提出する．

3 治療法
ヨードカリ内服が奏効

ヨードカリの内服や抗真菌薬（イトラコナゾール）の内服を行う．
また，本菌は高温では発育しにくいため，使い捨てカイロを使用した温熱療法も奏効する．

4 専門医からのアドバイス
病歴聴取と皮膚生検で診断

スポロトリコーシスは子どもや土壌に接する機会のある人に多い．皮内に硬結や潰瘍を形成し，有棘細胞癌などとも鑑別しなくてはならないので，できれば専門医を受診させる．

図5 スポロトリコーシス
a 80歳女．ヨードカリ内服治療前．手関節部に潰瘍を伴う結節がみられる．
b ヨードカリ治療後．略治している．

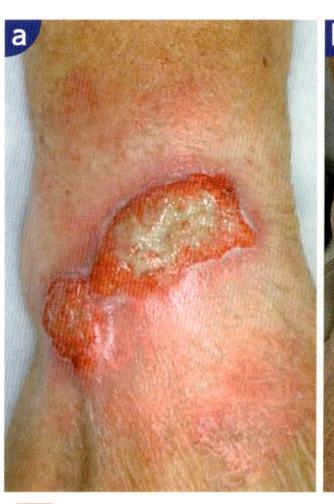

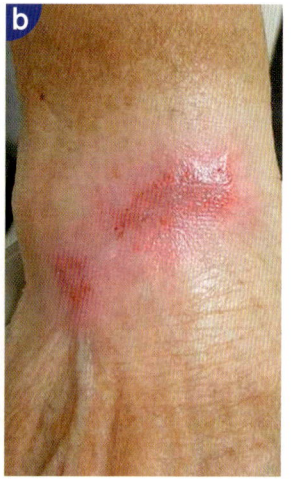

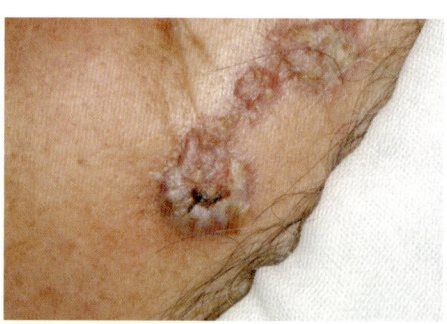

図6 左こめかみにみられた多発性の暗紅色の結節

図7 手指の原発巣とリンパ行性播種
a 指背の単発性紅色結節．b 前腕に線状に配列する皮下ないし皮内結節があり，リンパ行性に病巣が播種したものである．

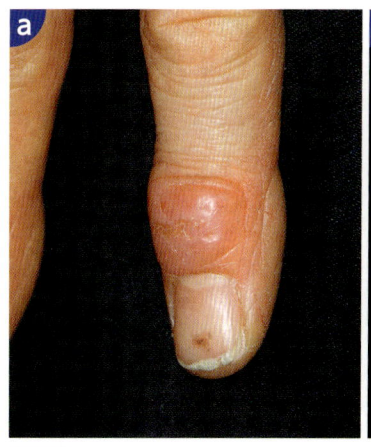

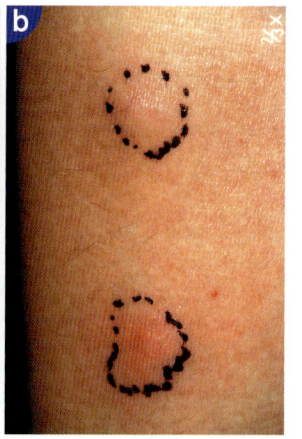

図8 スポロトリコーシスの組織内厚膜胞子

§17 治らないきず（潰瘍）をみたら

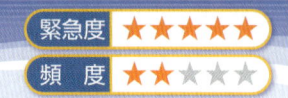

緊急度 ★★★★★
頻度 ★★☆☆☆

4. 熱傷瘢痕癌
burn scar carcinoma

吉田龍一

1 疾患概要
熱傷後数十年を経て発症

熱傷瘢痕に数十年の経過を経て発症する悪性腫瘍を熱傷瘢痕癌という．大部分が有棘細胞癌であるが，基底細胞癌，悪性黒色腫などの発生報告もある．
熱傷を受傷しやすい，四肢や頭部に好発する（図1〜7）．

2 診断のポイント
熱傷後の潰瘍は本症を疑う

難治性の潰瘍として外用薬で漫然と治療されている場合があり，注意が必要である．
熱傷瘢痕部位に長年の経過を経て難治性の潰瘍が出現したら，本症を疑って積極的に生検を行う．
熱傷瘢痕部位だけでなく，難治性の潰瘍は悪性腫瘍の可能性を常に念頭において診療にあたるのが大切である（図8）．

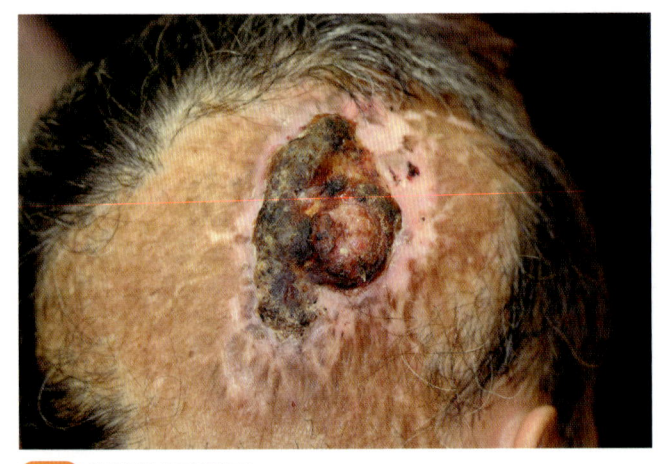

図1 頭部熱傷瘢痕癌
頭皮瘢痕の上に痂皮を付着する腫瘤を形成．

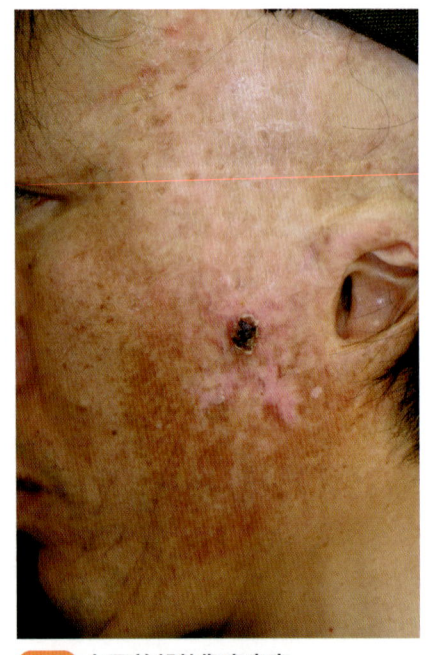

図2 左耳前部熱傷瘢痕癌
痂皮を付着する小結節．周囲に瘢痕がみられる．

3 治療法
有棘細胞癌に準じた切除

基本的に有棘細胞癌に準じて切除するが，瘢痕部を含めて大きく切除するのが原則である．切除後も再発・リンパ節転移に留意する．

4 専門医からのアドバイス
早期治療と経過観察

熱傷瘢痕癌は発生母地が広範囲であることもあり，また熱傷の痕ということで，本人が気づかず，他人にみせたがらない場合も多いので，重症化しやすい．病理組織像も悪性度が高いことが多く，転移もしばしばみられる．治療後も，十分な経過観察が必要である．

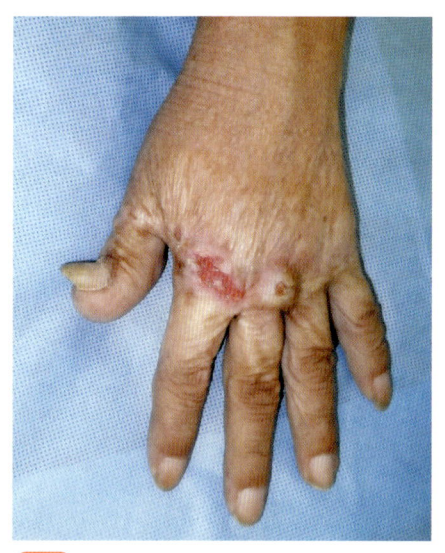

図3 左手背部熱傷瘢痕癌
難治性の潰瘍．

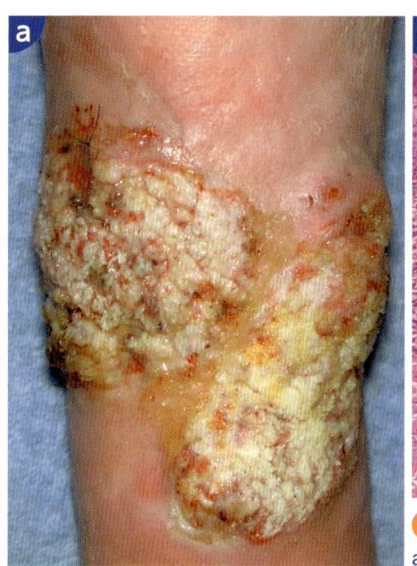

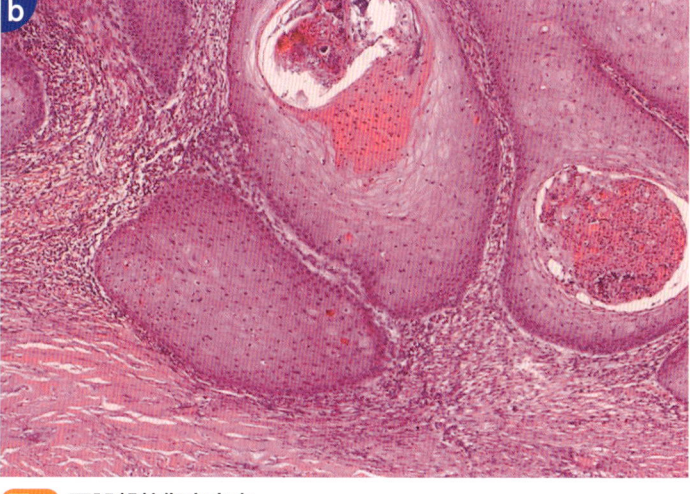

図4 下腿部熱傷瘢痕癌
a 下腿瘢痕上のカリフラワー状結節．　b 病理組織像．高分化有棘細胞癌．

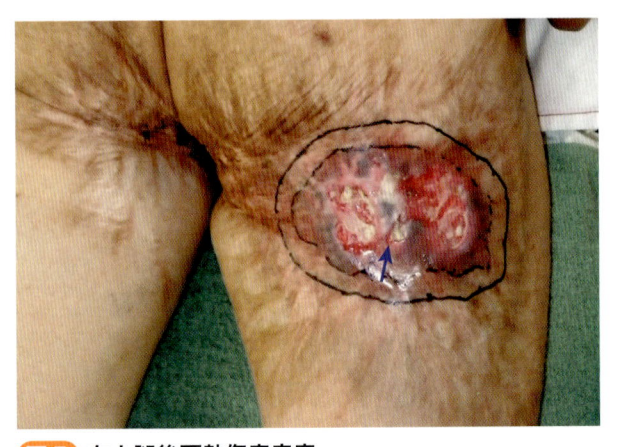

図5 右大腿後面熱傷瘢痕癌
難治性の潰瘍と腫瘤形成，一部角化（→）もみられる．

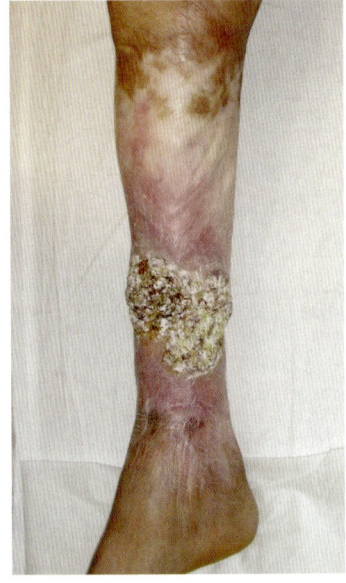

図6 右下腿熱傷瘢痕癌
右下腿に厚い痂皮を付着する腫瘤を形成．
（防衛医科大学校形成外科 清澤智晴准教授 提供）

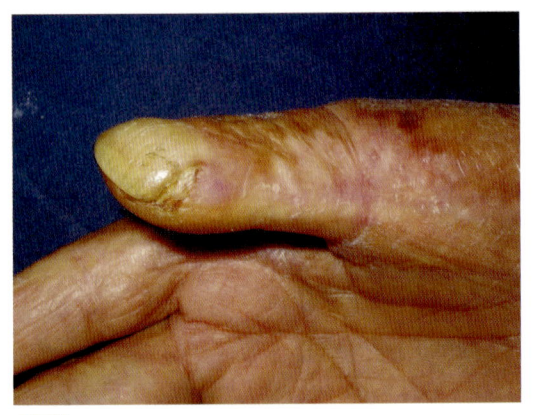

図7 右母指熱傷瘢痕癌
右母指側爪郭に難治性のびらんを認める．
（防衛医科大学校形成外科 清澤智晴准教授 提供）

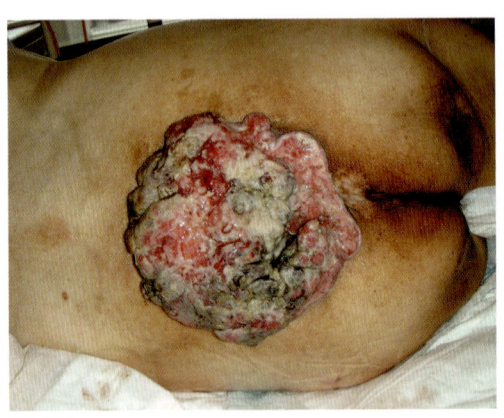

図8 鑑別疾患：褥瘡から発生した扁平上皮癌
仙骨部に潰瘍，壊死組織，腐敗臭を伴う巨大腫瘤を形成．
（防衛医科大学校形成外科 清澤智晴准教授 提供）

§18 アトピー性皮膚炎のバリエーション

緊急度 ★★★☆☆
頻度 ★★★★★

1. 乳児期のさまざまな皮疹
infantile atopic dermatitis, eczema infantum

横倉英人

1 疾患概要
湿潤性を示す紅斑，紅色丘疹

　乳児期のアトピー性皮膚炎は顔面，特に頬部，下顎部に瘙痒のある紅斑，紅色丘疹を生じ，被髪頭部，耳介周囲にも皮疹が現れる．
　この時期の湿疹病変は湿潤性を示すことが多いため脂漏性皮膚炎との鑑別は難しく，経過を観察していくことが重要である．

2 診断のポイント
1歳以下では乳児湿疹との鑑別が困難である

　脂漏性皮膚炎や，乳児湿疹との鑑別が必要になる．脂漏性皮膚炎は生後2～8週の間に発症する症例が多く，脂漏性の鱗屑を付ける紅斑が被髪頭部，顔面，前胸部，おむつ部位に出現する（図1～4）．アトピー性皮膚炎でも乳児期には鳥肌様皮膚などの乾燥症状が顕著でないことが多く，臨床症状のみからは鑑別が困難なことがある．①乳児湿疹では自然軽快がある点，②アトピー性皮膚炎でみられる乾燥皮膚がみられることが多いこと．以上が1歳以下の湿疹病変をみたときにはアトピー性皮膚炎とは診断せず乳児湿疹の診断にとどめることが多い原因と考える．乳児期の皮膚は非常に透過性が高いため湿疹病変が湿潤性をもつ場合が多いのも脂漏性皮膚炎との鑑別を困難にさせる理由である．
　耳周囲に出現しやすい湿潤性の紅斑は強い瘙痒感を伴い，掻破痕を生じやすい（図5）．この症状はアトピー性皮膚炎で生じやすい湿疹病変である．また，時間の経過とともに顔面の皮疹も表面が粗造になり（図6），四肢に漿液性丘疹，苔癬化を認めるようになれば（図7），脂漏性皮膚炎との鑑別が可能になる．ただし，乳児期におけるアトピー性皮膚炎の診断はある時点でのワンポイントの診察で行えるものではない．①経過中にくり返される湿疹病変，掻破，②乳児期後半から幼児期に出現しや

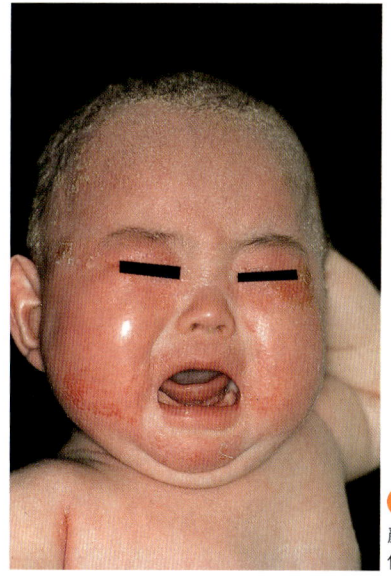

図1 乳児湿疹
顔面，被髪頭部に細かな鱗屑を伴う紅斑，掻破痕を認める．

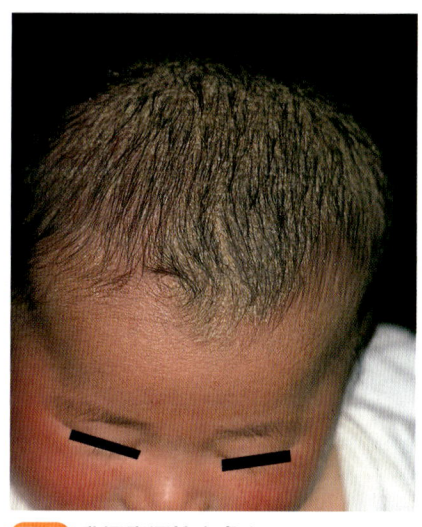

図2 乳児脂漏性皮膚炎
被髪頭部に細かな鱗屑の付着を認める．

すい乾燥皮膚（鳥肌様皮膚）の存在，③家族歴でアトピー素因がある，という点に注意して診断するべきである．また，頸部，おむつ部位のようにどうしても浸軟しやすい部位にも湿疹性変化を伴いやすく（図8），二次的に皮膚カンジダ症や伝染性膿痂疹を伴うことがあり注意が必要である．

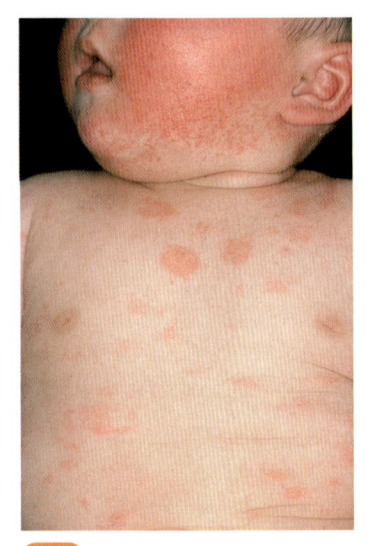

図3 乳児湿疹
前胸部に円形で，表面に鱗屑を伴う紅斑を認める．

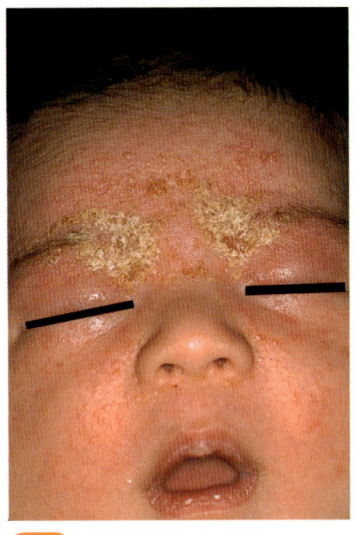

図4 乳児脂漏性皮膚炎
前額部，眉毛部に鱗屑，痂皮の付着を認める．

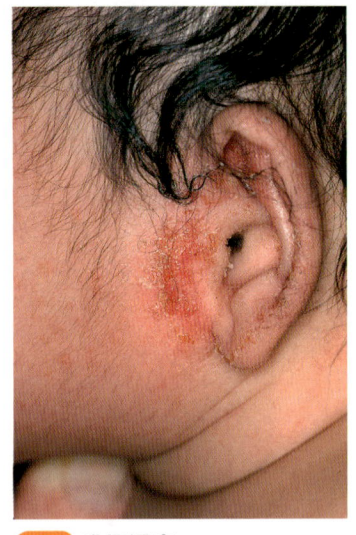

図5 乳児湿疹
耳介，耳前部に湿潤した紅斑，びらんを認める．

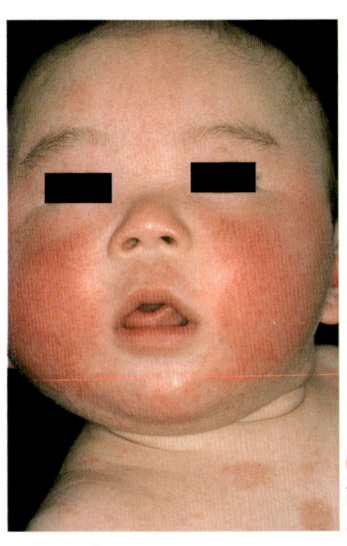

図6 乳児湿疹
両頬部に表面粗造な軽度の苔癬化を認める．

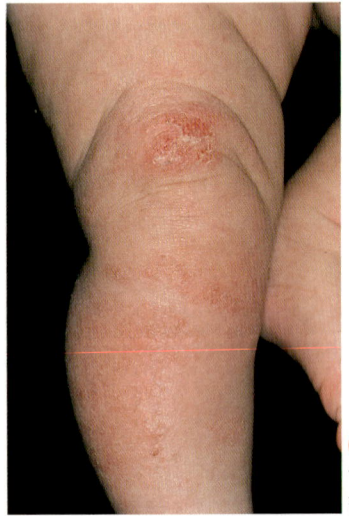

図7 乳児湿疹
下肢に漿液性丘疹と苔癬化を認める．

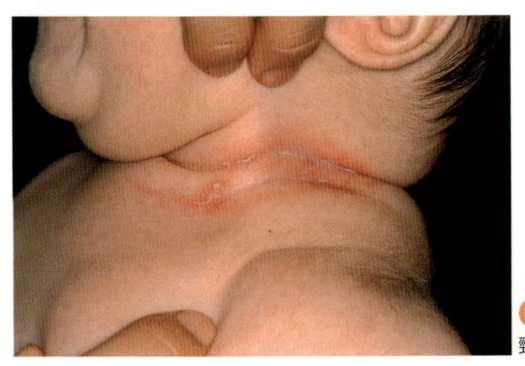

図8 乳児湿疹（間擦部）
頸部に浸軟した線状の紅斑を認める．

3 治療法
薬物療法と保湿

薬物療法，増悪因子の検索，日常生活指導が重要である．乳児の顔面は特にステロイド外用薬の吸収がよく，漫然とステロイド外用を続けることは慎むべきである．しかし，家族の判断だけでは外用の中止，継続の判断は困難であるので，定期的な専門医の診察が必要である．

同時に，基盤にある角質層の機能異常による皮膚乾燥に関しては保湿剤の継続的な外用が必要である．保湿剤としてはヘパリン類似物質含有軟膏，尿素軟膏があり，皮膚表面を保護し水分蒸散を防ぐ意味では白色ワセリンがあり，症状をみながら使い分けていく．日常生活指導としては風呂で無理にこすらない，石鹸は使い，十分に洗い流すといったことが重要になる．

4 気をつけるべき鑑別診断
ステロイドに反応しないときは疥癬を疑ってみる

家族内感染としての疥癬（§16-4参照）が重要である．顔面に湿疹様病変を認め（図9），体幹，四肢に細かな丘疹，小水疱をみた場合（図10），疥癬の可能性を念頭におき，KOH直接鏡検にて確認する必要がある．特にステロイド外用薬に反応しない症例をみた場合は疑ってみる．教科書的な疥癬トンネルを認めない例も多いので注意を要する．疥癬と診断した場合，患児のみならず，家族に同症がないか確認し，治療を行う．

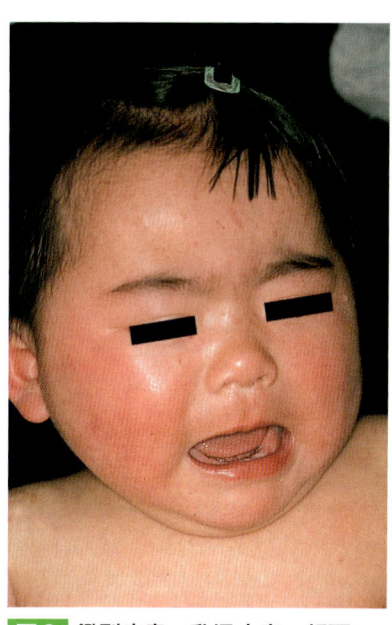

図9 鑑別疾患：乳児疥癬の顔面
前額部に紅色の丘疹，掻破痕が混在する．

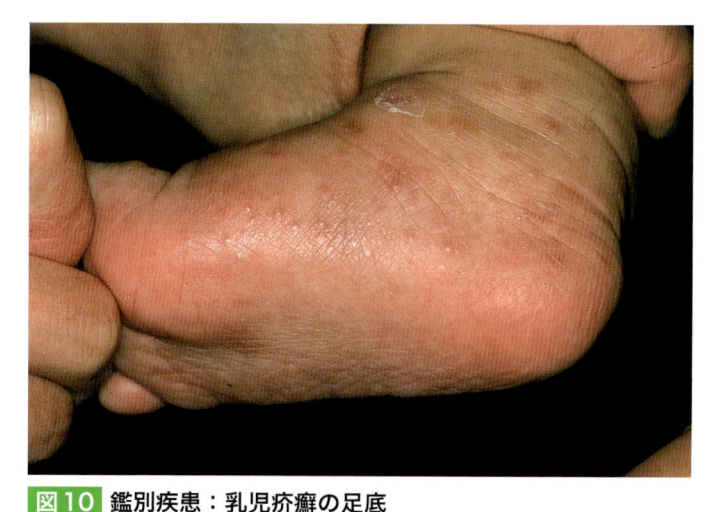

図10 鑑別疾患：乳児疥癬の足底
足関節から足底にかけ，紅色の丘疹と小水疱の多発を認める．

§18 アトピー性皮膚炎のバリエーション

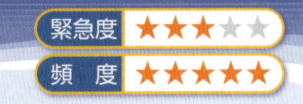

緊急度 ★★★☆☆
頻度 ★★★★★

2. 学童期の皮疹
eruption of child

成田多恵

1 疾患概要
学童期に悪化傾向

　平成12〜14年度厚生労働科学研究「アトピー性皮膚炎患者数の実態及び発症・悪化に及ぼす環境因子の調査に関する研究」による有症率調査では，アトピー性皮膚炎の有症率は3歳の13.2％以降は年齢が進むにつれ低下傾向であり，小学1年生で11.8％，小学6年生10.6％で，大学生になると8.2％にまで低下する．年齢別重症度の割合では，学童期は幼児期に比較して軽症患者（73％）が減少し中等症患者（24％）が増加する．このことは，学童期において何らかの悪化因子が存在する可能性が示唆される．さらにこの調査では学童期の医療機関への受診の頻度が減少する一方，小学校でのシャワー浴により症状の明らかな改善が示されており，学校での汗などによる皮膚の汚れの増加も要因として考えられている．

　学童期の特徴的皮疹として，日本皮膚科学会アトピー性皮膚炎診療ガイドラインでは頸部，四肢関節部の皮疹があげられている．

2 診断のポイント
バリア機能障害に伴う乾燥・感染など

　学童期に頻繁に見かける本症のバリエーションないし合併症に関して説明する．

◆ バリエーション
　①乾燥性湿疹；全体的に乾燥肌となり，粃糠様鱗屑が著明となって，躯幹・四肢近位では鳥肌様に毛孔に一致した角化性丘疹が目立ち，いわゆるアトピー性乾燥肌（atopic dry skin）といわれる状態を背景に，頸部，肘窩や膝窩に苔癬化病変を伴う（図1）．
　②lick dermatitis（舌なめずり皮膚炎）；口囲を舐め回すことをくり返すうちに生じる皮膚炎である．舌の先端の当たる部位に皮疹を生じる（図2）．

◆ 合併症
　①伝染性軟属腫；乾燥性皮膚には，poxvirusに属する伝染性軟属腫ウイルスが感染しやすい．接触時の接種によって感染し，スイミングプールでの皮膚の直接接触，タオル等を介しての感染，同胞間の感染，掻破による自己接種がみられる．内部が白色調に透見される径1〜5 mm大の表面平滑な半球状丘疹，小結節で，ピンセットなどでつまむと白色粥状物が圧出される（図3）．
　②伝染性膿痂疹；皮膚表面でバリア機能が傷害された部位に菌が付着・増殖する．皮膚にはまず半球状の小水疱が生じ，痒みを伴う．水疱はすぐに破れ，びらんとなり，痂皮が付着する．掻破によって他部位に急速に拡大，散布される（図4）．
　③Kaposi水痘様発疹症（§5-4参照）；単純ヘルペスウイルスの経皮感染により発症する．ステロイド，シクロスポリンやタクロリムスなどの免疫抑制薬は本症を発症しやすくさせる可能性があるため注意を要する．紅暈を伴い中心臍窩を有する小水疱が集簇性かつ周辺部散布性に生じる（図5）．個々の小水疱は，すみやかに膿疱化しびらんとなり，数日で痂皮を形成する．
　④円形脱毛症（§2-1参照）；円形の脱毛斑が多発する（図6）．小児の円形脱毛症の34.6％にアトピー素因（気管支喘息，アトピー性皮膚炎，軽度のアレルギー性鼻炎）が合併するとされている．フィラグリン遺伝子異常をもつアトピー性皮膚炎患者では重篤な円形脱毛症を合併する傾向がある．

図1 乾燥性湿疹

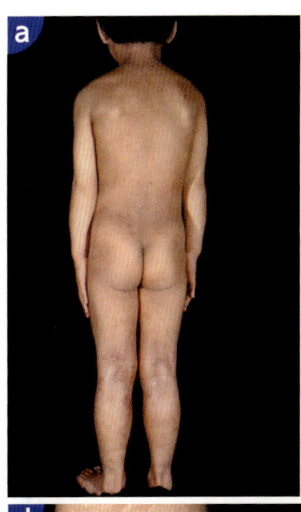

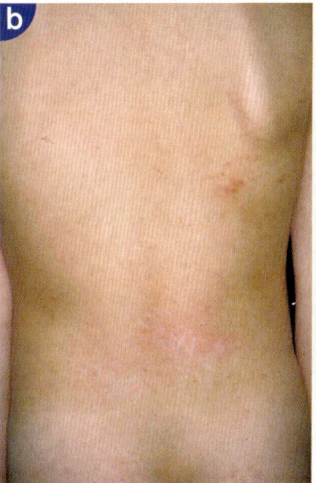

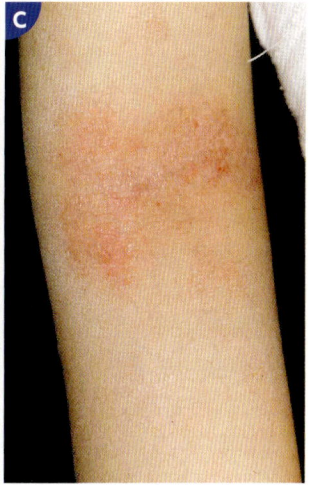

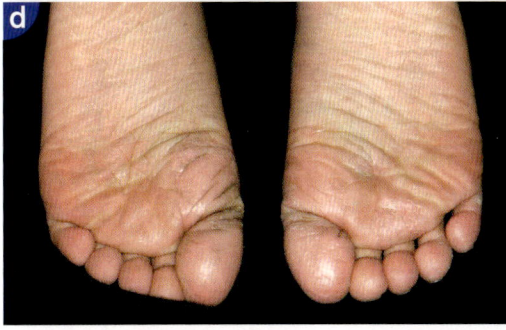

a 全身の乾燥，後頸部と膝窩に丘疹と苔癬化がみられる． b 学童期の本症ではアトピー性乾燥性皮膚と毛嚢一致性丘疹がみられる． c 右肘窩の臨床像．肘窩や膝窩などの屈曲部に紅斑，丘疹などの湿疹性変化がみられる． d ズック靴皮膚炎．足底の荷重部位に紅斑，角化，亀裂，鱗屑がみられる．

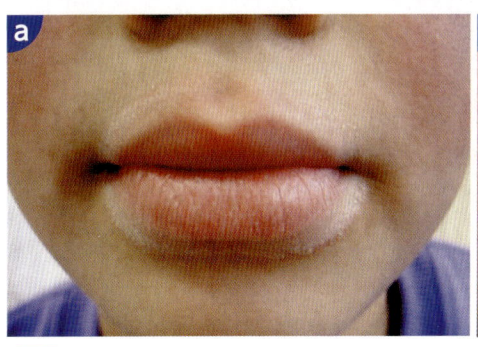

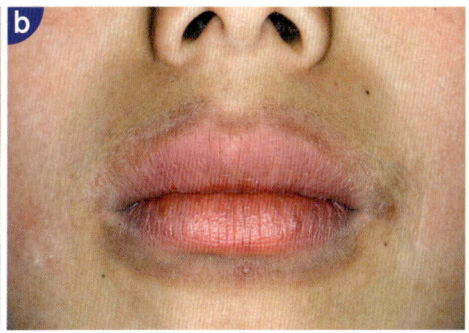

図2 lick dermatitis（舌なめずり皮膚炎）

a 口囲の舌が届く範囲に乾燥，紅斑と丘疹がみられる． b lick dermatitis典型例．舐めることや唾液の刺激により慢性の皮膚炎が起こり，境界明瞭な色素沈着をきたす．

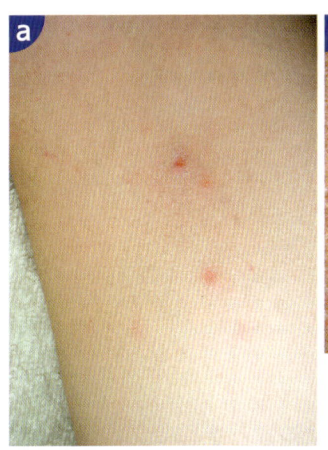

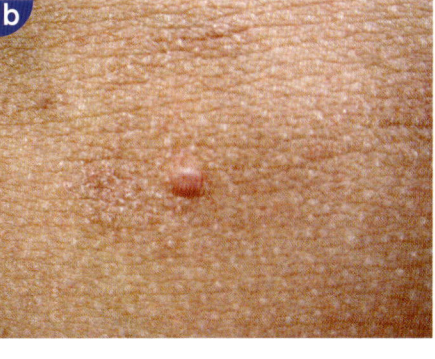

図3 合併症：伝染性軟属腫

a アトピー性皮膚炎に生じた伝染性軟属腫．右側胸部の乾燥性皮膚炎のうえに細かい鱗屑と毛孔一致性の角化がみられ，それとともに炎症を伴った伝染性軟属腫が散在している． b 伝染性軟属腫の拡大像．丘疹は半球状に隆起し，表面平滑で，つまむと白色粥状物が圧出される．周囲健常部皮膚は乾燥している．

3 治療法
アトピーの治療と感染症の治療を併用

◆ バリエーション
　①**乾燥性湿疹**；ステロイド，保湿剤の外用．
　②**lick dermatitis**；ステロイド，保湿剤の外用．

◆ 合併症
　①**伝染性軟属腫**；多くは数カ月〜数年で自然消退するため，経過観察でもよい．ピンセット（トラコーマ摂子）で白色粥状物（軟属腫小体）を圧出除去する．自己接種を予防するため保湿のスキンケアを指導する．
　②**伝染性膿痂疹**；抗菌薬含有軟膏の外用，セフェム系抗菌薬内服を行う．シャワーなどで清潔を保つ．
　③**Kaposi水痘様発疹症**；抗ウイルス薬（内服，点滴）を用いる．
　④**円形脱毛症**；ステロイド外用，第二世代抗ヒスタミン薬，セファランチン等の内服を行う．

4 専門医からのアドバイス
合併する感染症の早期診断

　学童期の皮疹は，頸部，四肢関節部の皮疹であれば非皮膚科医でも比較的容易に診断がつく．しかし皮膚バリア機能障害に伴う感染症などを合併した場合，診断が遅れることが多い．ステロイドを外用しても皮疹が悪化する場合には，感染症の合併を考え治療を変更するか皮膚科専門医に紹介されたい．また，普段から保湿等のスキンケア（表1）を行うよう保護者に指導する．

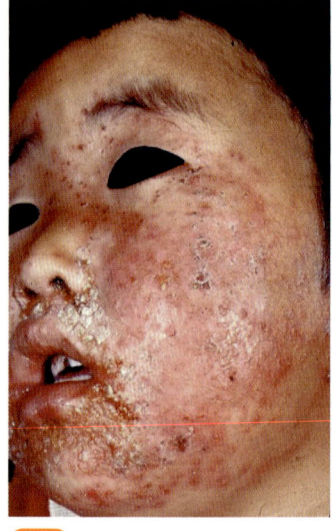

図4　合併症：伝染性膿痂疹
顔面に紅斑，小水疱が生じ，小水疱は破れてびらんとなり，痂皮が付着している．搔破によって他部位に急速に拡大する．

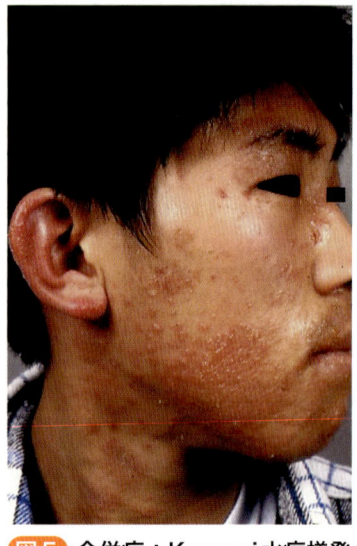

図5　合併症：Kaposi水痘様発疹症
顔面に中心臍窩を有する小水疱が集簇性かつ周辺部散布性に多発している．

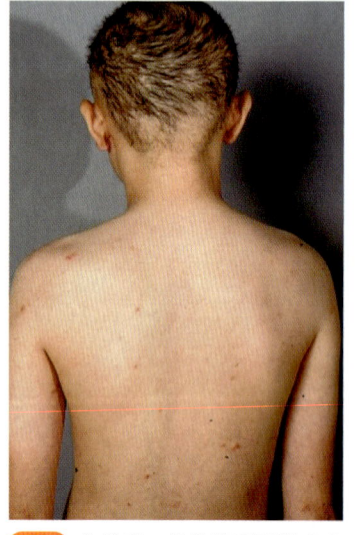

図6　合併症：多発性円形脱毛症
頭髪はまばらとなり，大小の脱毛斑が多発している．体幹皮膚は乾燥し，ところどころに丘疹などの湿疹病変を伴っている．

表1　アトピー性皮膚炎のスキンケアと生活指導

1）	1日2回の保湿剤の外用
2）	入浴，シャワーにより皮膚を清潔に保つ
3）	室内を清潔に保ち，適温・適湿の環境を作る
4）	規則正しい生活をおくり，暴飲・暴食は避ける
5）	刺激の少ない衣服を着用する
6）	爪は短く切り，搔破による皮膚障害を避ける

§18 アトピー性皮膚炎のバリエーション

緊急度 ★☆☆☆☆
頻度 ★★★★★

3. 成人アトピー性皮膚炎
atopic dermatitis (AD)

梅本尚可

1 疾患概要
湿疹の慢性病変が目立つ

　成人アトピー性皮膚炎（AD）では皮疹は顔面，頸部，上背部，上胸部と上半身を中心とした分布をとる（図1）．四肢では幼児期，幼少期に比べ肘窩，膝窩の皮疹は軽快し，伸側に苔癬化や痒疹が出現することがしばしばある（図2）．苔癬化局面（図3）は，時にアミロイド苔癬（図4）を形成する．男性の下腿ではステロイド外用により誘発された毛囊炎が湿疹化し痒疹結節へ移行したと思われる例を経験することも多い（図5）．また長期に湿疹が存在したために生じる色素沈着や脱失は炎症が消失した後も残存する（図6，7）．タクロリムス（プロトピック®）軟膏が使用される以前に比べ減ったとはいえ，顔面紅斑（図8）に難渋することもある．眼囲の湿疹（図9）が継続する例では**思春期以降白内障，網膜剥離の合併症に注意を要する**．刺激の加わりやすい乳房（図10）や，手の湿疹も難治である．治療に抵抗する症例のなかには嗜癖的掻破行動（図11）を認めるものもある．

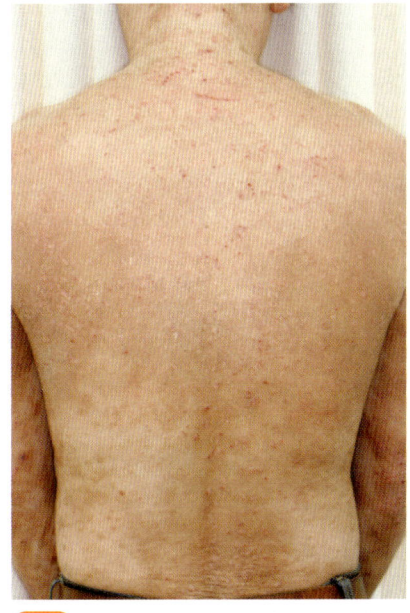

図1 成人アトピー性皮膚炎の皮疹
皮疹は顔面，頸部，胸部，上背部と上半身中心に分布することが多い．

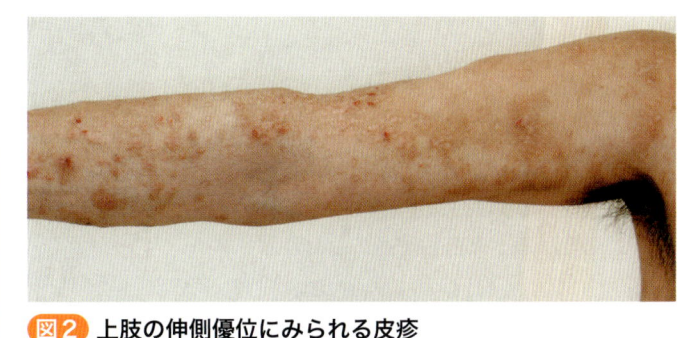

図2 上肢の伸側優位にみられる皮疹
肘窩に皮疹はなく，伸側に色素沈着，掻破痕を伴う結節を認める．

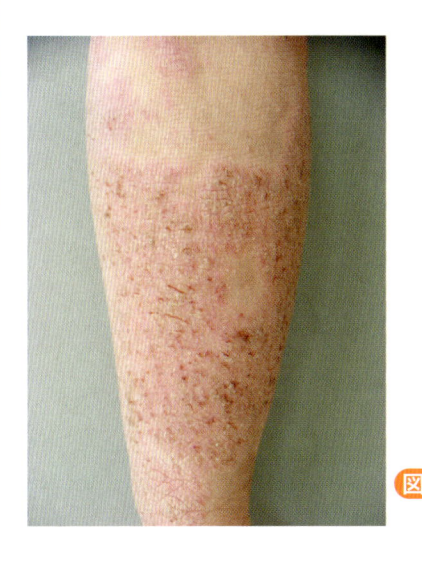

図3 掻破痕，亀裂を伴う前腕の苔癬化局面

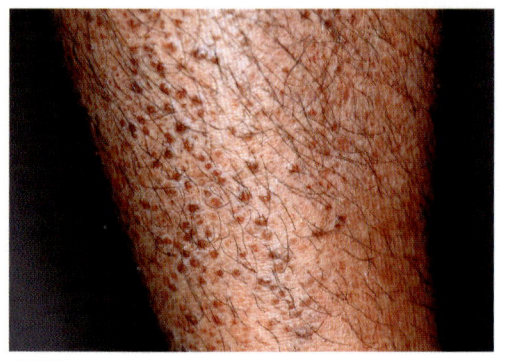

図4 アトピー性皮膚炎に伴ったアミロイド苔癬
充実性丘疹が集簇する.

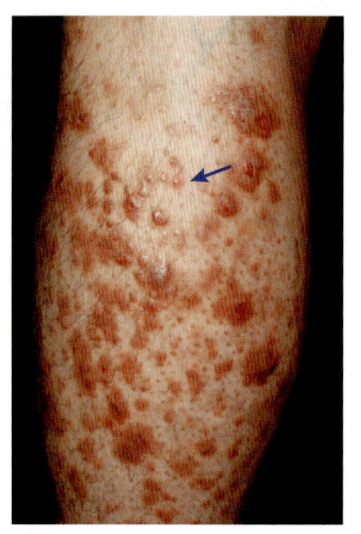

図5 アトピー性皮膚炎の下腿に生じた毛嚢炎（→），と毛嚢一致性の丘疹，結節

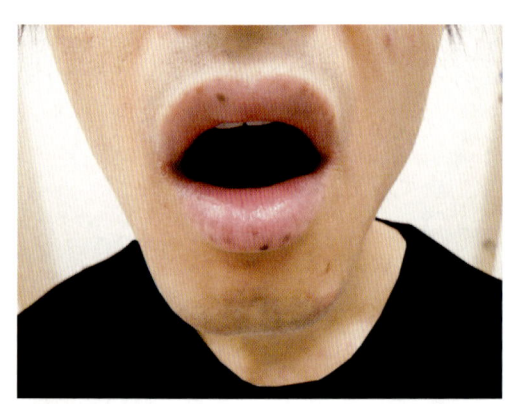

図6 湿疹が治った後も継続する口唇メラノーシス

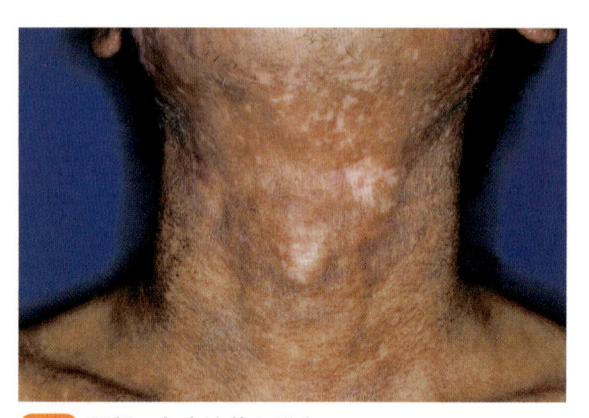

図7 頸部の色素沈着と脱失
さざ波様の色素沈着を認める.

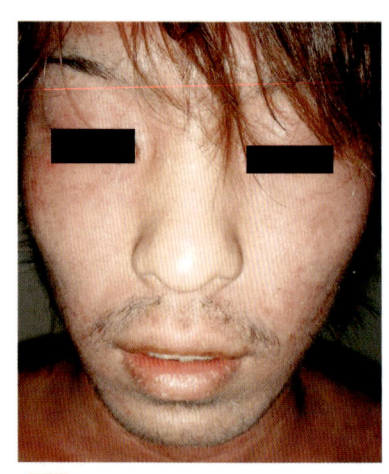

図8 顔面のびまん性紅斑
鼻は紅斑がないことが多い.

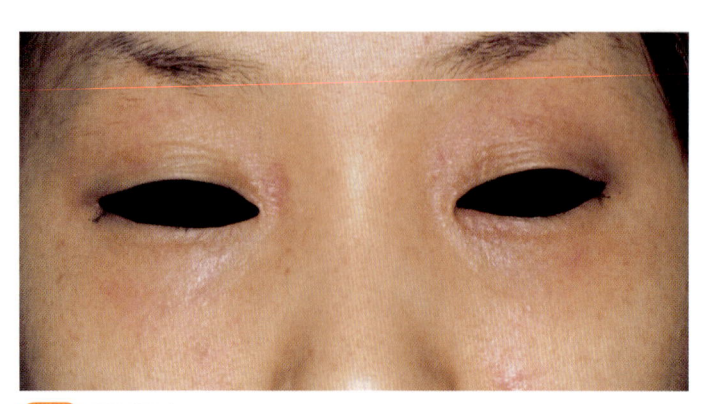

図9 眼囲湿疹

2 診断のポイント
安易な診断は禁物

　成人ADは乳児期，幼少期から軽快，増悪をくり返しながら症状が継続しているか，数年間皮疹がなかったが受験や就職を契機に症状が再燃した症例がほとんどで，診断が問題になることはあまりない．成人期以降に発症した慢性湿疹例に安易にADの診断をつけない．湿疹型薬疹や全身性接触皮膚炎などの可能性も考える．**鑑別が重要な疾患として皮膚悪性リンパ腫（図12）に留意する**．

3 治療法
スキンケア，悪化因子の検索・除去，薬物療法

　皮膚を清潔に保ち保湿すること，刺激を避けることは大切である．悪化因子には経皮的，経口的なもの，気候や睡眠不足などさまざまのものがある．AD患者は経表皮感作されやすく，皮膚に塗布するものによる接触皮膚炎には，常に注意を払っておく必要がある．**ステロイド外用薬の接触皮膚炎は気がつきにくい**．薬物治療の中心はステロイド外用で重症度，部位によってrankを使い分ける．
　急性増悪期にはステロイドの短期内服，難治例には光線療法，シクロスポリン内服が適応となる．

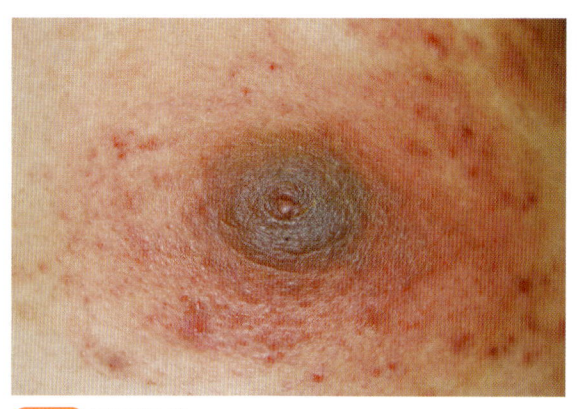

図10 乳房湿疹

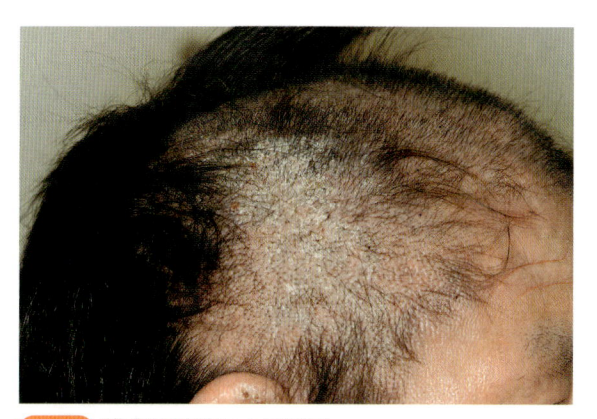

図11 嗜癖的搔破による脱毛
搔破しやすい右側頭部では脱毛に加え，厚い鱗屑を伴う苔癬化局面を呈する．

4 専門医からのアドバイス
全人的な診療が必要

　成人ADは慢性，反復性の難治性疾患であり，皮疹の詳細な観察，きめ細かい生活指導，治療を見直す作業や，ADについての最新かつ幅広い知識が要求される．また，成人ADでは，人間関係，多忙などの心理社会的ストレスから嗜癖的掻破（図11）を行い，そのために皮疹が悪化するという，心身症的側面を有している患者が少なくないことを念頭におく必要がある．

5 検査データのポイント
血清TARC値は病勢を反映

　血清IgE値は気道アトピー歴に大きく影響される．気道アトピー合併群では皮疹が重症であると血清IgE値は著しく高値になるが，皮膚症状が良好に保たれると長い期間で徐々に低下する．TARC (Thymus and activation-regulated chemokine) は2008年に保険収載されたTh2タイプの炎症性ケモカインである．皮疹の重症度と比較的相関する．

6 最近のトピックス
発症にはアレルギー機序の他，バリア機能障害が関与

　日本のAD患者の25％で角層のバリア機能障害の原因となるフィラグリン遺伝子変異を有していることが証明された．これにより**アトピー性皮膚炎の発症にはアレルギー機序のみならずバリア機能障害が大きく関与している**ことが示唆され，保湿の重要性が再認識された．

7 患者説明のポイント
一方的な指導は禁物

　治療上，患者自身が外用をきちんと行うことが必要不可欠である．医師は患者の訴えに耳を傾け，労をねぎらい，努力を評価し，励まし，患者が治療意欲を保てるように指導することが大切である．

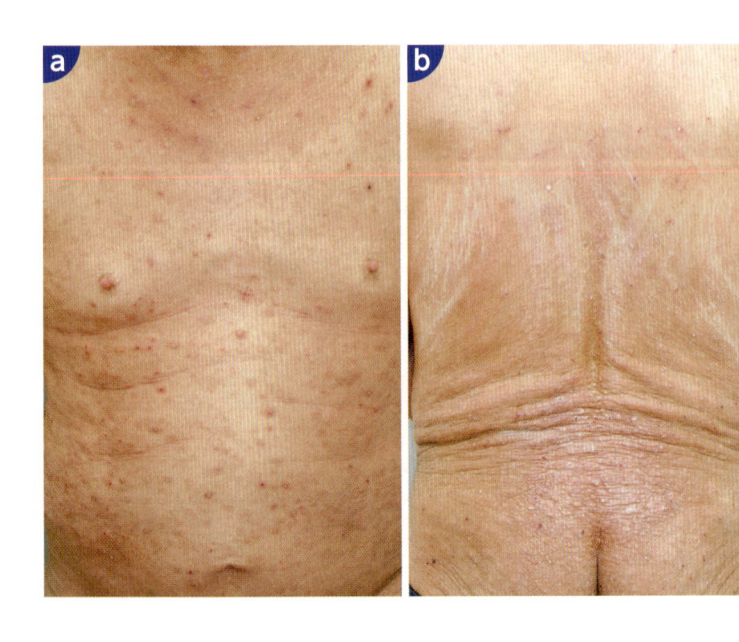

図12 鑑別疾患：慢性湿疹様の像を呈する皮膚悪性リンパ腫
a 胸腰部には痒疹結節様の充実性丘疹が散在する．b 背部には掻破痕が目立ち，仙骨部には苔癬化病変を認める．

付録 代表的なステロイド外用薬一覧

一般名	商品名
strongest	
クロベタゾールプロピオン酸エステル	デルモベート®
ジフロラゾン酢酸エステル	ジフラール®，ダイアコート®
very strong	
アムシノニド	ビスダーム®
ジフルコルトロン吉草酸エステル	ネリゾナ®，テクスメテン
ジフルプレドナート	マイザー®
フルオシノニド	トプシム®
ベタメタゾンジプロピオン酸エステル	リンデロン®-DP
ベタメタゾン酪酸エステルプロピオン酸エステル	アンテベート®
モメタゾンフランカルボン酸エステル	フルメタ®
酪酸プロピオン酸ヒドロコルチゾン	パンデル®
strong	
デプロドンプロピオン酸エステル	エクラー®
デキサメタゾンプロピオン酸エステル	メサデルム®
デキサメタゾン吉草酸エステル	ボアラ®，ザルックス®
ベタメタゾン吉草酸エステル	ベトネベート®，リンデロン®-V
ベクロメタゾンプロピオン酸エステル	プロパデルム®
フルオシノロンアセトニド	フルコート®
medium	
アルクロメタゾンプロピオン酸エステル	アルメタ®
クロベタゾン酪酸エステル	キンダベート®
トリアムシノロンアセトニド	レダコート®，ケナコルト-A®
プレドニゾロン吉草酸エステル酢酸エステル	リドメックス
ヒドロコルチゾン酪酸エステル	ロコイド®
weak	
プレドニゾロン	プレドニゾロン®

索 引

数 字

5-FU ……………………… 111
10%クロタミトン軟膏（オイラックス®）……………………… 135

欧 文

acral lentiginous melanoma … 154
aplastic crisis ……………… 181
Behçet病 …………………… 143
Bowen病 …………………… 151
Candida属 ………………… 130
Celsus禿瘡 ………………… 42
DLE型皮疹 ………………… 44
D-ダイマー ………………… 168
EBV特異的抗体 …………… 205
Epidermophyton floccosum … 128
Epstein-Barr virus（EBV）…… 203
erythema exsudativum multiforme
 …………………………… 17
flagellate erythema ………… 55
flat atypical targets ………… 200
Forschheimer斑 ……… 178, 179
FTA-ABS …………………… 190
Gibertばら色粃糠疹 ………… 184
Gibertばら色粃糠疹の鑑別疾患 187
Gottron徴候 ………………… 55
Herald patch ……………… 185
HHV-6 ……………………… 196
HIV患者 …………………… 216
HIV感染症 …………… 39, 189
Homans徴候 ……………… 166
HSV-1 ……………………… 72
HSV-2 ……………………… 72
human immunodeficiency virus
 （HIV）………………… 38, 42
human immunodeficiency virus
 （HIV）感染症 …………… 38
Hutchinson徴候 …………… 154
Kaposi水痘様発疹症
 …………………… 16, 72, 73, 232
KOH直接鏡検 …… 40, 107, 132
Koplik斑 ……………… 178, 180
lentigo maligna melanoma … 154
lick dermatitis（舌なめずり皮膚炎）
 …………………………… 232

mechanic's hand …………… 55
Microsporum canis ………… 40
Microsporum gypseum …… 42
MRI ………………………… 162
NCI-CTCAE（Version3.0）… 112
Nikolsky現象 ……… 87, 140, 200
nodular melanoma ………… 154
Orientia tsutsugamushi …… 177
Paget細胞 ………………… 136
Qスイッチレーザー ………… 77
Rickettsia japonica ………… 177
scratch dermatitis ………… 55
septal panniculitis（隔壁性脂肪織炎）
 …………………………… 171
sexually transmitted disease… 133
Sjögren症候群 ……………… 47
SLEによる脱毛 …………… 28
Sporothrix schenckii ……… 224
STD ………………………… 133
Stevens-Johnson症候群 …… 18
STS ………………………… 190
subcutaneous panniculitis like T
 cell lymphoma（皮下脂肪織炎様T
 細胞リンパ腫）…………… 171
superficial spreading melanoma
 …………………………… 154
Sweet病 …………… 19, 52, 170
TARC（Thymus and activation-
 regulated chemokine）…… 238
target lesion ……………… 17, 200
toxic epidermal necrolysis … 18
TPHA ……………………… 190
Treponema pallidum ……… 188
Trichophyton mentagrophytes var.
 asteroides ……………… 41
Trichophyton rubrum …… 40, 41
Trichophyton tonsurans …… 41
Tzanck test ………… 74, 96, 97
varicella-zoster virus ……… 14
Vidal苔癬 ………………… 127
Vネックサイン ……………… 55

和 文

あ～お

亜急性型壊死性筋膜炎 ……… 160
悪性黒子 ……………… 76, 80, 81
悪性黒子型黒色腫 … 80, 82, 154
悪性黒色腫 ………………… 76
悪性黒色腫鑑別のABCDE …… 156
足の裏のホクロ …………… 149
足白癬 ………………… 103, 105
アダパレン ………………… 65
アダパレン外用薬 ………… 64
頭じらみ …………………… 134
圧迫による脱毛 …………… 28
アトピー性皮膚炎
 … 37, 63, 68, 72, 73, 207, 210,
 229
アトピー性皮膚炎診療ガイドライン
 …………………………… 232
アナフィラキシー …………… 59
アナフィラキシーショック …… 57
アフタ性口内炎 …………… 142
アミロイド苔癬 ……… 210, 235
アレルギー性接触皮膚炎 … 61, 62
アンピシリン疹 …………… 204
異汗性湿疹 ………………… 98
いきなりエイズ …………… 145
異型白癬 …………………… 40
萎縮（紅斑）性カンジダ症 …… 145
イチゴ舌 …………………… 172
一次刺激性皮膚炎 ………… 61
遺伝性血管性浮腫 ………… 59
異物 ………………………… 221
異物感染 …………………… 222
イベルメクチン ……… 135, 217
医薬品副作用被害救済制度
 …………………… 198, 202
イレッサ® …………… 39, 70, 73
陰嚢湿疹 …………………… 127
陰嚢の皮膚カンジダ症 …… 128
陰嚢白癬 ……………… 127, 128
陰嚢部疥癬 ………………… 133
陰部Paget病 ……………… 136
ウイルス性発疹症 ………… 194
うっ滞（うっ血）…………… 163

INDEX

うっ滞性潰瘍 164
うっ滞性脂肪織炎 158, 169
うっ滞性症候群 168
うっ滞性皮膚炎 164
ウルシ皮膚炎 62
液体窒素処置 77
壊死性筋膜炎 158, 160
壊疽性膿皮症 218
エリテマトーデス 43
エルロチニブ塩酸塩 69, 70
円形脱毛症 25, 232
円板状エリテマトーデスに伴う脱毛 28
太田母斑 76, 77
おむつ皮膚炎 128

か〜こ

外陰部慢性湿疹 127
疥癬 24, 100, 134, 215, 231
疥癬虫 216
疥癬トンネル 100, 134, 135, 216
海綿状浮腫 100, 104
潰瘍 141
角化型疥癬（ノルウェー疥癬） 133, 215, 216, 217
化膿性膝蓋前滑液包炎 157
かぶれ 61
貨幣状湿疹 207
川崎病 172
川崎病診断の手引き 172
眼瞼浮腫 11, 22
カンジダ性指間びらん症 109, 131
カンジダ性爪囲爪郭炎 110
間質性肺炎 55
環状紅斑 47, 48
関節痛 183
乾燥性湿疹 232
肝斑 76, 77
汗疱（異汗性湿疹） 98, 107, 99
汗疱状白癬 99
顔面血管性浮腫 58
顔面紅斑 47, 53, 54, 181, 235
顔面の色素性母斑 150
顔面白癬 40
顔面播種状粟粒性狼瘡 66
顔面蜂窩織炎 52
偽Nikolsky現象 87
寄生菌乳児性紅斑 131

基礎疾患 211, 218
亀甲紋様の亀裂 206
基底細胞癌 32, 83, 84, 85
基底細胞母斑症候 85
偽膜性カンジダ症 144
丘疹状口腔扁平苔癬 147
急性蕁麻疹 10, 11
急性滴状乾癬 187
急性汎発性発疹性膿疱症 193
頰粘膜癌 148
頰部紅斑 44
亀裂 206
菌状息肉症扁平浸潤期 207, 208
金属アレルギー 147
ギンナン皮膚炎 62
蛍光抗体法 97
蛍光抗体法間接法 88
劇症型壊死性筋膜炎 160
毛じらみ 133
毛じらみ症 133
血管炎型皮疹 44
血管性浮腫 57
血清IgE値 238
結節 224
結節型悪性黒色腫 156
結節型黒色腫 154
結節性紅斑 20, 158
結節性痒疹 209
血栓性静脈炎 170
ゲフィチニブ 39, 70
毛虫皮膚炎 12, 23
ケロイド痤瘡 65
原発疹 185
高γグロブリン血症による紫斑 48
抗SS-A/Ro抗体 48
抗SS-B/La抗体 48
抗癌剤 69, 111
口腔潰瘍 43
口腔カンジダ症 144
口腔乾燥症 145
口腔扁平苔癬 146
交叉反応 198
好酸球性膿疱性皮膚症 103
好酸球性膿疱性毛囊炎 42, 63
紅色陰癬 107
紅色丘疹 213
光線過敏症 63

光線療法 237
後天性真皮メラノーシス 76
後天性反応性穿孔性膠原線維症 212, 213
紅板症 148
紅斑性丘疹 216
抗ヒスタミン薬 13
厚膜胞子 225
黒毛舌 145
股部白癬 127, 128
小麦アレルギー 58
小麦依存性運動誘発性アナフィラキシー 59, 60
孤立性アフタ 142
コリン性蕁麻疹 11

さ〜そ

細菌感染 21
サイトメガロ単核球症 203
再発性アフタ 142
サクラソウ皮膚炎 61
さざ波状の皮疹 206
刺し口 176
痤瘡 39
痤瘡様皮疹 69
サルコイドーシス 66, 170
蚕食性角質融解症 107
色素性乾皮症 85
色素性母斑 149
色素性痒疹 210
色素斑 137
糸球体腎炎 51
試験的小切開 161
自己免疫性膵炎 213
脂質抗原試験 190
歯性感染症 52
脂腺母斑 31
シタラビン 111
湿疹三角 127
紫斑 158, 183, 186
市販薬 62
雀卵斑 76, 77
重症細菌感染症 160
集簇性痤瘡 65
酒さによる頸部の毛細血管拡張 39
酒さ様皮膚炎 39, 67
手指の潰瘍 49
出血斑 152

腫瘍随伴性天疱瘡	140
上顎癌	52
猩紅熱	172
掌蹠膿疱症	99, 101
小児急性熱性皮膚粘膜リンパ節症候群	172
小児風疹	179
静脈灌流	166
静脈血栓後症候群	166
静脈瘤	163
ショールサイン	55
食物アレルギー	57
脂漏性角化症	78
脂漏性皮膚炎	37, 229
人工血管	223
滲出性紅斑	46
浸潤性紅斑	47
尋常性魚鱗癬	207
尋常性痤瘡	64
尋常性天疱瘡	87, 140
新生児エリテマトーデス	49
深部静脈血栓症	158, 166
蕁麻疹	10, 49, 57
蕁麻疹様血管炎	12, 45
蕁麻疹様紅斑	12
水痘	14, 20, 24, 95, 96
水疱	218
水疱性丹毒	51
水疱性類天疱瘡	91, 99, 141, 213
ステロイド	69
ステロイド痤瘡	69, 71
ステロイドパルス療法	27
ストロメクトール®	135
スニチニブ	111
スポロトリコーシス	224
性感染症	133
青色母斑	151
成人風疹	179
正中菱形舌炎	145
接触皮膚炎	23, 61, 107, 237
舌痛症	145
セリアック病	143
線状の丘疹	213
線状皮膚炎	22, 23
全身性エリテマトーデス	43, 147
先天性皮膚欠損症	33
全頭型円形脱毛症	25

爪下出血	152, 153
爪上皮の延長	55
象皮病	164
ソーセージ様腫脹	102
足底 melanoma in situ	154
足底色素性母斑	149, 150
足底の外傷性刺青	151
足底の紅斑	48
足底の末端黒子型黒色腫	155
ソラフェニブ	111

た〜と

ダーモスコピー	76, 83, 149, 152
大アフタ型	143
帯状疱疹	14, 24, 52, 96
苔癬化	235
苔癬型薬疹	147
タクロリムス軟膏	67
多形滲出性紅斑	17
多形皮膚萎縮	55
多形慢性痒疹	209, 210
蛇行型円形脱毛症	26
脱色素斑	138
脱毛	46
ダニ刺症	22
多発型円形脱毛症	25
多発性アフタ	143
タルセバ®	69, 70
単純ヘルペス	74
単純ヘルペスウイルス	72
弾性ストッキング	165
丹毒	50, 157
単発型円形脱毛症	25
チアジド系降圧利尿薬	63
虫刺症	96
中心治癒傾向	219
中毒性表皮壊死症	18
虫卵	216
蝶型紅斑	43
通常の疥癬	215
ツツガムシ病	176
爪噛み症	30
爪の悪性黒色腫	155
爪白癬	106
手足口病	96, 143
手足症候群	111
手足皮膚反応	112
定型的斑状小水疱性白癬	40

手白癬	109
デブリードマン	162
点状紫斑	167
点状出血	183
伝染性紅斑	181
伝染性単核球症	196
伝染性単核球症様疾患	203
伝染性単核球症様症候群	203
伝染性軟属腫	232
伝染性膿痂疹	89, 232
天疱瘡	87, 140
凍瘡様紅斑	45
頭頂部	31
豆乳アレルギー	58
糖尿病	214
頭部プレート	223
ドキソルビシン	111
ドセタキセル	111
ドライアイ	47
ドライマウス	47, 145
トラマドール塩酸塩・アセトアミノフェン配合製剤	16
トリコチロマニア	29
トンズラ菌	41

な〜の

難治性紅斑	68
ニキビ	64
二次感染	68, 74, 158
二次発癌	85
日光角化症	76, 77
日光過敏	43
日本紅斑熱	177
日本皮膚科学会の尋常性痤瘡治療ガイドライン	65
乳児期	229
乳児湿疹	229
乳児脂漏性皮膚炎	229, 230
乳頭状汗管嚢胞腺腫	32
乳房 Paget 病	136
乳房外 Paget 癌	137
乳房外 Paget 病	128, 129, 136
妊娠性痒疹	211
ネコノミ皮膚炎	23
熱傷瘢痕癌	226
粘膜障害	199
粘膜疹	178, 199
粘膜類天疱瘡	141

膿疱	218
膿瘍	222

は〜ほ

梅毒	188
梅毒疹	190
梅毒性ばら疹	188
梅毒トレポネーマ	188
梅毒の初期硬結	191
稗粒腫	66
白色皮膚萎縮症（atrophie blanche）様皮疹	45
白内障	235
白板症	148
バザン硬結性紅斑	170
播種状紅斑丘疹型薬疹	192
パッチテスト	61, 62
抜毛症	29
ばら疹	176
バリア機能障害	238
瘢痕治癒	220
板状硬結	163
汎発型円形脱毛症	26
皮下血腫	157, 158
皮下結節性脂肪壊死症	170
光老化	75
肥厚性カンジダ症	145
皮脂欠乏性皮膚炎	206
皮疹の経過	15
ヒゼンダニ	135
非鎮静性抗ヒスタミン薬	13
非定型皮膚カンジダ症	39
ヒトパルボウイルスB19	181
ヒトヒゼンダニ	133
ヒトヘルペスウイルス6型	196
皮膚カンジダ症	109, 130
皮膚筋炎	53, 217
皮膚描記症	10
表在拡大型黒色腫	154
美容治療	222
表皮内癌	76
表皮内水疱	100
びらん	141
びらん型口腔扁平苔癬	146
フィラグリン遺伝子	238
フィンガーテスト	161
風疹	178
フッ化ピリミジン系抗癌剤	112

ブドウ球菌性熱傷様皮膚症候群	89, 200
ブフェキサマク	62
ブユ刺症	22
ブラックヒール	152
プリックテスト	58, 59
プレート	223
プレガバリン	16
プレドニン	71
プロトピック®	67
蚊刺症	21
分子標的治療薬（分子標的薬）	69, 111
米国リウマチ学会のSLE分類基準	43
ペースメーカー	222
ヘリオトロープ疹	54, 55
ヘリオトロープ様紅斑	53
ヘルペス性口内炎	143
扁平コンジローマ	191
扁平上皮癌	228
扁平苔癬	146
蜂窩織炎	157, 161, 167, 169
疱疹状天疱瘡	88, 89

ま〜も

麻疹	178, 180
マダニ	177
末端黒子型黒色腫	154
マラセチア	37
慢性移植片対宿主病	147
慢性腎不全	214
慢性蕁麻疹	11
慢性リンパ浮腫	158
水虫	105
メラノーマ	154
網状型口腔扁平苔癬	146
毛包虫	66
毛包虫性痤瘡	65, 66
網膜剝離	235

や〜よ

薬剤添加リンパ球刺激試験（DLST）	195
薬剤誘発性天疱瘡	88, 89
薬疹	192, 214
薬疹カード	195
薬歴	194
有棘細胞癌	78, 226, 227
有痛性紅斑	50

痒疹	24
痒疹結節	235
溶連菌感染	187
溶連菌感染症	50, 172

ら〜ろ

落屑性紅斑	189
落葉状天疱瘡	88
ラテックス・フルーツ症候群	57
リケッチア感染症	176
りんご病	181
鱗屑縁	185
リンパ管炎	21
リンパ行性播種	225
リンパ浮腫	164, 165, 167
類器官母斑	31
類天疱瘡	140
レース状紅斑	182
老人性色素斑	75, 76, 77

執筆者一覧

編 集

出光俊郎	自治医科大学附属さいたま医療センター皮膚科

執 筆 (掲載順)

加倉井真樹	加倉井皮膚科クリニック，自治医科大学附属さいたま医療センター皮膚科
山田朋子	自治医科大学附属さいたま医療センター皮膚科
出光俊郎	自治医科大学附属さいたま医療センター皮膚科
飯田絵理	自治医科大学附属さいたま医療センター皮膚科
村田 哲	自治医科大学附属病院皮膚科
鈴木正之	ときわクリニック，自治医科大学附属病院皮膚科
安齋眞一	日本医科大学武蔵小杉病院皮膚科
成田多恵	さいたま赤十字病院皮膚科
神部芳則	自治医科大学附属病院歯科口腔外科
梅本尚可	社会保険大宮総合病院皮膚科
中村考伸	自治医科大学附属さいたま医療センター皮膚科
吉田龍一	自治医科大学附属さいたま医療センター皮膚科
横倉英人	済生会宇都宮病院皮膚科

編者プロフィール

出光俊郎（Toshio Demitsu）

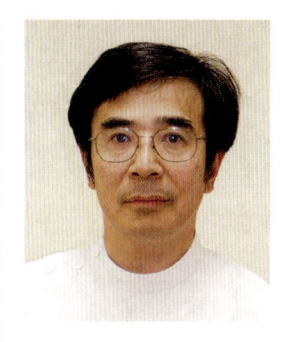

宮城県仙台市出身

1974年4月1日	自治医科大学医学部医学科入学
1980年3月31日	自治医科大学医学部医学科卒業
1980年6月1日	国立仙台病院研修医（スーパーローテート）
1982年4月1日	宮城県登米市立佐沼総合病院皮膚科医長
1991年4月1日	自治医科大学皮膚科学教室助手
1992年9月1日	米国ピッツバーグ大学皮膚科学教室留学
1995年7月1日	自治医科大学皮膚科学教室講師
1997年4月1日	秋田大学医学部助教授
2001年4月1日	自治医科大学総合医学第2講座（皮膚科）助教授，同附属さいたま医療センター皮膚科科長
2008年4月1日	同　教授

メッセージ

毎日読んでいると皮膚疾患がだんだんわかるようになってくると思います．

内科で出会う
見ためで探す皮膚疾患アトラス

2012年4月15日　第1刷発行
2019年4月 1日　第5刷発行

編　集　出光俊郎
発行人　一戸裕子
発行所　株式会社 羊 土 社
〒101-0052
東京都千代田区神田小川町2-5-1
TEL　03（5282）1211
FAX　03（5282）1212
E-mail　eigyo@yodosha.co.jp
URL　www.yodosha.co.jp/
装　幀　関原直子
印刷所　三報社印刷株式会社

© YODOSHA CO., LTD. 2012
Printed in Japan

ISBN978-4-7581-1722-7

本書に掲載する著作物の複製権，上映権，譲渡権，公衆送信権（送信可能化権を含む）は（株）羊土社が保有します．
本書を無断で複製する行為（コピー，スキャン，デジタルデータ化など）は，著作権法上での限られた例外（「私的使用のための複製」など）を除き禁じられています．研究活動，診療を含み業務上使用する目的で上記の行為を行うことは大学，病院，企業などにおける内部的な利用であっても，私的使用には該当せず，違法です．また私的使用のためであっても，代行業者等の第三者に依頼して上記の行為を行うことは違法となります．

JCOPY ＜（社）出版者著作権管理機構 委託出版物＞
本書の無断複写は著作権法上での例外を除き禁じられています．複写される場合は，そのつど事前に，（社）出版者著作権管理機構（TEL 03-5244-5088，FAX 03-5244-5089，e-mail：info@jcopy.or.jp）の許諾を得てください．

羊土社のおすすめ書籍

内科で役立つ 一発診断から迫る 皮膚疾患の鑑別診断

出光俊郎／編

日常診療で出会う，診断に迷いがちな皮膚疾患の鑑別法を，"一発診断"を切り口に解説．ケーススタディを通して，第一印象から確定診断にたどり着く皮膚科医の目のつけどころと考え方を学べます！

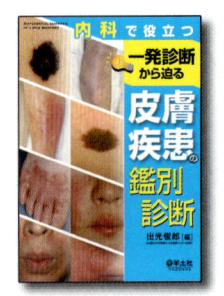

- 定価（本体 5,800円＋税）
- B5判　293頁
- ISBN 978-4-7581-1737-1

あらゆる診療科で役立つ 皮膚科の薬 症状からの治療パターン60
これだけは知っておきたい！

梅林芳弘／著

あらゆる診療科でよく出会う60の皮膚症例を厳選し，症状ごとの治療パターンを伝授！診断のポイントとなるキーワードを導き出し，診断につなげるワザも紹介，落とし穴，専門医への紹介など，すぐ役立つコツが満載！

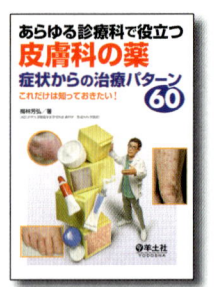

- 定価（本体3,800円＋税）
- A5判　158頁
- ISBN 978-4-7581-1741-8

全ての診療科で役立つ 皮膚診療のコツ
これだけは知っておきたい症例60

山崎雄一郎／監
木村琢磨，松村真司，
出来尾 格，佐藤友隆／編

日常診療で出会う皮膚疾患の診かたを皮膚科医が伝授！一般臨床医が行った症例へのアプローチに対して，皮膚科医が治療やコンサルテーションのタイミングなどをわかりやすく解説．症例写真も充実！

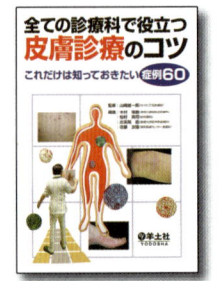

- 定価（本体3,800円＋税）
- A5判　151頁
- ISBN 978-4-7581-0689-4

どう診る？どう治す？ 皮膚診療 はじめの一歩
すぐに使える皮膚診療のコツとスキル

宇原 久／著

誰も教えてくれなかった皮膚診療の基本スキルをやさしくマスターできる入門書．問診，視診，触診から検査・処置のポイントなど，上手に診るコツを写真を多用して丁寧に解説．すべての診療科の方にオススメ！

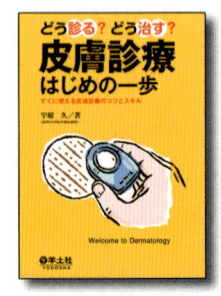

- 定価（本体 3,800円＋税）
- A5判　262頁
- ISBN 978-4-7581-1745-6

発行　羊土社 YODOSHA
〒101-0052　東京都千代田区神田小川町2-5-1　TEL 03(5282)1211　FAX 03(5282)1212
E-mail：eigyo@yodosha.co.jp
URL：www.yodosha.co.jp/

ご注文は最寄りの書店，または小社営業部まで

羊土社のオススメ書籍

臨床医が知っておきたい 皮膚病理の見かたのコツ

病理像＋臨床写真で一目でわかる！

安齋眞一／編

皮膚科臨床医のための病理入門書！1疾患を2ページでまとめ，体表写真やダーモスコピーと比べつつ，病理を丁寧に解説しています。「丘疹中央のくぼみは病理学的に何に対応するの？」など臨床医の疑問にも答えます．

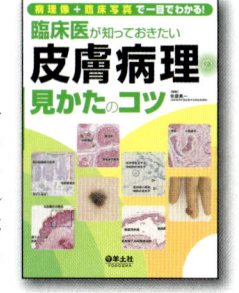

- 定価（本体9,000円＋税） ■ B5判
- 294頁 ■ ISBN 978-4-7581-1793-7

こどもの皮膚診療

見ためと症候で探す！

大橋博樹，神﨑美玲，堀越　健，宮本雄策／編

こどもをよく診る非皮膚科医は必携！外来でよく出会う皮膚疾患について，典型例の画像と鑑別疾患や特徴的な所見などの臨床上のポイントを各項目の冒頭に掲載，"この症状を診たら何をすべきか？"がすぐにわかる！

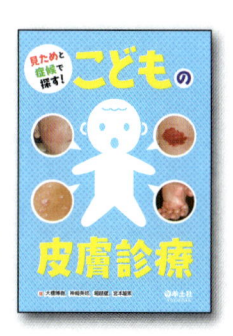

- 定価（本体5,400円＋税） ■ B5判
- 278頁 ■ ISBN 978-4-7581-1849-1

羊土社がお届けするプライマリ・ケアや地域医療のための実践雑誌

患者を診る　地域を診る　まるごと診る

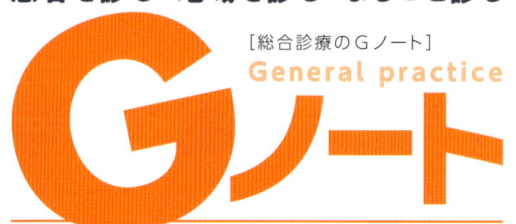

［総合診療のGノート］ Gノート General practice

年間定期購読料（国内送料サービス）

- 通常号（隔月刊6冊）　　　　　　　　　定価（本体15,000円＋税）
- 通常号＋WEB版　　　　　　　　　　　定価（本体18,000円＋税）
- 通常号＋増刊（隔月刊6冊＋増刊2冊）　　定価（本体24,600円＋税）
- 通常号＋WEB版＋増刊　　　　　　　　定価（本体27,600円＋税）

※WEB版は通常号のみのサービスとなります

あらゆる疾患・患者さんをまるごと診たい！
そんな医師のための実践雑誌です

通常号　隔月刊（偶数月1日発行）　B5判　定価（本体2,500円＋税）
- 現場目線の具体的な解説だから，かゆいところまで手が届く
- 多職種連携，社会の動き，関連制度なども含めた幅広い内容
- 忙しい日常診療のなかでも，バランスよく知識をアップデート

増刊号　年2冊（3月，9月）発行　B5判　定価（本体4,800円＋税）
- 現場目線の解説をそのままに，1テーマまるごと・じっくり学べる1冊

詳しくはホームページへ!!　www.yodosha.co.jp/gnote/

発行　羊土社 YODOSHA
〒101-0052　東京都千代田区神田小川町2-5-1　TEL 03(5282)1211　FAX 03(5282)1212
E-mail：eigyo@yodosha.co.jp
URL：www.yodosha.co.jp

ご注文は最寄りの書店，または小社営業部まで

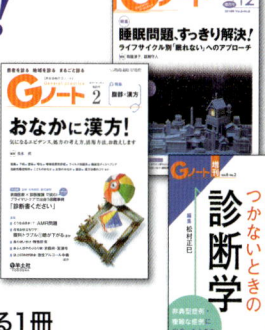

プライマリケアと救急を中心とした総合誌

レジデントノート

医療現場での実践に役立つ研修医のための必読誌！

レジデントノート は，研修医・指導医にもっとも読まれている研修医のための雑誌です

月刊　毎月1日発行　B5判　定価(本体2,000円＋税)

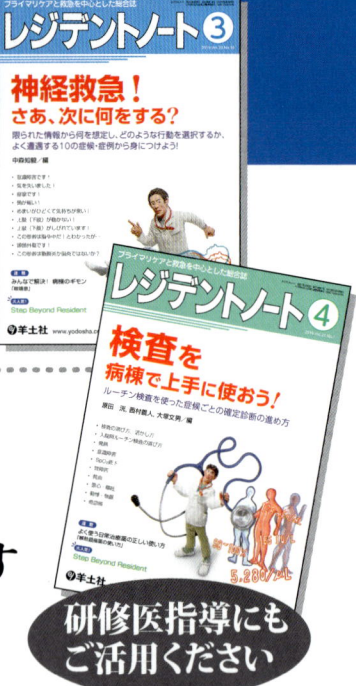

研修医指導にもご活用ください

特徴
① 医師となって最初に必要となる"基本"や"困ること"をとりあげ，ていねいに解説！
② 画像診断，手技，薬の使い方など，すぐに使える内容！日常の疑問を解決できます
③ 先輩の経験や進路選択に役立つ情報も読める！

増刊 レジデントノート

増刊　年6冊発行　B5判

月刊レジデントノートのわかりやすさで，
1つのテーマをより広く，より深く解説！

年間定期購読料(国内送料サービス)
- 通常号(月刊)　　　　　　　　　　　　：定価(本体24,000円＋税)
- 通常号(月刊)＋WEB版(月刊)　　　　　：定価(本体27,600円＋税)
- 通常号(月刊)＋増刊　　　　　　　　　：定価(本体52,200円＋税)
- 通常号(月刊)＋増刊＋WEB版(月刊)　　：定価(本体55,800円＋税)

URL：www.yodosha.co.jp/rnote/

発行　羊土社 YODOSHA
〒101-0052　東京都千代田区神田小川町2-5-1　TEL 03(5282)1211　FAX 03(5282)1212
E-mail：eigyo@yodosha.co.jp
URL：www.yodosha.co.jp/

ご注文は最寄りの書店，または小社営業部まで